GUIDE PRATIQUE DES URGENCES MÉDICALES

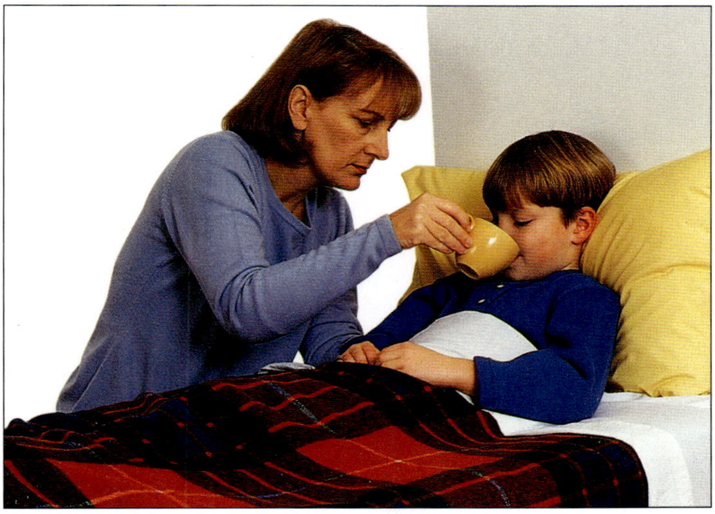

Sélection du Reader's Digest

Le Guide pratique des urgences médicales
est l'adaptation de *Das Rettet ihr leben,* publié par Reader's Digest Deutschland : Verlag Das Beste GmbH.

Nous remercions tous ceux qui ont contribué à la réalisation de cet ouvrage.

Traducteurs :
Anne Collas
Christine Berkovicius
Brigitte de Montgolfier

Conseiller de la rédaction :
Pacal Cassan, médecin conseiller national de la Croix-Rouge française

Maquette :
Véronique Zonca

Équipe de Sélection du Reader's Digest
Direction éditoriale : Gérard Chenuet
Direction artistique : Dominique Charliat
Secrétariat général : Elizabeth Glachant
Responsable du projet : Camille Duvigneau
Maquette : Didier Pavois
Lecture-correction : Catherine Decayeux, Emmanuelle Dunoyer
Iconographie : Danielle Burnichon
Fabrication : Marie-Pierre de Clinchamp, Caroline Lhomme
Prépresse : Philippe Pétour

Nous remercions également Paloma Cabeza-Orcel pour l'index et Damien Noirot (conseiller prépresse).

Les informations données dans ce livre ne sauraient en aucun cas tenir lieu de diagnostic médical et dispenser le lecteur présentant des symptômes ou des douleurs de consulter son médecin. L'éditeur ne saurait être tenu responsable des éventuels dommages consécutifs aux conseils dispensés dans le présent ouvrage.

Première édition

Pour nous communiquer vos suggestions ou remarques sur ce livre, utilisez notre adresse e-mail :
editolivre@readersdigest.tm.fr

Code projet SA0201/IC
ISBN 2-7098-1752-7

SOMMAIRE

CHAQUE SECONDE COMPTE...

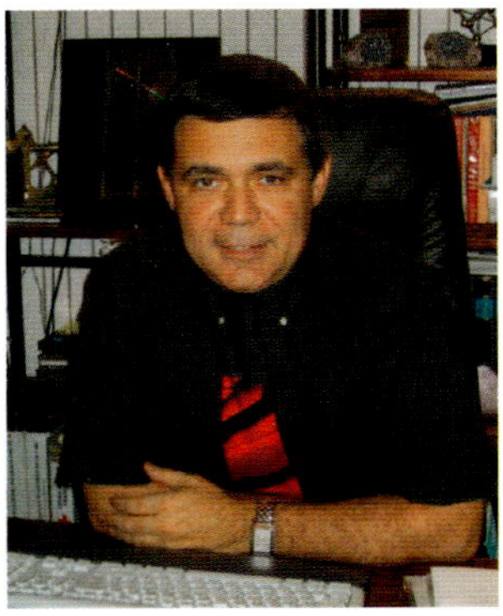

C'est à la maison, en famille, avec des amis que la majorité des accidents surviennent ! Les enfants et les personnes âgées sont les premiers touchés, mais les accidents de la vie n'épargnent personne. Sommes-nous préparés à réagir dans une situation d'urgence ?

Une victime d'un arrêt cardiaque a près de 20 % de chances de survie si une personne formée au secourisme intervient dans les premiers instants, avant d'être relayée par des secours spécialisés ! Sans cela, ses chances de survie se réduisent à 2 ou 3 %.

En cas d'accident, seules la connaissance des gestes de premiers secours et la rapidité de réaction permettent une action efficace : il est fondamental d'apprendre ces gestes simples, accessibles à tous, faciles à appliquer, qui éviteront une détérioration de l'état de la victime dans l'attente des secours.

Le but de ce livre est de transmettre les rudiments des premiers secours. Il est pratique et rapide à utiliser grâce à un ordre alphabétique des entrées. Pour chacune, des descriptions claires et brèves des symptômes, des explications pas à pas de ce qu'il faut faire permettent d'agir sans hésitation.

Enfin, le *Guide pratique des urgences médicales* a été réalisé en partenariat avec la Croix-Rouge, dont le professionnalisme fait autorité en matière de secourisme. Il se veut une incitation à pratiquer concrètement les gestes qui sauvent lors des cours de premier secours proposés un peu partout en France et une aide pour leur révision régulière. Il invite aussi à approfondir ses connaissances, car en ce domaine comme dans d'autres la théorie vient renforcer la pratique. Vous pourrez alors aborder toute situation d'accident avec calme et efficacité.

Sauver une vie, ça s'apprend.
Puisse ce livre y participer…

Pascal Cassan
Médecin conseiller national
Croix-Rouge française

AIDER SOUS LE SIGNE DE L'HUMANITÉ

Fondée en 1864 par Henry Dunant, la Croix-Rouge française relaie un idéal humaniste : prévenir et apaiser les souffrances. Elle est présente sur l'ensemble du territoire national, à travers 1 075 délégations locales et 100 délégations départementales. Son engagement auprès des personnes vulnérables, sans distinction d'appartenance, dépend de la générosité du public. La Croix-Rouge administre 559 établissements, mobilisant plus de 16 000 salariés, à la charnière du sanitaire, de l'action sociale et de l'enseignement. Auxiliaire des pouvoirs publics, elle est membre du Mouvement international de la Croix-Rouge et du Croissant-Rouge, plus grand réseau humanitaire mondial, implanté dans 183 pays et rassemblant 97 millions de volontaires.
En France et à l'étranger, elle inscrit son action dans quatre secteurs : l'urgence et le secourisme, l'action sociale, la santé et la formation, selon un principe d'action humanitaire durable qui combine la qualité de l'engagement et l'esprit pionnier afin de permettre à toute personne blessée par la vie de retrouver son autonomie.

L'urgence et le secourisme

Ce champ d'activités constitue à la fois la matrice historique de l'association et sa partie la plus visible. C'est au cours de la Seconde Guerre mondiale que la Croix-Rouge fonde les premières équipes de secours d'urgence. D'hier à aujourd'hui, la mission n'a pas varié : protéger et sauver des vies.

En France, la Croix-Rouge française peut compter sur la réactivité et les compétences de 15 000 secouristes bénévoles équipés, formés et encadrés. Ils assurent tout au long de l'année une couverture sanitaire lors de rassemblements de foules (23 000 postes de secours) et interviennent à la moindre alerte, qu'il s'agisse d'un accident ou bien d'une catastrophe naturelle (inondation, tempête…) ou technologique (nuage toxique, risque nucléaire…), pour prendre en charge les personnes impliquées, assurer

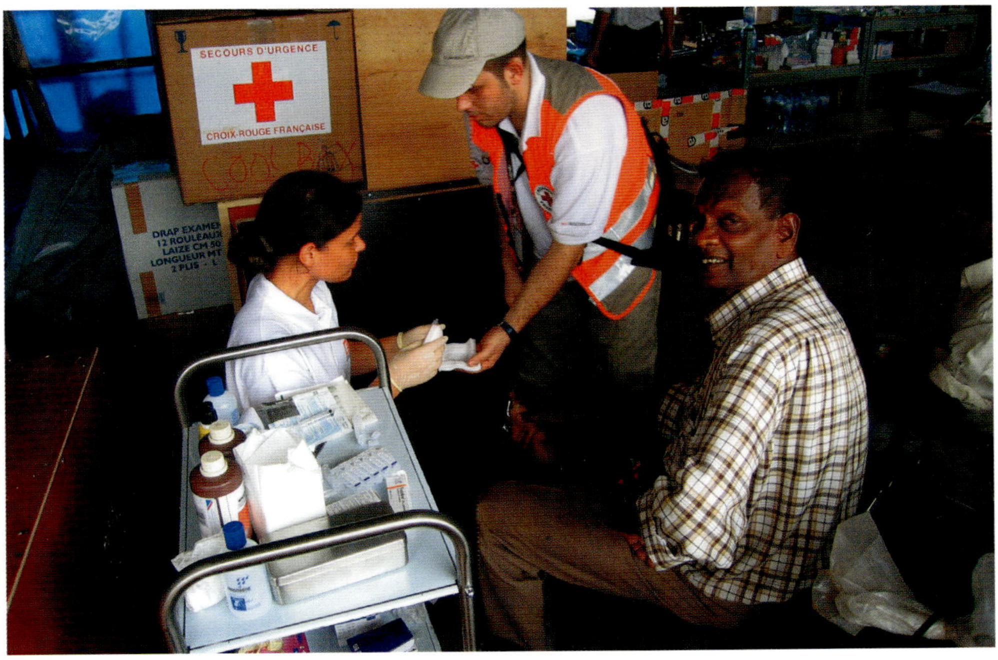

l'hébergement d'urgence, le soutien psychologique ou encore le lancement d'opérations d'entraide. L'association s'emploie par ailleurs à sensibiliser le grand public aux premiers secours, au moyen d'initiations gratuites (110 000 en 2004), et développe le principe d'autoprotection en cas de catastrophe, notamment dans le cadre d'un module spécifique dispensé lors des Journées d'appel de préparation à la défense (750 000 jeunes concernés).

Dans le monde, grâce à un réseau implanté dans presque tous les pays, ses équipes de réponse aux urgences humanitaires sont capables de se rendre en moins de 24 heures auprès de victimes de catastrophes, de conflits ou de déplacements de population. Ce qui a notamment été réalisé, à grande échelle, au lendemain du tsunami qui a ravagé plusieurs littoraux de l'océan Indien le 26 décembre 2004. La Croix-Rouge dispose également d'une expertise de référence en matière de prévention et de préparation des communautés aux catastrophes dans plusieurs pays à risque (océan Indien, Indonésie, Caraïbes, Haïti, Cambodge...).

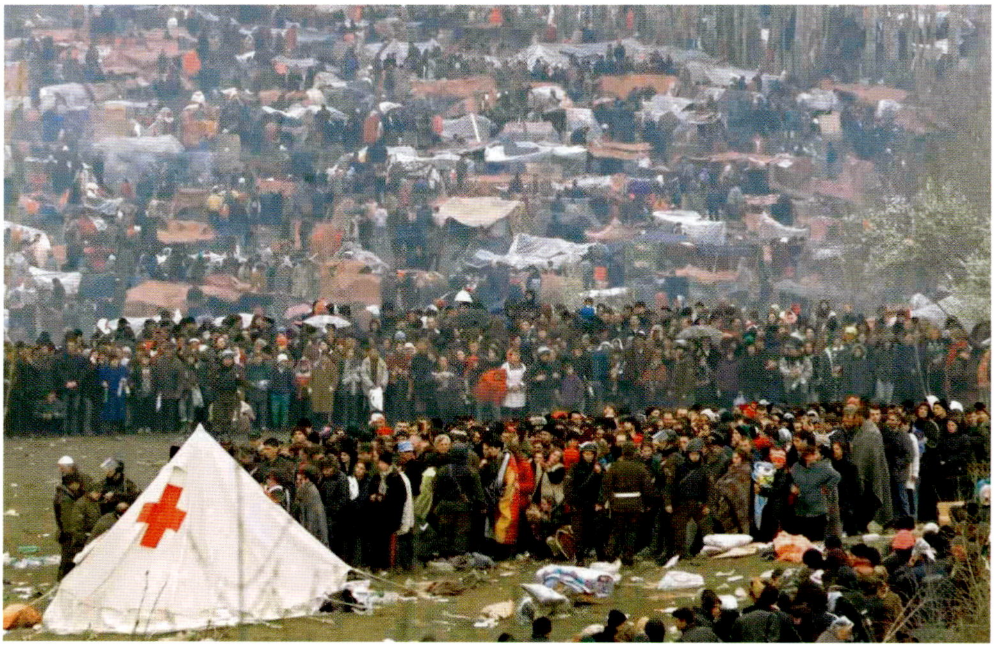

L'action sociale

La précarité et l'exclusion s'installent. En ce début du XXIe siècle, la France abrite plus de 4 millions de personnes vivant sous le seuil de pauvreté, dont 1 million d'enfants. Afin de protéger la vie, mais aussi de restaurer l'autonomie de ces personnes et de ces familles dont la vie quotidienne est un combat, la Croix-Rouge française anime des dispositifs de solidarité active allant de l'urgence sociale à l'insertion.

En France, grâce à ses 56 Samu sociaux, ses structures d'hébergement d'urgence mais aussi ses antennes alimentaires et vestimentaires, elle répond aux besoins immédiats de milliers de sans-abri, de personnes et de familles désocialisées. Ses bénévoles animent également des programmes d'accompagnement social en

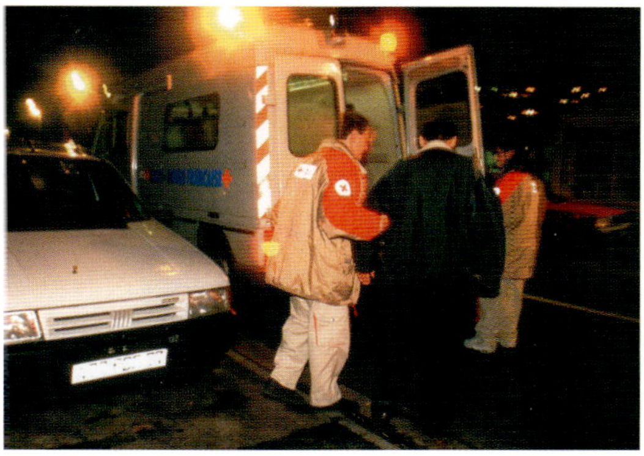

faveur des plus démunis, des illettrés, des réfugiés-migrants, des mères célibataires, des jeunes désorientés, des habitants de quartiers défavorisés, des détenus et de leur famille, des personnes isolées, âgées ou handicapées. Soucieuse de recréer le lien social avec ses bénéficiaires, l'association se détourne de l'assistanat pour privilégier un principe de solidarité active qui repose sur la responsabilisation des personnes accompagnées afin de les inscrire dans une démarche d'insertion sociale. Plus de 1 million de personnes en difficulté sont ainsi aidées chaque année.

Dans le monde, la Croix-Rouge française multiplie les programmes de relance économique permettant aux communautés les plus fragiles de recouvrer leur outil de travail (notamment au lendemain d'une catastrophe) ou leur autonomie (en particulier à partir de projets de micro-crédits).

La santé

À l'origine, l'action sanitaire de la Croix-Rouge s'est concentrée sur les blessés des champs de bataille. Aujourd'hui, cette action prend plus globalement en compte les blessés de la vie. Si ce secteur repose sur des établissements ou des structures classiques, il conçoit la santé comme une prise en charge globale associant le médical et le social. Il se développe dans des domaines où les besoins ne sont pas, ou insuffisamment, couverts, comme le handicap et la gériatrie.

En France, la Croix-Rouge anime un parc unique d'établissements (80 structures sanitaires et 349 structures sociales ou médico-sociales) lui permettant d'agir à tous les âges de la vie, de la petite enfance à la vieillesse. Elle se développe en priorité dans les soins de suite et à domicile, le soutien aux handicapés et aux personnes âgées, notamment celles atteintes de la maladie d'Alzheimer. Souvent innovants et ouverts sur l'extérieur, ces établissements constituent pour les bénévoles de l'association des espaces propices à des initiatives solidaires : animations, actions de soutien (lutte contre l'illettrisme, actions culturelles, aides logistiques…), voire accompagnement de fin de vie. À travers ses équipes bénévoles, la Croix-Rouge est aussi engagée dans des campagnes de promotion de l'hygiène (kits hygiène), de prévention sanitaires (antennes de premier accueil social médicalisé) et d'éducation à la santé, notamment dans les écoles.

À travers le monde, l'association est fortement impliquée dans le domaine de la santé, particulièrement en Afrique et en Asie. Cette action recouvre un spectre large allant de la reconstruction de centres de santé à la mise en place d'un réseau de référence en matière de lutte contre le sida, garantissant à des milliers de malades un accès à des dispositifs de prévention, de traitement et d'accompagnement dans la durée.

La formation

Après avoir lancé les premières écoles d'infirmières au début du siècle dernier, la Croix-Rouge a conforté son expertise au fil des années pour assurer, aujourd'hui, 10 % des formations en France des personnels médico-sociaux. Elle a par ailleurs consolidé, grâce à ses centres de formation professionnels mais aussi bénévoles, sa place de premier éducateur national aux premiers secours.

En France, ses 47 instituts de formation (dont 35 écoles d'infirmiers) dispensent un enseignement d'une qualité reconnue, intégrant les valeurs humanistes de la Croix-Rouge, à la croisée du médical et du social. Dans de nombreux instituts, les élèves sont ainsi fortement encouragés à participer aux actions sociales auprès des démunis ou aux opérations de sensibilisation ou d'éducation à la santé. Parallèlement, plusieurs centaines de centres de formation bénévoles aux premiers secours (ainsi que 83 centres professionnels) forment plus de 100 000 personnes pour l'obtention de l'attestation de formation aux premiers secours (AFPS), diplôme d'État créé par la Croix-Rouge. En 2005, seuls 7 % de la population étaient capables de prodiguer les gestes d'urgence à une personne victime d'un accident ou d'un malaise. Objectif : atteindre les 20 % de personnes formées (comme dans certains pays européens) et sauver ainsi 10 000 vies par an !

Dans le monde, la Croix-Rouge intègre dans la majorité de ses programmes (y compris d'urgence) un volet de formation afin de renforcer les capacités locales des populations aidées et d'inscrire ainsi dans la durée ses actions, notamment en matière de santé, de secourisme et de prévision des catastrophes.

Si vous souhaitez bénéficier d'une formation aux gestes qui sauvent, rapprochez-vous de la délégation Croix-Rouge la plus proche de chez vous.
Pour la connaître, appeler le 0820 16 17 18, et suivez les indications.
Les formations totalisent une dizaine d'heures, et sont dispensées sur un week-end et/ou en soirée. Leur coût moyen s'élève à 60 euros.

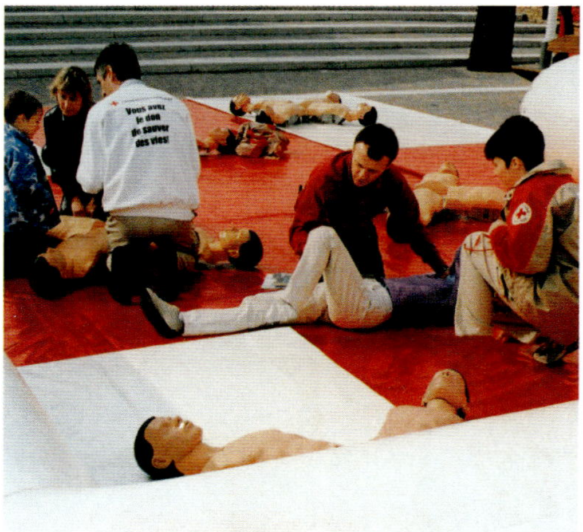

Soutenez la Croix-Rouge en envoyant vos dons à :
Croix-Rouge française
1, Place Henry-Dunant
75384 Paris Cedex 08
www.croix-rouge.fr
0820 16 17 18 (0,12 euro par minute)

LES GESTES QUI SAUVENT

- L'essentiel des premiers secours
- Arrêter une hémorragie
- Empêcher un étouffement
- Que faire en cas de perte de connaissance ?
  La position latérale de sécurité
  La réanimation cardiopulmonaire : bouche-à-bouche et massage cardiaque

LES GESTES QUI SAUVENT

Deux situations d'accident imposent une action immédiate où quelques secondes peuvent suffire à sauver une vie : quand la victime saigne abondamment et quand la victime étouffe. Les gestes à pratiquer dans ces deux cas sont donc prioritaires.

HÉMORRAGIE

La victime saigne abondamment

- **Pression sur l'endroit qui saigne**

▶ ***Voir page 11***

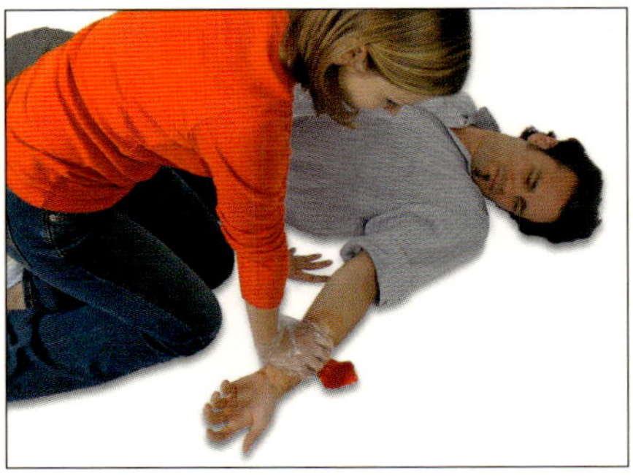

ÉTOUFFEMENT

La victime a un corps étranger dans les voies respiratoires

- **5 claques dans le dos**
- **Manœuvre de Heimlich**

▶ ***Voir page 12-14***

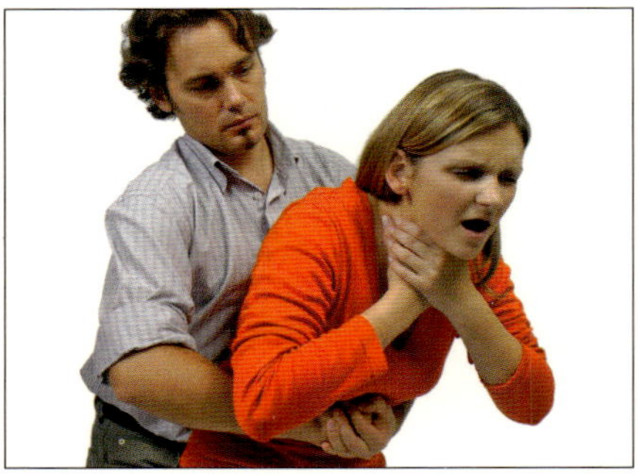

Pas d'hémorragie, pas d'obstruction ? Il faut alors examiner la victime et contrôler ses fonctions vitales pour pratiquer les gestes adéquats.

PERTE DE CONNAISSANCE

La victime est allongée sans bouger

- **Position latérale de sécurité (PLS)**
- **Réanimation cardiopulmonaire (RCP)**

▶ ***Voir page 15-23***

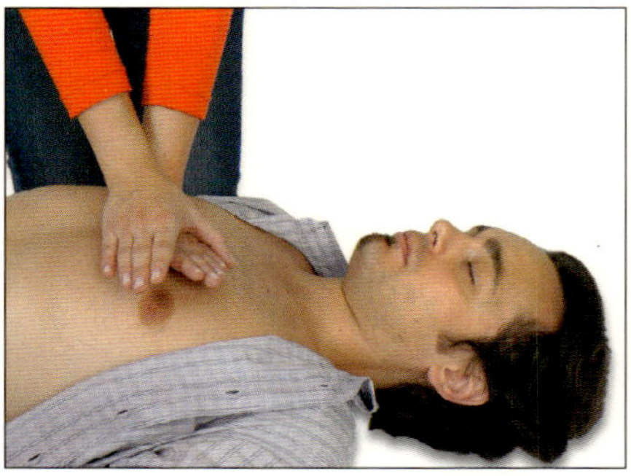

HÉMORRAGIE

La victime saigne abondamment

▶ CE QU'IL FAUT FAIRE

1 **Appuyez immédiatement avec la paume de la main sur l'endroit qui saigne**.
Afin d'éviter tout contact avec le sang de la victime, intercalez un morceau de tissu ou un sac en plastique entre la plaie et votre main ou utilisez des gants à usage unique.
Allongez la victime sur le sol.
Limitez le saignement en surélevant le membre lésé. L'hémorragie doit s'arrêter.
Maintenez la pression jusqu'à l'arrivée des secours.

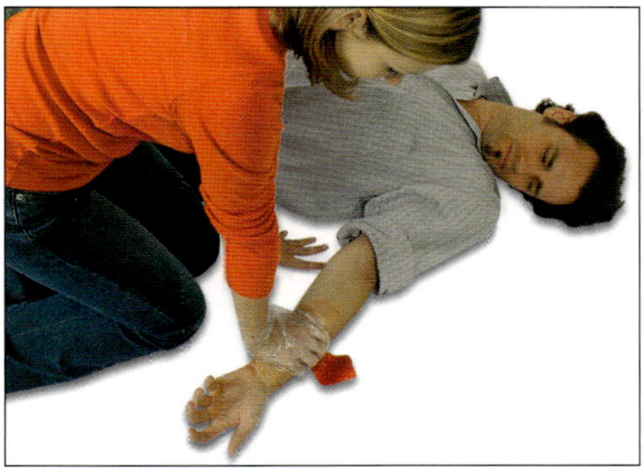

Appelez le 15 ou le 18.

2 Si vous avez absolument besoin de quitter la victime, par exemple pour donner l'alerte, remplacez la pression de votre main par un pansement compressif (trousse de secours) ou par un pansement compressif constitué de deux paquets de compresses stériles – ou d'un linge propre épais –, maintenus par un lien large serré (voir p. 218). Gardez surélevé le membre blessé et soulevez légèrement les jambes de la victime. Couvrez-la chaudement.

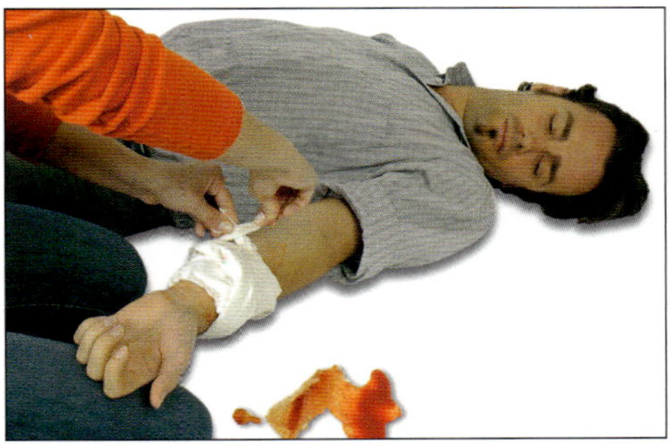

ÉTOUFFEMENT

La victime a un corps étranger dans les voies respiratoires

ADULTES ET ENFANTS DE PLUS DE 1 AN

(Chez l'enfant de plus de 1 an, effectuez les mêmes manœuvres que chez l'adulte, mais avec plus de précautions.)

La présence d'un corps étranger dans les voies respiratoires supérieures peut bloquer la respiration. La toux suffit le plus souvent à expulser le corps étranger, mais si cette réaction spontanée ne se fait pas, la personne risque l'asphyxie.

Obstruction partielle des voies respiratoires

La victime a du mal à respirer, fait des efforts pour tousser et parfois présente un sifflement respiratoire.

Laissez la victime tousser : bien souvent, elle sera capable d'expulser elle-même le corps étranger.

En aucun cas vous ne devez pratiquer des techniques de désobstruction, car elles risqueraient de provoquer une obstruction totale des voies respiratoires.

Laissez la personne dans la position dans laquelle elle se sent le mieux – le plus souvent assise.

Appelez immédiatement le 15 pour demander un avis médical.

Obstruction totale des voies respiratoires

La victime est incapable de parler. Elle montre qu'elle manque d'air en portant les mains à sa gorge.

Elle ne peut pas tousser. On n'entend aucun bruit de respiration : elle étouffe.

Appelez immédiatement le 15 ou le 18.

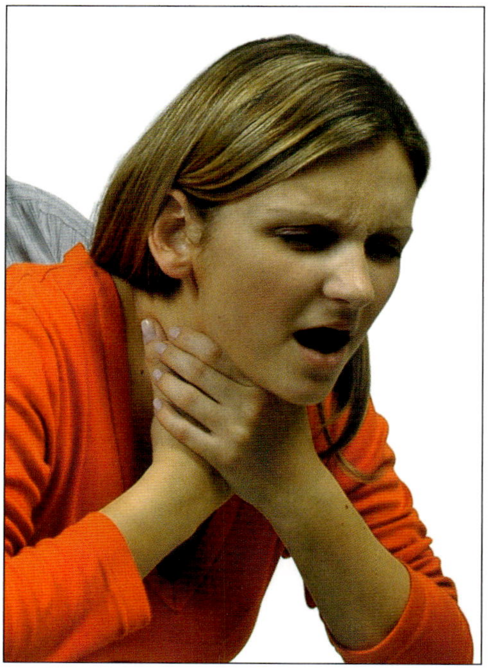

▶ CE QU'IL FAUT FAIRE

1 Donnez 5 claques dans le dos

1 - Placez-vous sur le côté et légèrement en arrière de la victime.
2 - Soutenez son thorax avec une main et penchez-la en avant.
3 - Donnez-lui 5 claques vigoureuses dans le dos, entre les deux omoplates, avec le plat de l'autre main.
4 - Arrêtez les tapes dans le dos dès la désobstruction obtenue.

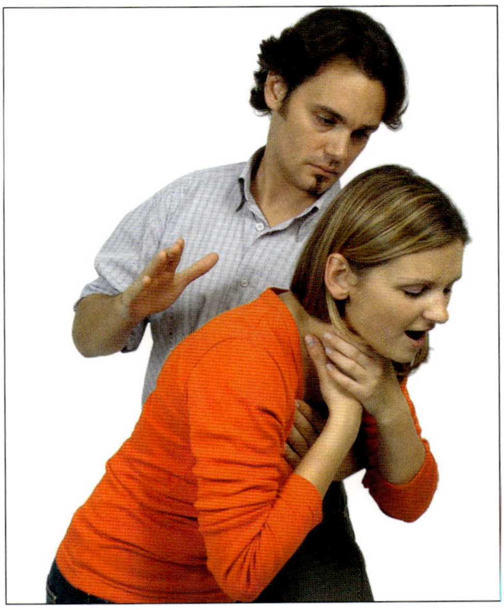

2 Si les claques dans le dos sont inefficaces, **pratiquez la manœuvre de Heimlich.**

1 - Placez-vous derrière la victime, contre son dos.
Passez les bras sous les siens, de part et d'autre de la partie supérieure de son abdomen et dites-lui de se pencher.
2 - Placez un poing fermé, dos de la main vers le haut, sur la partie supérieure de l'abdomen, au creux de l'estomac, en dessous du sternum.
3 - Placez l'autre main sur la première, les avant-bras n'appuyant pas sur les côtes.
4 - Tirez franchement en exerçant une pression vers l'arrière et vers le haut.
5 - Répétez cette manœuvre jusqu'à 5 fois si le corps étranger n'est pas délogé.
6 - S'il n'est pas rejeté, il peut être resté dans la bouche de la victime. Dans ce cas, il faut le rechercher et le retirer prudemment avec les doigts.

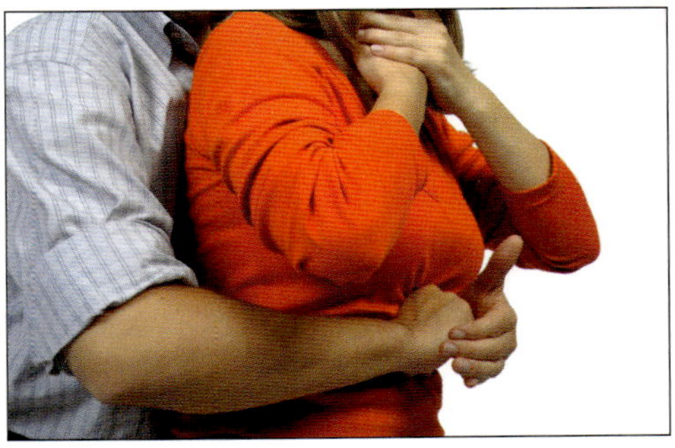

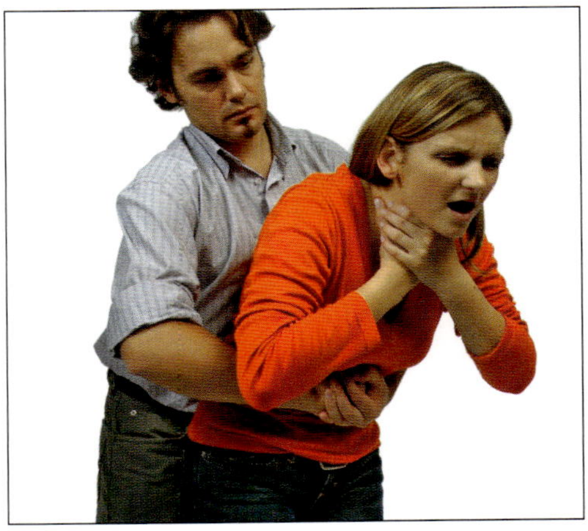

Appelez immédiatement le 15 ou le 18.

3 **Si la victime perd connaissance,** pratiquez une **réanimation cardiopulmonaire** **(voir p. 19-23).**

BÉBÉ DE MOINS DE 1 AN

► CE QU'IL FAUT FAIRE

1 Donnez 5 claques dans le dos.

1 - Couchez le nourrisson à califourchon sur votre avant-bras, la tête plus bas que le thorax. Maintenez-lui la tête avec deux doigts écartés (un sur chaque joue).
2 - Donnez-lui 5 tapes sèches dans le dos entre les deux omoplates, avec le plat de la main.
3 - Retirez délicatement le corps étranger visible dans la bouche.
4 - Assurez-vous que le nourrisson respire.

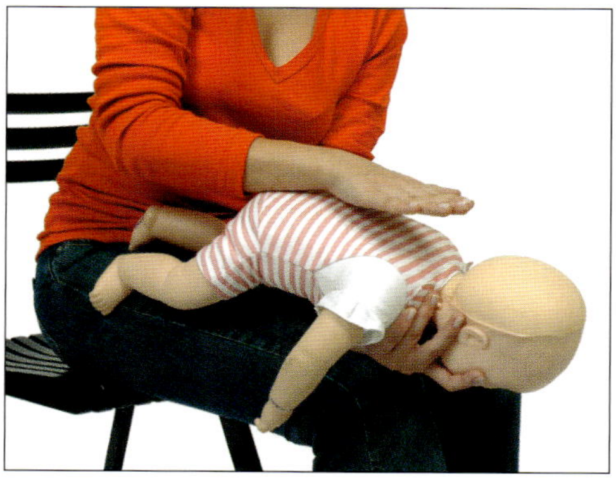

---

2 Si les claques sont inefficaces, effectuez 5 compressions de la poitrine.

1 - Retournez le nourrisson sur le dos et allongez-le sur votre avant-bras, tête vers le bas, le reste du corps reposant sur votre cuisse.
2 - Effectuez 5 compressions sur le thorax avec 2 doigts : appuyez au milieu de la poitrine, sur le sternum (au niveau de la ligne fictive reliant les deux mamelons).
3 - Vérifiez si le corps étranger n'apparaît pas dans la bouche.

Appelez immédiatement le 15 ou le 18.

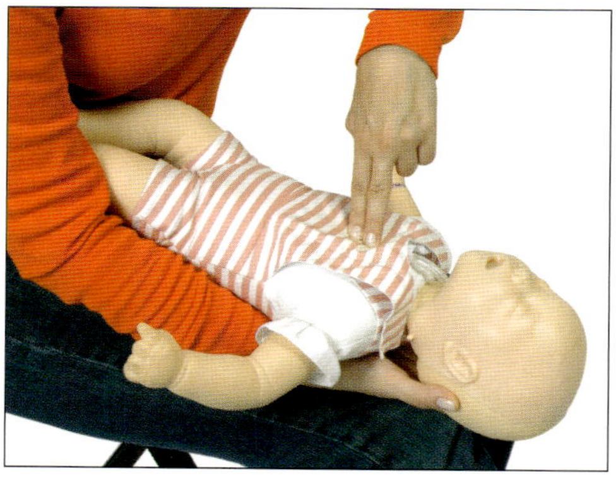

---

3 Si le nourrisson ne respire toujours pas et reste conscient (yeux ouverts, mouvements…) :

1 - recommencez en alternant claques dans le dos et compressions de la poitrine ;
2 - continuez jusqu'à obtenir une désobstruction des voies respiratoires et la reprise d'une respiration spontanée.

4 Si le nourisson perd connaissance, débutez les manœuvres de **réanimation cardiopulmonaire (voir p. 23).**

PERTE DE CONNAISSANCE

La victime est allongée sans bouger
Vérifiez si elle réagit à la parole ou au toucher (état de conscience)

ÉTAT DE CONSCIENCE

La victime réagit : elle est consciente

- Installez-la dans une position confortable.
- Surveillez son état de conscience et sa respiration.

La victime ne réagit pas : elle est inconsciente

- Basculez sa tête en arrière.
- Libérez les voies respiratoires : retirez de sa bouche les corps étrangers visibles.

Vérifiez la respiration

RESPIRATION

La victime respire (p. 17-18)

- Installez-la en position latérale de sécurité.
- Surveillez sa respiration.
- Couvrez-la chaudement.
- Appelez le 15 ou le 18.

La victime ne respire pas (p. 19-23)

- Allongez-la sur le dos.
- Insufflez deux fois dans sa bouche ou dans son nez.
- Faites appelez le 15 ou le 18.

Surveillez les signes de vie ou vérifiez le pouls carotidien (au cou), si vous savez le prendre

CIRCULATION

Il y a des signes de vie (p. 20)

- Continuez le bouche-à-bouche ou le bouche-à-nez au rythme de 15 insufflations par minute.
- Vérifiez régulièrement les signes de vie ou le pouls carotidien.

Il n'y a pas de signes de vie (p. 21-23)

- Alternez un massage cardiaque externe avec le bouche-à-bouche ou le bouche-à-nez.
- Poursuivez la réanimation jusqu'à l'apparition de signes de vie ou l'arrivée des secours.

▶ VÉRIFIEZ L'ÉTAT DE CONSCIENCE

Prenez la main de la victime et ordonnez-lui d'une voix forte : « Ouvrez les yeux ! Serrez-moi la main ! »

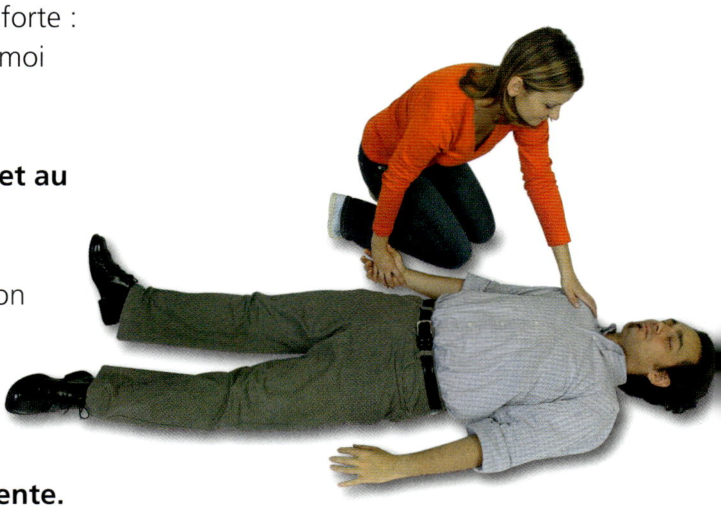

Si elle réagit à la parole et au toucher, c'est qu'elle est consciente.
Installez-la dans une position confortable et restez auprès d'elle.

Si elle ne réagit pas, c'est qu'elle est inconsciente.
Il existe alors un risque d'étouffement. Un sujet inconscient ne peut ni tousser ni avaler sa salive : ses voies respiratoires risquent d'être obstruées par sa langue, du sang, des aliments ou des vomissures.

Appelez immédiatement le 15 pour un avis médical.

▶ VÉRIFIEZ LA RESPIRATION

Placez l'une de vos mains sous son menton et l'autre sur son front et basculez doucement sa tête en arrière, de façon à libérer les voies respiratoires.
Retirez les corps étrangers visibles dans la bouche.
Si vous percevez des bruits ou des mouvements au niveau du thorax, la victime respire.

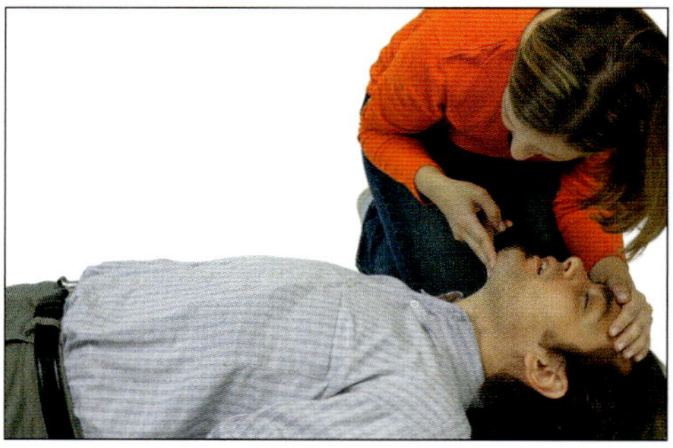

La victime est inconsciente et elle respire : mettez-la en position latérale de sécurité (PLS)

C'est la position la plus sûre pour une victime inconsciente qui respire : elle est allongée sur le côté, tête et cou basculés en arrière afin de libérer les voies respiratoires.

► CE QU'IL FAUT FAIRE

1 Agenouillez-vous du côté où vous avez choisi de retourner la victime et rapprochez délicatement ses jambes.

2 Écartez le bras qui est de votre côté à angle droit par rapport à son corps et pliez le coude, paume de la main tournée vers le ciel.

3 Paume contre paume, attrapez l'autre main de la victime et placez le dos de cette main contre son oreille, de votre côté. Gardez cette position.

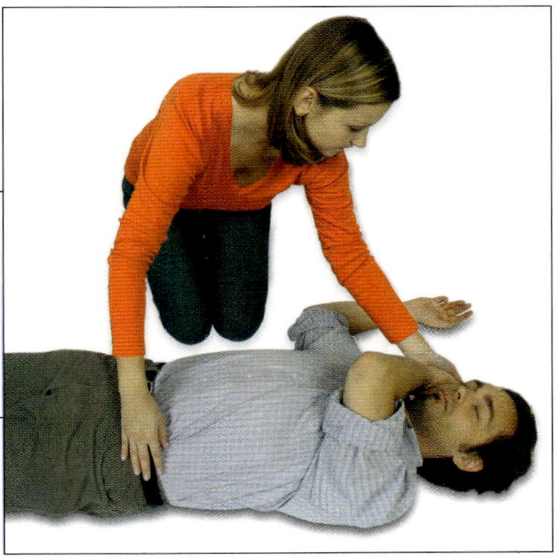

Demandez à quelqu'un d'appeler le 15 ou le 18.

4 Avec votre autre main, saisissez la jambe opposée à vous derrière le genou et repliez-la, pied au sol.

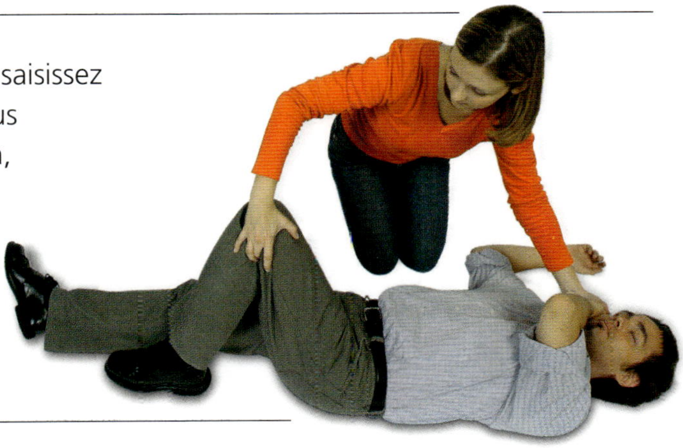

5 Faites rouler lentement le corps de la victime en tirant sur le genou tout en tenant toujours sa main contre son oreille.

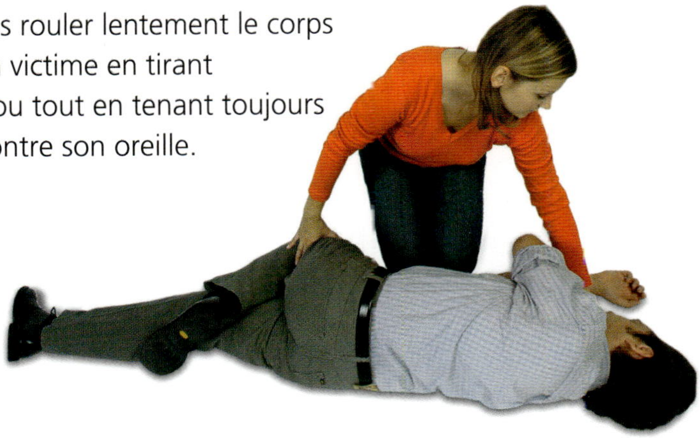

SUITE AU VERSO ►

6 Retirez votre main de sous la tête de la victime tout en maintenant son coude pour ne pas faire bouger sa tête.
Ajustez la jambe pliée de sorte que la hanche et le genou soient à angle droit et viennent, en prenant appui sur le sol, stabiliser la victime.

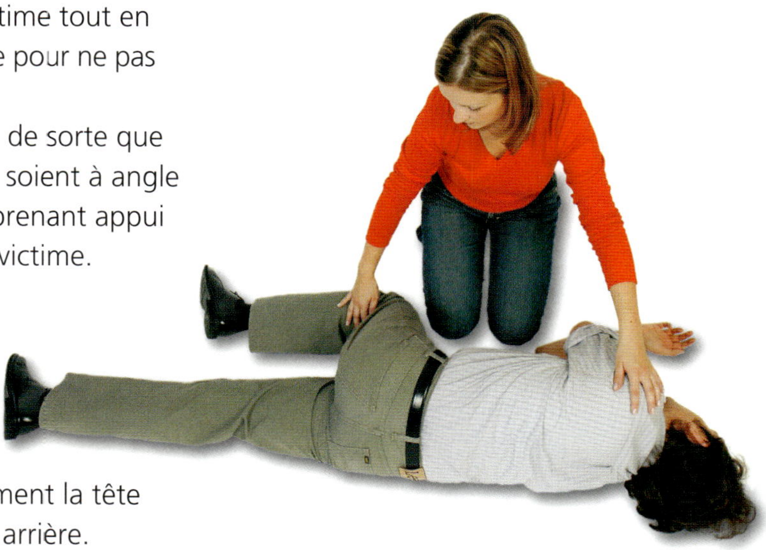

7 Basculez légèrement la tête de la victime en arrière.
Ouvrez-lui la bouche sans faire bouger sa tête.

Si la victime est sur le ventre et qu'elle respire, on peut la laisser comme ça : il faut simplement lui tourner la tête sur le côté.

S'il s'agit d'une femme enceinte, il faut toujours effectuer la position latérale de sécurité du côté gauche.

8 Recherchez d'éventuelles blessures sur le corps de la victime inconsciente. Couvrez-la, surveillez-la jusqu'à l'arrivée des secours et notez toute évolution de son état.

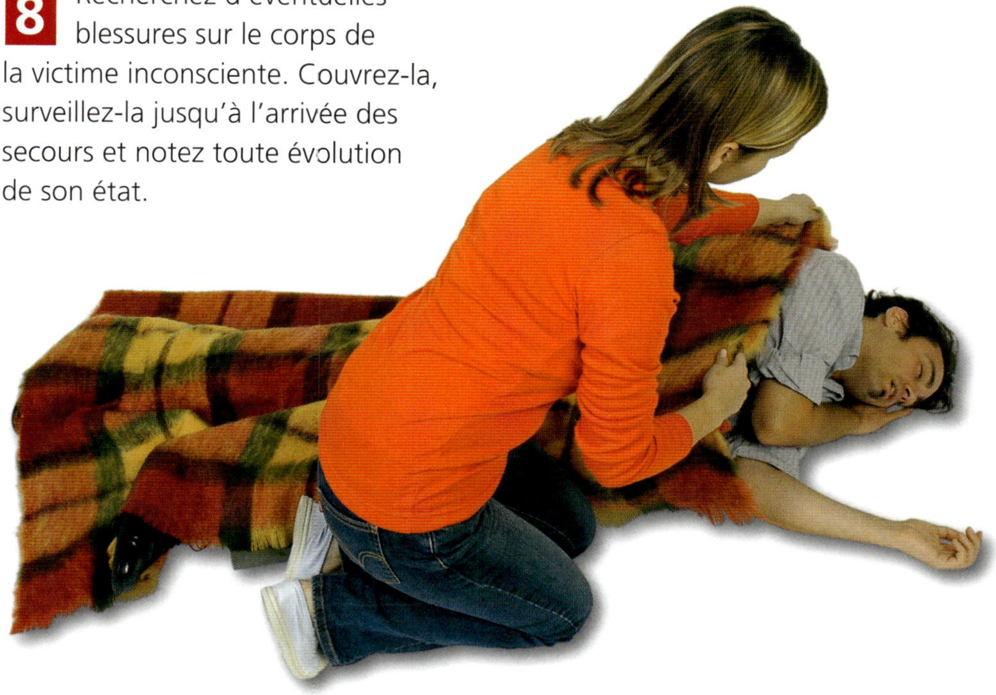

La victime est inconsciente et ne respire pas : pratiquez une réanimation cardiopulmonaire (RCP)

Si vous ne sentez aucun souffle sur votre joue, n'entendez aucun bruit et ne voyez pas la poitrine se soulever c'est que la victime s'est arrêtée de respirer. Le manque d'oxygène entraîne en quelques minutes la mort des cellules cérébrales. Le bouche-à-bouche ou le bouche-à-nez associé au massage cardiaque (réanimation cardiopulmonaire ou RCP) permet de maintenir le blessé en vie jusqu'à l'arrivée des secours grâce à l'oxygène encore présent dans l'air que vous expirez.

▶ CE QU'IL FAUT FAIRE

1 Effectuez 2 insufflations et contrôlez la respiration.
Vérifiez si la poitrine se soulève. Tendez l'oreille à la recherche de signes de respiration. Chez un bébé de moins de 1 an, les mouvements de respiration sont perceptibles au niveau de l'abdomen ou par un bruit d'expiration par la bouche ou par le nez.

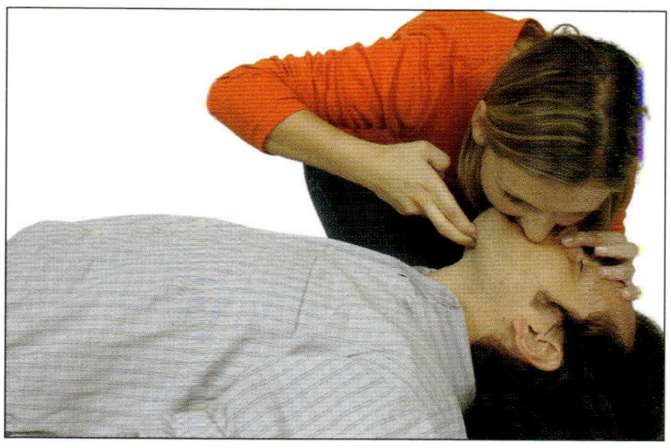

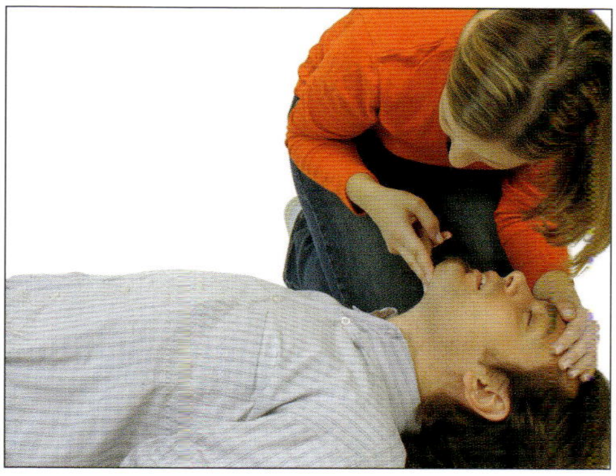

2 Vérifiez rapidement si vous constatez des signes de vie :
pouls carotidien (si vous êtes formé à le prendre), mouvements, toux, déglutition, respiration.

Il y a des signes de vie

C'est que le **cœur bat** : continuez le bouche-à-bouche (ou le bouche-à-nez) à la cadence de **15 insufflations par minute,** jusqu'à ce que la victime ait retrouvé sa respiration normale.

Il n'y a pas de signes de vie

Non seulement la victime ne respire pas, mais son **cœur ne bat pas** : il faut **associer le bouche-à-bouche ou bouche à nez à un massage cardiaque** pour rétablir la circulation et maintenir en vie les tissus jusqu'à l'arrivée des secours.

SUITE PAGE 22 ▶

LA TECHNIQUE DU BOUCHE-À-BOUCHE OU BOUCHE-À-NEZ

Si le texte qui suit décrit précisément la technique du bouche-à-bouche, sachez que le bouche-à-nez est aussi efficace. Il permet parfois de surmonter la répulsion d'un contact direct avec la bouche de la victime.

1 - Agenouillez-vous près de l'épaule de la victime.
2 - Posez une main sur sont front et pincez fermement le nez en basculant sa tête en arrière.
3 - Placez l'autre main sous son menton et ouvrez-lui la bouche.
4 - Inspirez à fond et collez votre bouche bien ouverte sur celle de la victime. Soufflez à l'intérieur de sa bouche, tout en vérifiant du coin de l'œil que la poitrine se soulève. Redressez-vous et observez si la cage thoracique s'affaisse à nouveau.

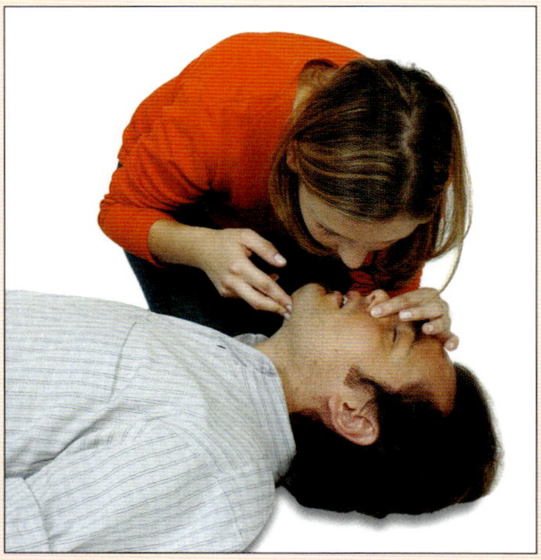

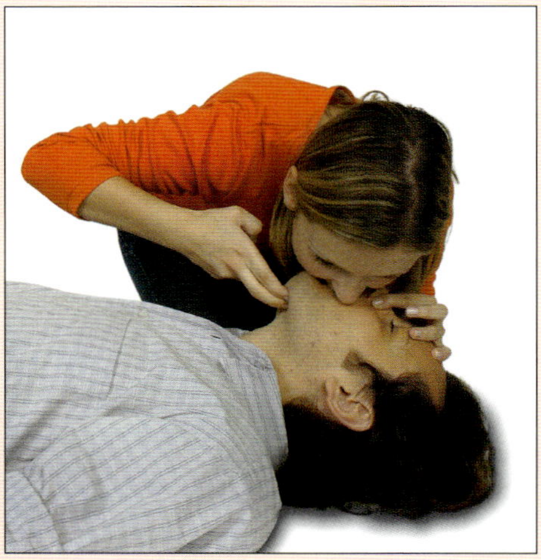

Bouche-à-bouche

Dans la technique du bouche-à-nez, il suffit de maintenir fermée la bouche de la victime avec la main qui tire le menton et de souffler par le nez.

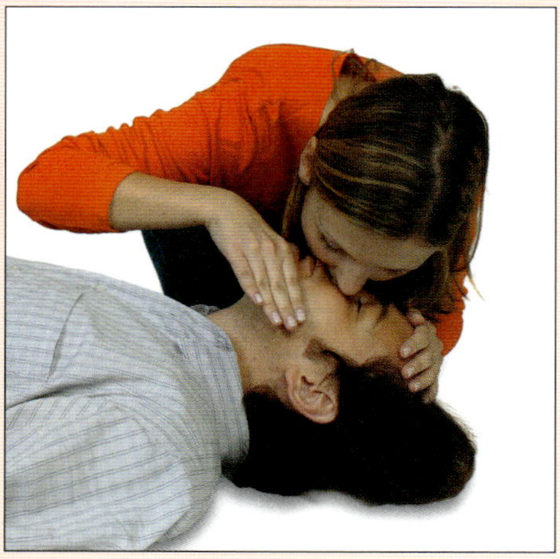

Bouche-à-nez

LA TECHNIQUE DU MASSAGE CARDIAQUE

1 - Agenouillez-vous à côté de la victime. Glissez l'index et le majeur le long des basses côtes jusqu'au point où elles se rejoignent, en bas du sternum.
Placez le talon de l'autre main sur le sternum et faites-le glisser jusqu'à ce qu'il touche votre index. L'appui sur le thorax doit se faire sur le sternum, strictement sur la ligne médiane, jamais sur les côtes.

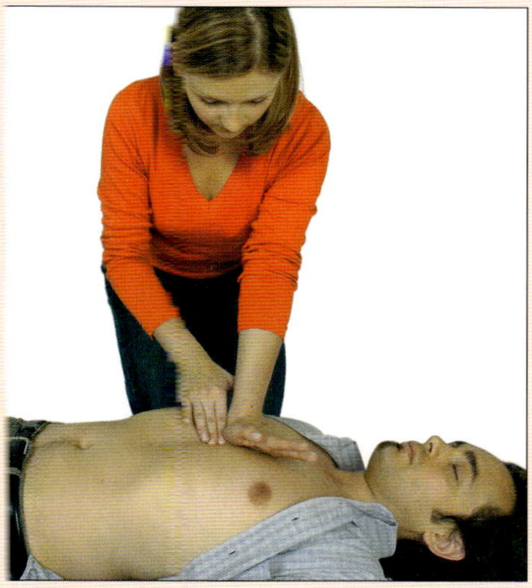

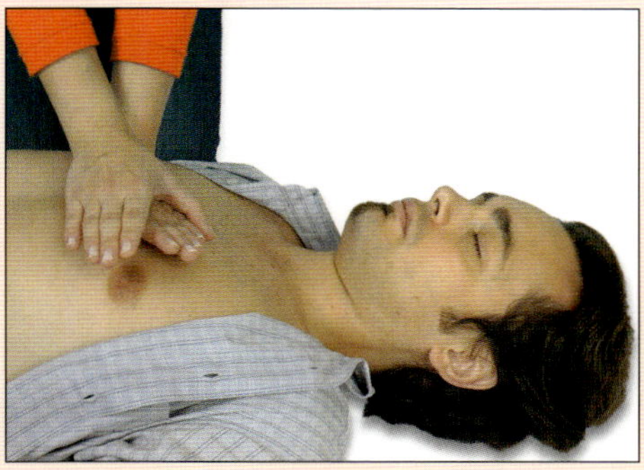

2 - Placez l'autre main au-dessus de la première, doigts légèrement relevés, de façon à n'appuyer qu'avec le talon d'une main.

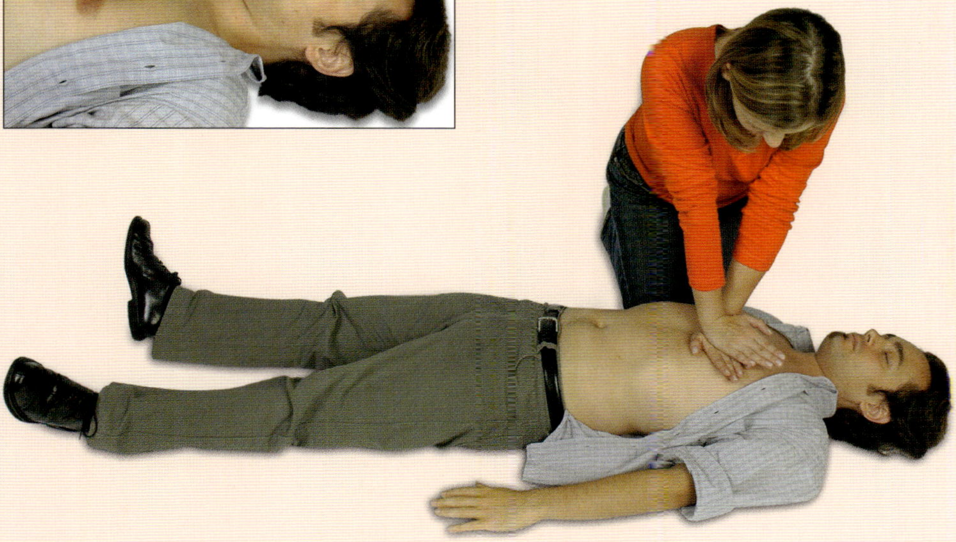

3 - Bras tendus, exercez une pression verticale vers le bas de façon à abaisser le sternum d'environ 4 à 5 cm. Continuez à la cadence d'une centaine d'appuis par minute (environ 2 appuis par seconde).

Pratiquez le massage cardiaque en veillant à ce que les phases de pression et de relâchement soient d'une durée égale. Après chaque pression, laissez la cage thoracique se soulever entièrement.

3 Pratiquez **l'alternance massage cardiaque et bouche-à-bouche ou bouche-à-nez** au rythme de **15 massages cardiaques pour 2 insufflations**. Comptez de 1 à 15 à voix haute, si nécessaire.

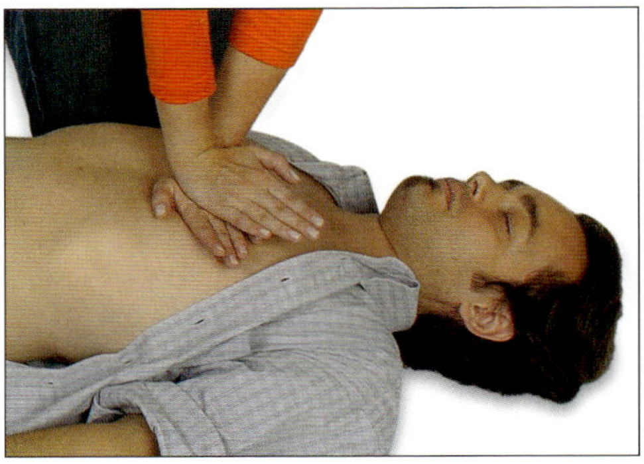

---

4 **Si vous constatez des signes de vie au cours de la réanimation :**

- placez la victime en position latérale de sécurité si elle respire ;
- continuez avec la seule ventilation artificielle en l'absence de respiration à la cadence de 15 insufflations par minute.

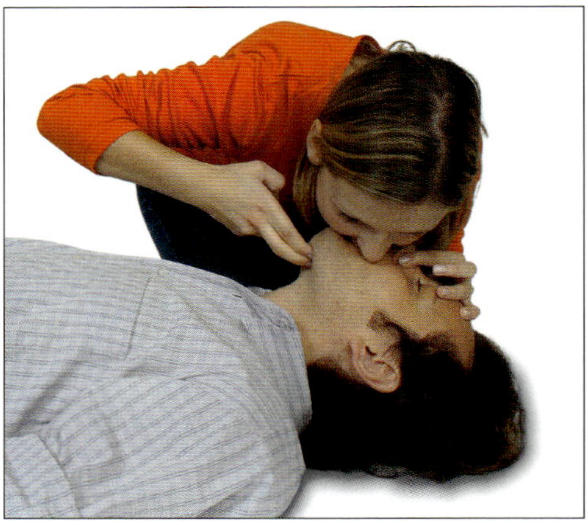

---

5 Si vous ne constatez aucun signe de vie, poursuivez la réanimation au même rythme (15 massages cardiaques pour 2 insufflations) jusqu'à ce que la victime ait repris conscience ou jusqu'à l'arrivée des secours. Si vous êtes à bout de forces, faites-vous relayer.

Vous pouvez aussi adopter un rythme de 30 massages cardiaques pour 2 insufflations.

RÉANIMATION DES BÉBÉS ET DES ENFANTS JUSQU'À 8 ANS

Le principe est le même que pour les adultes, mais on procède avec moins de force : chez les bébés, on ne bascule pas la tête en arrière et on ne masse qu'avec 2 doigts ; chez les enfants, on ne masse qu'avec une main.

Bébés (moins de 1 an)

Posez la tête du bébé à plat et soufflez doucement dans la bouche et le nez, par petites expirations, l'air contenu dans vos joues. Adaptez le volume d'air que vous expirez au volume réduit des poumons du bébé.

Alternez 15 massages cardiaques avec 2 insuflations, ou encore 5 massages cardiaques avec une insuflation. Lors de chaque ventilation, la cage thoracique doit se soulever, puis s'affaisser à nouveau.

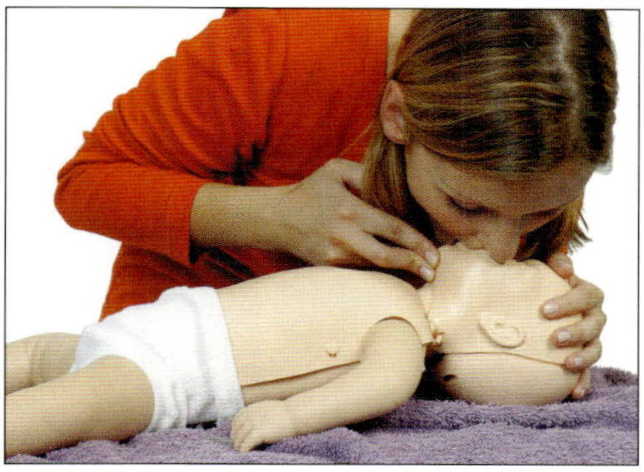

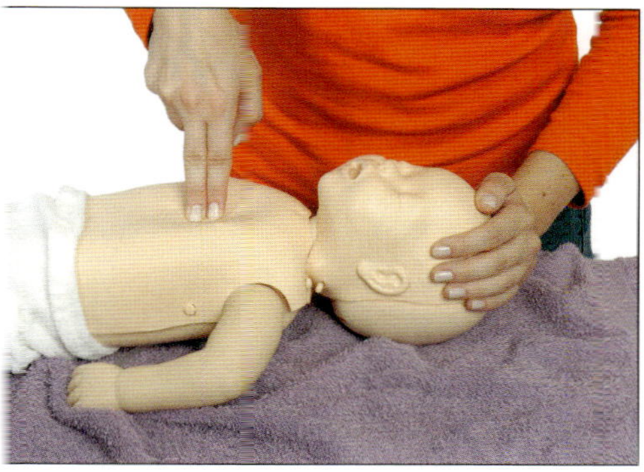

Enfants (1 à 8 ans)

Pratiquez le massage cardiaque avec le talon d'une seule main. Alternez 15 massages cardiaques avec 2 insuflations modérées – juste assez pour que la cage thoracique se soulève.

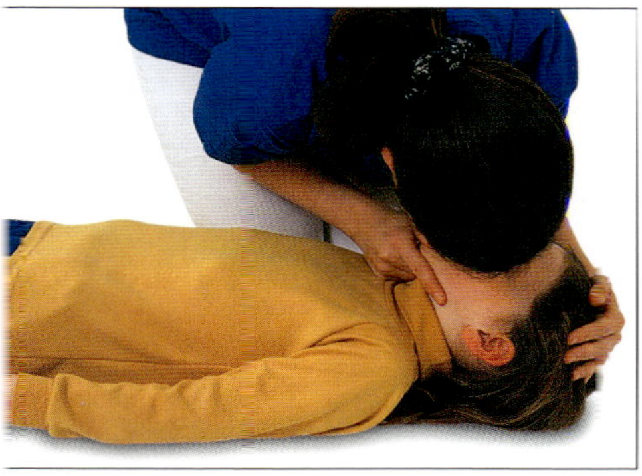

LE GUIDE DES URGENCES DE A À Z

Par ordre alphabétique, toutes les situations d'urgence, pour savoir immédiatement quoi faire : accident vasculaire, coup de chaleur, fracture du bassin, hypothermie, infarctus, laryngite, traumatisme crânien...

A Z

LISTE DES ENTRÉES DE A À Z

ACCIDENT vasculaire cérébral

L'attaque cérébrale ou accident vasculaire cérébral (AVC) est une cessation brusque de l'activité cérébrale due à un accident de la circulation sanguine au niveau du cerveau. Les conséquences de l'AVC – paralysie d'un côté du corps (hémiplégie), difficultés de locution ou maux de tête – sont plus ou moins graves selon la durée pendant laquelle le cerveau n'a pas été oxygéné.

► DE QUOI LA VICTIME SE PLAINT-ELLE ?

- **Faiblesse ou insensibilité d'un côté du corps**
- **Maux de tête**
- **Troubles de la vision (vision floue ou double)**
- **Bourdonnements d'oreilles**
- **Nausées et/ou vertiges**

► CE QU'IL FAUT OBSERVER

- **Paralysie ou perte de mobilité d'un bras ou d'une jambe**
- **Relâchement des muscles du visage**
- **Difficultés d'élocution**
- **Salivation involontaire**
- **Difficultés à déglutir**
- **Dilatation différente des pupilles**
- **Perte de contrôle de la vessie et des sphincters**
- **Perte de conscience**

► CE QU'IL FAUT FAIRE

1 Si la victime a perdu connaissance et respire, **placez-la en position latérale de sécurité (voir p. 17-18).** Si elle ne respire plus, **effectuez les gestes de réanimation (voir p. 19-23).**

Appelez immédiatement le 15 ou le 18. La victime doit être rapidement examinée par un médecin afin d'éviter des séquelles durables.

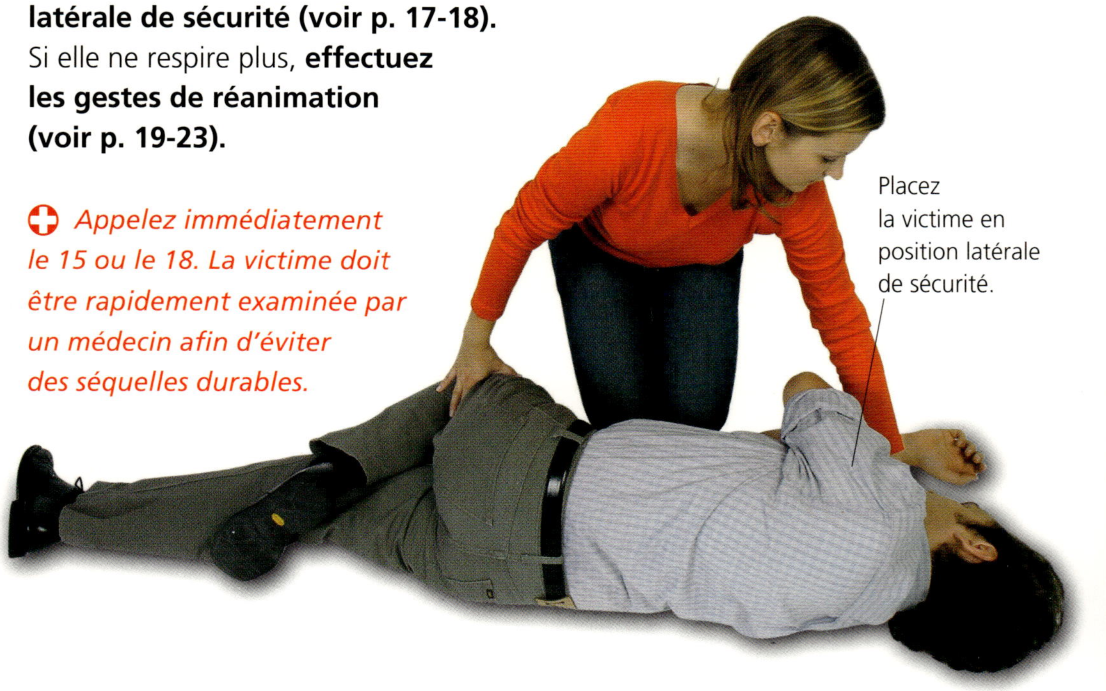

Placez la victime en position latérale de sécurité.

2 Si la victime est consciente, installez-la dans une position confortable. La plupart des personnes préfèrent la position semi-assise, le dos soutenu par des oreillers, sur un lit ou dans un fauteuil.

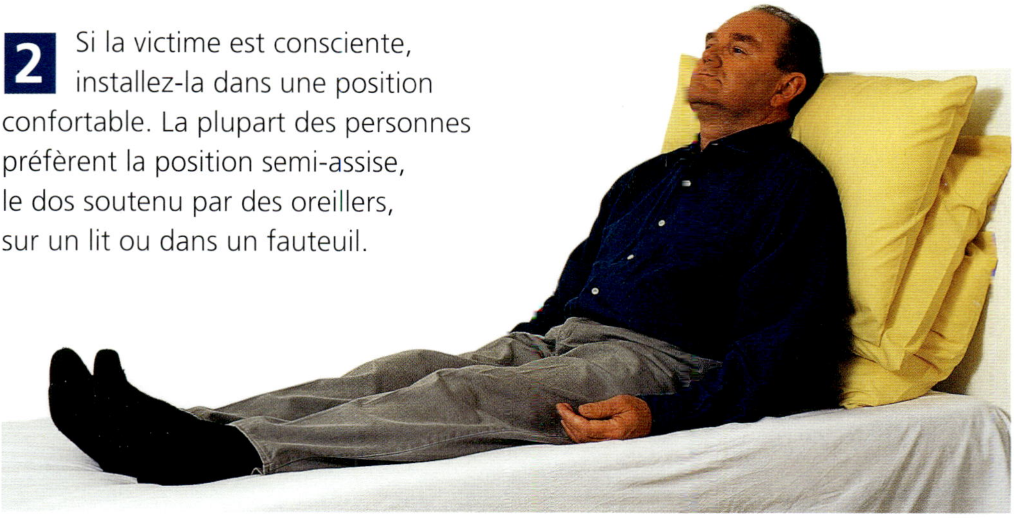

3 Desserrez tout ce qui entoure le cou et la taille. Tournez la tête de côté pour laisser s'écouler la salive en cas de problème de déglutition. Essuyez régulièrement la bouche.

Appelez immédiatement le 15 ou le 18. La victime doit être rapidement examinée par un médecin, afin d'éviter des séquelles durables.

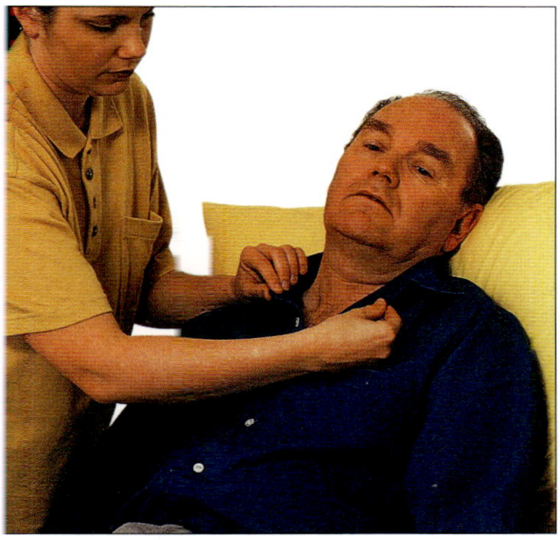

4 Si la victime n'arrive pas à parler ou que vous ne la comprenez pas, dites-lui que les secours sont en route et que les symptômes ne persisteront pas. Posez uniquement des questions auxquelles elle peut répondre d'un signe de tête. Elle ne doit pas essayer de parler.

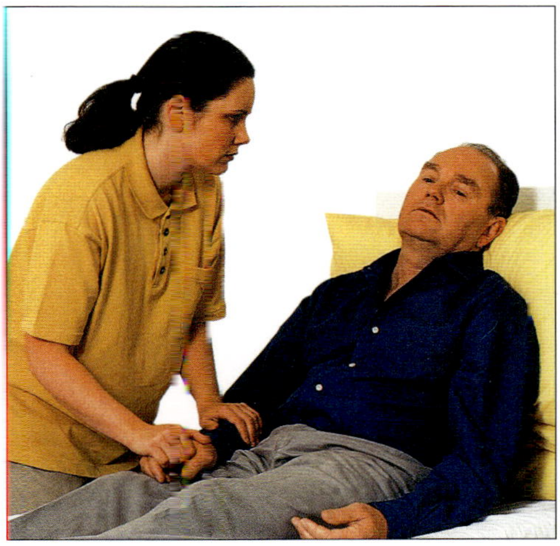

5 La victime est consciente, même si elle n'arrive pas à parler : elle entend tout. Rassurez-la. Ne lui donnez rien à boire ni à manger : elle risquerait de s'étouffer.

ACCOUCHEMENT

L'enfant vient parfois au monde avant que la mère ne parte à la maternité ou pendant le trajet. Même si la situation peut être angoissante, la plupart des naissances se déroulent sans complications. L'accouchement comporte trois phases : la première est caractérisée par les contractions utérines, à intervalles réguliers, et la dilatation du col de l'utérus. S'il s'agit d'un premier enfant, cette étape peut durer plusieurs heures, mais elle est généralement plus courte lors des grossesses suivantes. La deuxième étape est celle de la naissance proprement dite, et la troisième, celle de l'expulsion du placenta.

► CE QU'IL FAUT FAIRE

1 Disposez des serviettes de toilette ou des draps propres sur un lit (ou à défaut, sur le sol). Demandez à la femme de s'allonger. Soutenez sa tête et ses épaules avec des coussins, des couvertures ou des vêtements roulés.

Appelez le plus vite possible le 15 ou le 18.

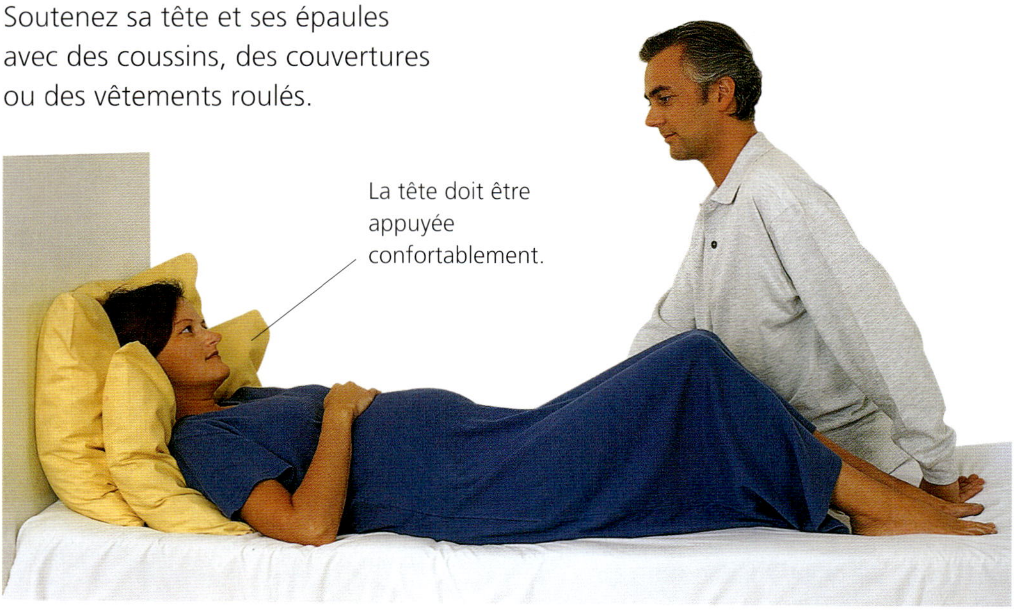

2 La future mère a tendance à pousser à chaque contraction de l'utérus, ce qui risque d'endommager le col tant qu'il n'a pas atteint une dilatation suffisante. Il est donc préférable qu'elle inspire et expire à un rythme rapide. Si elle ne parvient pas à soutenir ce rythme et continue de pousser à chaque contraction, conseillez-lui de respirer profondément entre les contractions afin de reprendre des forces jusqu'à la contraction suivante.

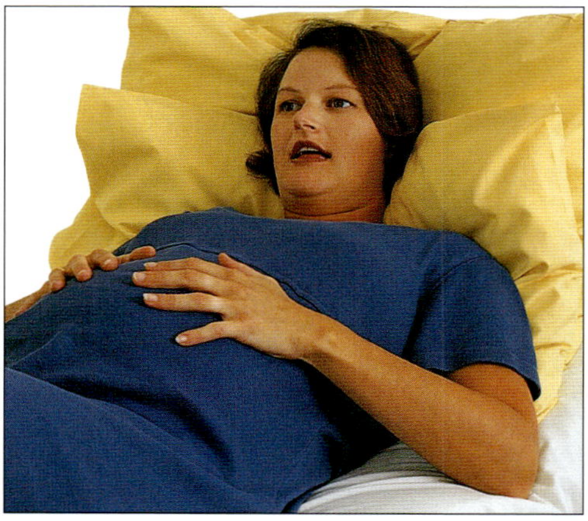

3 Lorsque la tête de l'enfant apparaît, soutenez-la doucement entre vos mains en attendant la contraction suivante qui expulsera le reste du corps. Les efforts des épaules pour se dégager font osciller la tête d'un côté et de l'autre. N'essayez pas d'entraver les mouvements naturels de l'enfant : cela pourrait occasionner des lésions irréversibles.

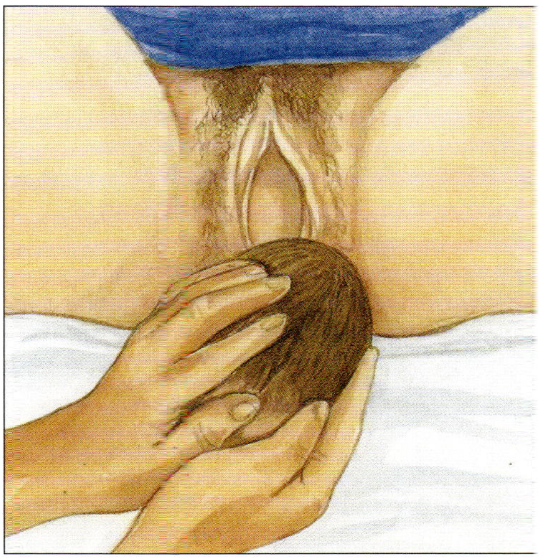

4 Vérifiez que la bouche et le nez de l'enfant ne contiennent pas de liquide amniotique. Laissez-le éventuellement s'écouler, car il pourrait gêner ses premières inspirations. Assurez-vous que le cordon ombilical ne passe pas autour du cou du bébé. Si c'est le cas, dégagez-le au plus vite afin d'éviter qu'il ne s'étrangle.

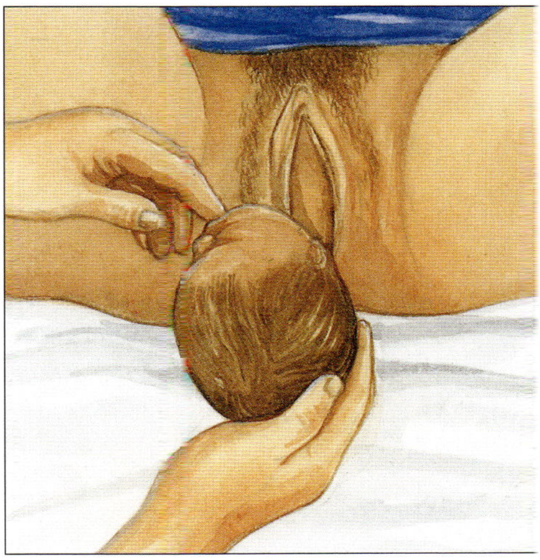

5 Attendez ensuite la prochaine contraction de l'utérus, qui libérera successivement chacune des épaules, puis le corps tout entier. Ne tirez pas sur le bébé, laissez faire la nature.

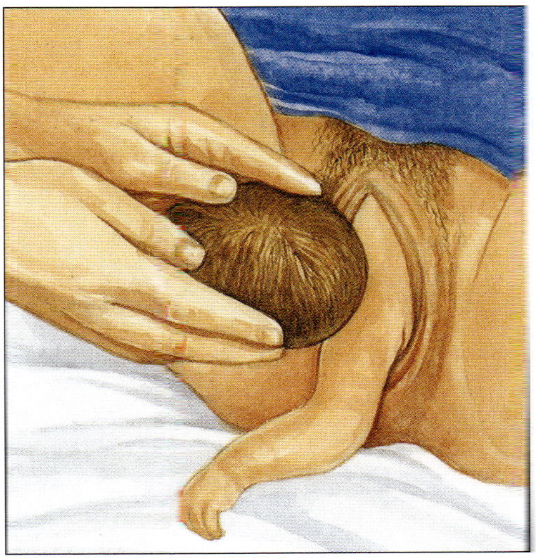

SUITE AU VERSO ▸

6 Aussitôt après la naissance, placez l'enfant sur le côté, sur le ventre de sa mère. Enlevez le mucus qui pourrait obstruer la bouche. Enveloppez le nouveau-né dans une serviette, tête comprise, pour éviter toute perte de chaleur.
Laissez le bébé contre sa mère jusqu'à l'arrivée des secours. Ne touchez pas au cordon.

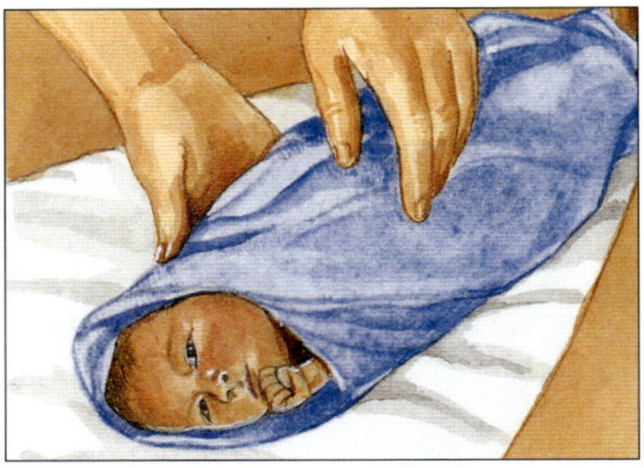

7 Après plusieurs minutes, les contractions reprennent et le placenta est expulsé par une légère contraction de l'utérus. Ne tirez en aucun cas sur le cordon ombilical pour accélérer l'expulsion du placenta. Gardez la mère et l'enfant au chaud jusqu'à l'arrivée du médecin ou des secours.

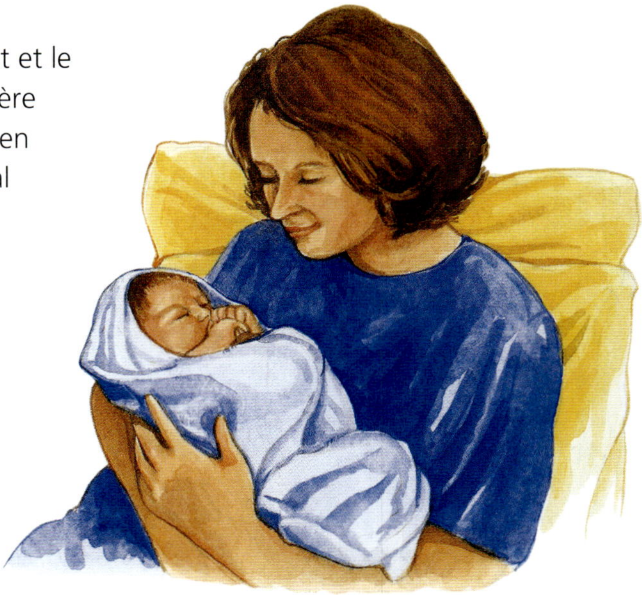

COMPLICATIONS POSSIBLES

Un enfant vient habituellement au monde la tête la première, mais il peut parfois se retourner dans l'utérus avant la naissance. Lorsque la position de l'enfant empêche la tête d'exercer une pression sur le col de l'utérus, l'accouchement est plus compliqué et il dure plus longtemps. Une aide médicale devient alors indispensable.

PRÉSENTATION PAR LE SIÈGE

La présentation par le siège peut prolonger la durée de l'accouchement. Demandez à la mère d'arrêter de pousser : il faut qu'elle inspire et expire à un rythme rapide afin de freiner les contractions de l'utérus. Si le siège et le torse du bébé sortent avant l'arrivée de l'équipe médicale, n'essayez surtout pas de tirer la tête : cela pourrait occasionner une lésion cérébrale.

LA TÊTE N'EST PAS VISIBLE

Plutôt que le sommet de la tête, vous verrez peut-être apparaître d'abord un pied, un bras ou le visage de l'enfant. Comme dans le cas d'un siège (voir plus haut), essayez de ralentir le processus de l'accouchement.

Appelez impérativement le 15 ou le 18.

ALLERGIE

La victime présente

- un état d'inconscience
- un arrêt cardiorespiratoire

OUI → **IL S'AGIT D'UNE URGENCE VITALE**
Appelez le 15

NON ↓

La victime présente

- un état de choc (pâleur, sueurs, pouls faible et rapide*)
- une gêne respiratoire
- un gonflement important d'une partie du corps?

*Ne prenez le pouls que si vous êtes formé à le faire.

OUI → **CE SONT DES SIGNES DE GRAVITÉ**
Appelez le 15

NON ↓

La victime présente

- une éruption ou une rougeur cutanée
- une démangeaison localisée ou généralisée
- une sensation de chaleur
- une rhinite persistante
- une toux persistante

OUI ↓

- Vous savez que la victime est allergique : faites-lui prendre son traitement habituel. Si les signes persistent, conseillez-lui de reprendre rendez-vous chez son médecin traitant.

- Vous ne savez pas si la victime est allergique : conseillez-lui de prendre rendez-vous chez son médecin traitant.

AMPUTATION

Il est parfois possible de réimplanter un membre ou un doigt amputé, à condition que les premiers secours soient immédiats, en particulier au niveau de la plaie. La première chose à faire est d'arrêter l'hémorragie.

► CE QU'IL FAUT OBSERVER

- **Membre ou doigt sectionné**
- **Hémorragie**
- **État de choc**

► CE QU'IL FAUT FAIRE

1 Allongez immédiatement la victime à plat sur le sol. Appuyez fermement sur la plaie avec la main ou des compresses puis appliquez un pansement compressif (trousse de secours) ou faites-en un avec deux paquets de compresses stériles – ou un linge propre épais –, maintenus par un lien large serré. Surélevez légèrement le membre lésé et couvrez le blessé.

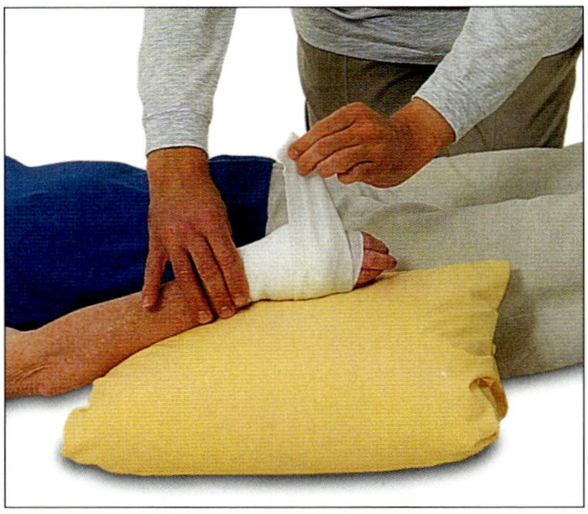

Appelez le 15 ou le 18 le plus rapidement possible.

---

2 Manipulez le membre ou le doigt amputé avec beaucoup de précautions. Sans le nettoyer, enveloppez-le dans un linge propre et mettez l'ensemble dans un sac plastique puis sur un lit de glace. Ne le posez jamais directement sur la glace.

Confiez le membre ou le doigt ainsi emballé à l'équipe d'urgence qui l'emportera à l'hôpital.

---

3 Réconfortez la victime jusqu'à l'arrivée des secours. Vérifiez de temps à autre le pansement compressif. S'il s'imbibe fortement de sang, placez-en un autre par-dessus.

Vérifiez à intervalles réguliers l'état de conscience du blessé. Informez l'équipe d'urgence de toute évolution de son état. Ne donnez pas à manger ni à boire au blessé : une anesthésie sera peut-être nécessaire par la suite.

ANGINE DE POITRINE

L'angine de poitrine est une affection chronique des artères coronaires, qui sont rétrécies ou obstruées par l'artériosclérose. La victime ressent une sensation d'oppression douloureuse dans la poitrine. Lors d'un effort physique ou d'une émotion, le cœur nécessite une plus grande quantité de sang richement oxygéné. C'est la quantité insuffisante d'oxygène arrivant au cœur qui est à l'origine de la douleur.

▶ DE QUOI LA VICTIME SE PLAINT-ELLE ?

- **Douleurs dans la cage thoracique, sensation d'oppression et de gêne**
- **Éventuellement : nausées, sueurs et essoufflement**

▶ CE QU'IL FAUT FAIRE

1 Faites se reposer la victime en l'aidant à trouver une position aussi confortable que possible. Desserrez ses vêtements autour du cou et de la taille. Vérifiez sa respiration. Émotions et efforts physiques sont à éviter.

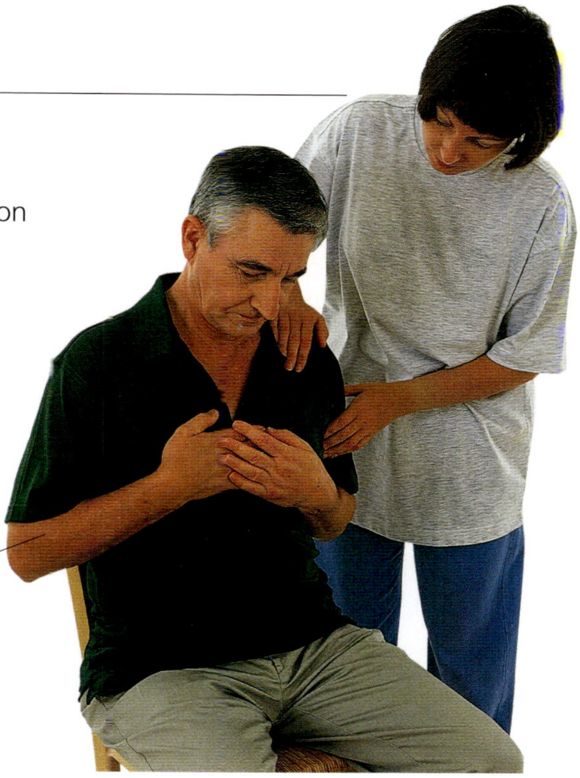

Aidez la victime à prendre la position dans laquelle elle se sent le plus à l'aise.

---

2 Si la victime est consciente, demandez – à elle ou à son entourage – depuis combien de temps elle souffre, si c'est la première fois qu'elle ressent cette douleur ou si elle suit déjà un traitement. Aidez-la alors à prendre ses médicaments. Il s'agit généralement d'un comprimé à placer sous la langue (ou d'un spray).
Le médicament a pour effet de dilater les artères coronaires, ce qui entraîne une amélioration de l'apport sanguin et une diminution progressive de la douleur.

Appelez immédiatement le 15 ou le 18 et transmettez tous les éléments d'information donnés par la victime.

Si le sujet perd conscience, vérifiez sa respiration. Apprêtez-vous à le ***réanimer*** *si nécessaire en attendant l'arrivée des secours* ***(voir p. 19-23).***

ASTHME (crise d')

Une crise d'asthme peut être déclenchée par une allergie, une inflammation, l'air froid ou un effort physique. Lors d'une crise, des spasmes musculaires ou le gonflement des muqueuses provoquent un rétrécissement des bronchioles – les ramifications des voies respiratoires qui transportent l'air vers les poumons. Des premiers secours très rapides, suivis d'une prise en charge médicale, peuvent contribuer à sauver une vie.

▶ DE QUOI LA VICTIME SE PLAINT-ELLE ?

- **Gêne respiratoire**
- **Sensation d'étouffement**

▶ CE QU'IL FAUT OBSERVER

- **Respiration sifflante**
- **Toux grasse ou sèche, surtout la nuit**
- **Difficultés d'élocution – c'est un signe de gravité si la victime a de plus en plus de mal à parler**
- **Lèvres bleuâtres**

▶ CE QU'IL FAUT FAIRE

1 Installez confortablement la victime, penchée en avant et les bras posés sur une table. Cette position l'aide à respirer et améliore ses fonctions pulmonaires. Rassurez la victime.

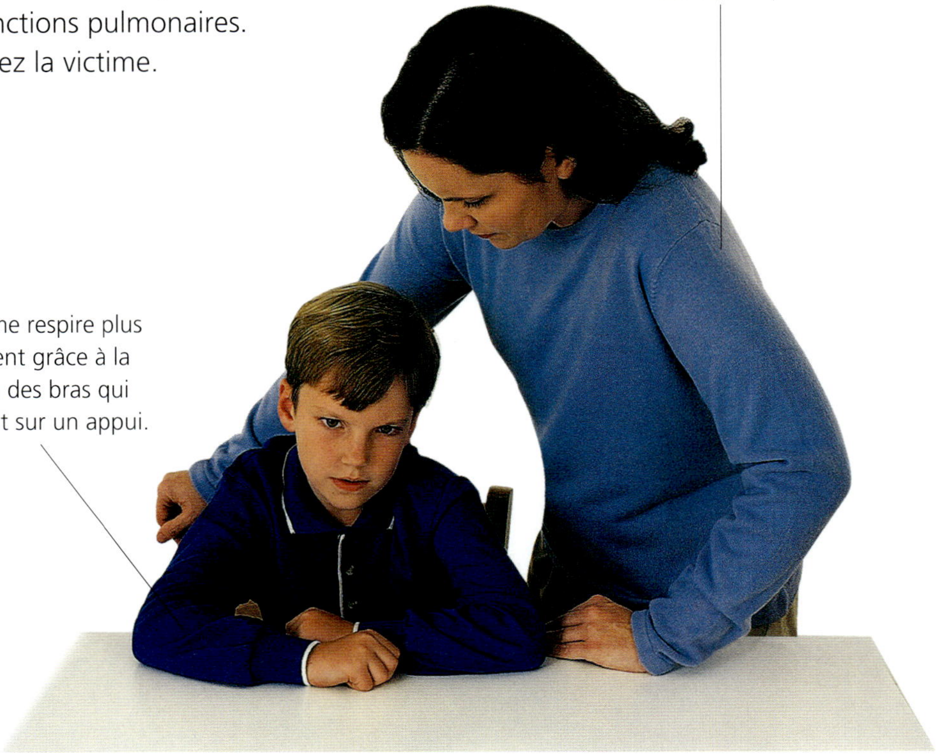

Ne touchez la victime qu'avec précaution pour ne pas la gêner dans sa respiration.

La victime respire plus facilement grâce à la position des bras qui reposent sur un appui.

2 Aidez la victime à prendre ses médicaments, si elle les a. Il s'agit généralement d'un bronchodilatateur qui s'inhale au moyen d'un aérosol doseur.

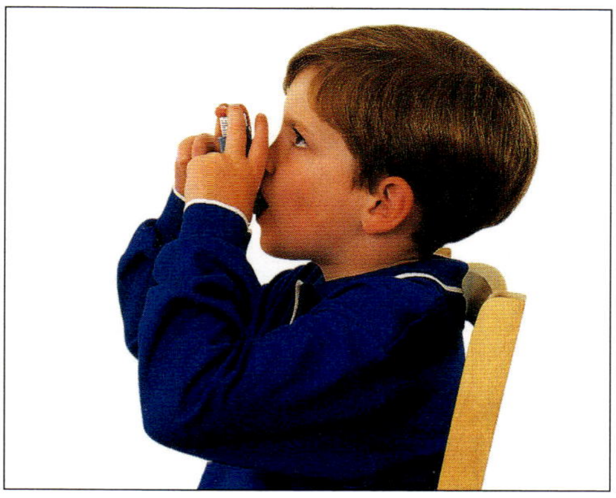

Appelez immédiatement le 15 ou le 18 si vous ne constatez aucune amélioration ou si la crise s'aggrave.

3 En attendant l'arrivée des secours, aidez le malade, le cas échéant, à inhaler son médicament. S'il s'agit d'un enfant, il est préférable d'utiliser une chambre d'inhalation, qui permet d'inspirer une dose tout entière.

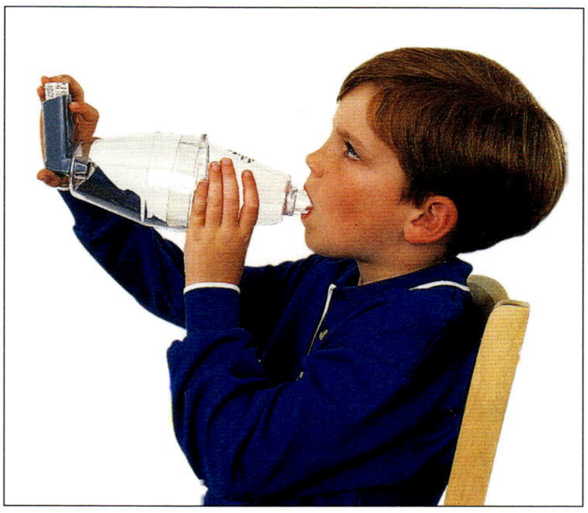

Si la victime fait un malaise et/ou s'arrête de respirer, préparez-vous à la réanimer en attendant l'arrivée des secours **(voir p. 19-23).**

CE QU'IL FAUT SAVOIR SUR L'ASTHME

- De nos jours, les crises d'asthme graves continuent à provoquer des décès. Un asthmatique victime d'une crise aiguë doit donc absolument recevoir une aide médicale dans les plus brefs délais.

- Si vous êtes asthmatique, gardez toujours vos médicaments à portée de main, afin de pouvoir réagir dès les premiers signes d'une crise.

- Consultez régulièrement votre médecin traitant pour qu'il personnalise votre traitement (fréquence de la prise de médicaments, par exemple).

- Pensez à prendre votre médicament avant d'être en contact avec une substance à laquelle vous savez être allergique.

- Si votre crise d'asthme survient à la suite d'une activité sportive, n'y renoncez pas sans en parler à votre médecin. Le sport peut en effet améliorer votre état de santé et contribuer à réduire les risques de crise.

- Avant de vous adonner à une activité fatigante, pensez à prendre un médicament visant à prévenir les crises d'asthme consécutives à un effort physique.

SUITE AU VERSO ▸

SOULAGEMENT DE L'ASTHME
Appareils servant à prendre les médicaments

AÉROSOLS DOSEURS
De nombreux médicaments visant à prévenir ou à soulager les crises d'asthme se présentent sous la forme d'aérosols doseurs.

CHAMBRES D'INHALATION
Ces dispositifs très simples permettent à l'asthmatique d'inhaler son médicament à la dose qui convient.

Il existe différents modèles sur le marché – du petit modèle (pratique pour le voyage) au très grand modèle, assez encombrant. L'avantage de ce dernier est de permettre une prise plus efficace du médicament. Certains aérosols sont pourvus d'une chambre d'inhalation intégrée.
La chambre d'inhalation rend la prise des médicaments plus facile, en particulier chez l'enfant.

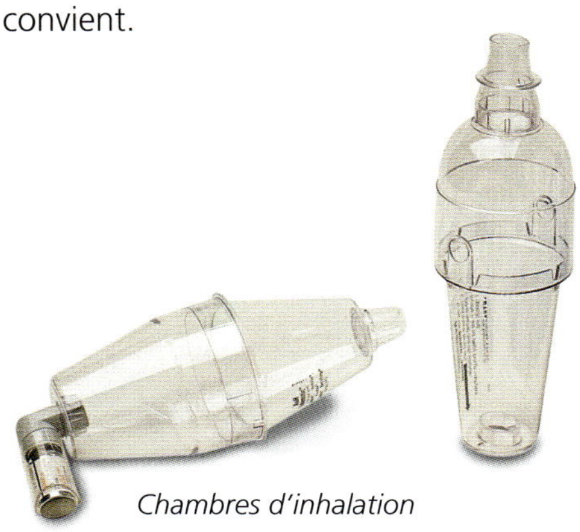

Chambres d'inhalation

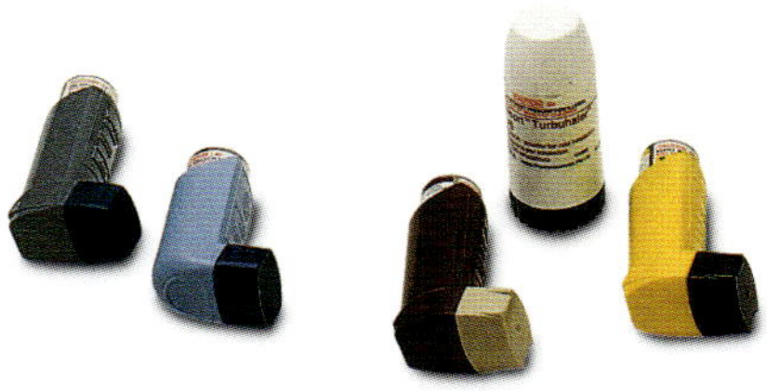

Aérosols doseurs

ATTAQUE CÉRÉBRALE

L'attaque cérébrale ou accident vasculaire cérébral (AVC) est une cessation brusque de l'activité cérébrale due à un accident de la circulation sanguine au niveau du cerveau. Les conséquences de l'AVC – paralysie d'un côté du corps (hémiplégie), difficultés de locution ou maux de tête – sont plus ou moins graves selon la durée pendant laquelle le cerveau n'a pas été oxygéné.

▶ DE QUOI LA VICTIME SE PLAINT-ELLE ?

- **Faiblesse ou insensibilité d'un côté du corps**
- **Maux de tête**
- **Troubles de la vision (vision floue ou double)**
- **Bourdonnements d'oreilles**
- **Nausées et/ou vertiges**

▶ CE QU'IL FAUT OBSERVER

- **Paralysie ou perte de mobilité d'un bras ou d'une jambe**
- **Relâchement des muscles du visage**
- **Difficultés d'élocution**
- **Salivation involontaire**
- **Difficultés à déglutir**
- **Dilatation différente des pupilles**
- **Perte de contrôle de la vessie et des sphincters**
- **Perte de conscience**

▶ CE QU'IL FAUT FAIRE

1 Si la victime a perdu connaissance et respire, placez-la en **position latérale de sécurité (voir p. 17-18).** Si elle ne respire plus, effectuez les **gestes de réanimation (voir p. 19-23).**

Appelez immédiatement le 15 ou le 18. La victime doit être rapidement examinée par un médecin afin d'éviter des séquelles durables.

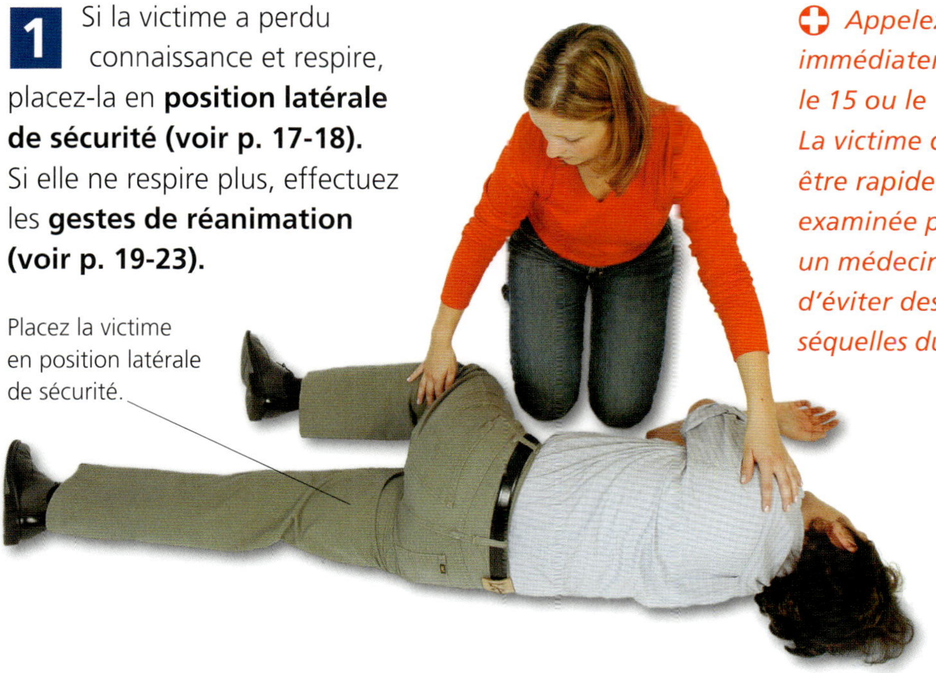

Placez la victime en position latérale de sécurité.

SUITE AU VERSO ▶

2 Si la victime est consciente, installez-la dans une position confortable. La plupart des personnes préfèrent la position semi-assise, le dos soutenu par des oreillers, sur un lit ou dans un fauteuil.

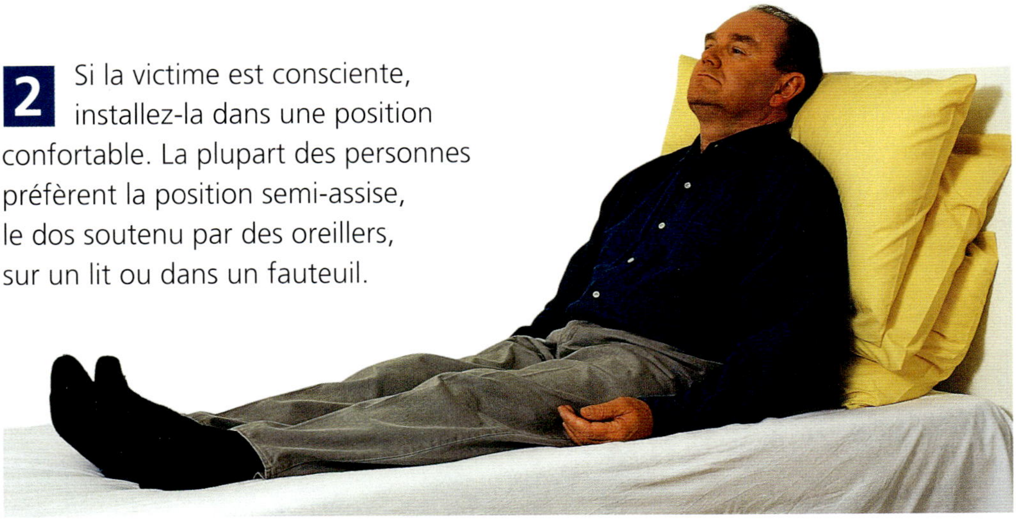

3 Desserrez tout ce qui entoure le cou et la taille. Tournez la tête de côté pour laisser s'écouler la salive en cas de problème de déglutition. Essuyez régulièrement la bouche.

Appelez immédiatement le 15 ou le 18. La victime doit être rapidement examinée par un médecin, afin d'éviter des séquelles durables.

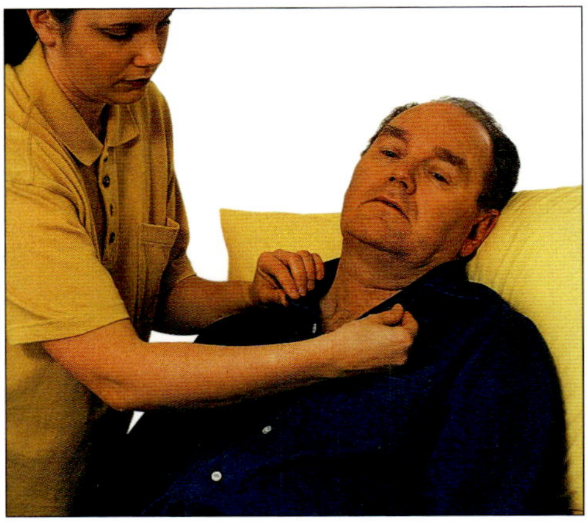

4 Si la victime n'arrive pas à parler ou que vous ne la comprenez pas, dites-lui que les secours sont en route et que les symptômes ne persisteront pas. Posez uniquement des questions auxquelles elle peut répondre d'un signe de tête. Elle ne doit pas essayer de parler.

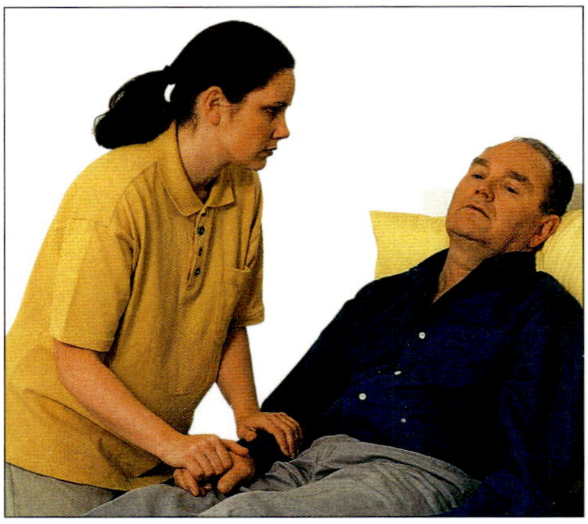

5 La victime est consciente, même si elle n'arrive pas à parler : elle entend tout. Rassurez-la. Ne lui donnez rien à boire ni à manger : elle risquerait de s'étouffer.

B

BASSIN, traumatismes

Le bassin est la partie osseuse qui forme la base du tronc. Il abrite notamment une partie des intestins, la vessie, les uretères et l'appareil génital interne. Comme il est parcouru par tout un réseau de nerfs et de vaisseaux sanguins, les lésions localisées dans cette région entraînent fréquemment de graves complications.

▶ DE QUOI LA VICTIME SE PLAINT-ELLE ?

- **Douleurs dans la région du bassin**
- **Incapacité à marcher ou à se tenir debout**

▶ CE QU'IL FAUT OBSERVER

- **Déformations éventuelles dans la région du bassin et des hanches**
- **Pâleur, sueurs, extrémités froides**

▶ CE QU'IL FAUT FAIRE

1 Laissez la personne à plat dos, position dans laquelle on trouve le plus souvent les victimes de ce type de traumatisme. Évitez de la bouger jusqu'à l'arrivée des secours. Demandez-lui de se retenir si possible de vider sa vessie.

Appelez immédiatement le 15 ou le 18.

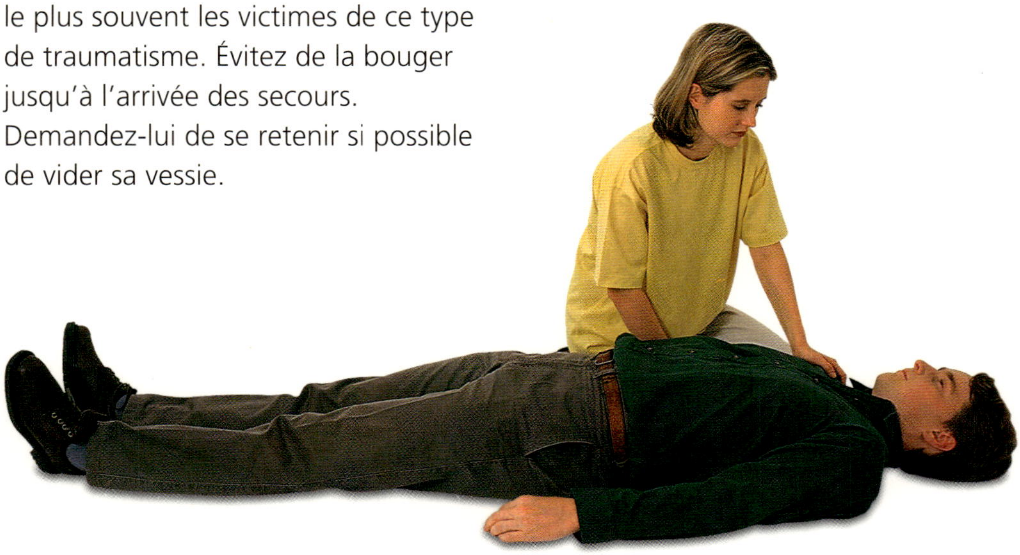

2 Couvrez la victime.
Ne lui donnez rien à boire ou à manger : une anesthésie pourrait être nécessaire par la suite.

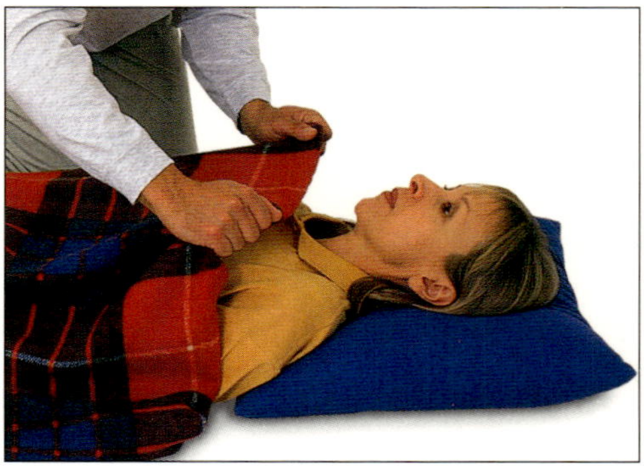

Les armes à feu peuvent provoquer des blessures très diverses. Une arme de gros calibre ne cause parfois qu'une petite blessure au point d'entrée de la balle, mais les dégâts peuvent être bien plus importants au point de sortie et endommager considérablement les tissus. Lorsque la balle reste dans le corps, elle peut provoquer des blessures internes très graves.

► DE QUOI LA VICTIME SE PLAINT-ELLE ?

- **Douleurs**
- **État de choc**
- **Soif**
- **Nausées**

► CE QU'IL FAUT OBSERVER

- **Saignements**
- **Aspect de la blessure aux points d'entrée et de sortie de la balle**
- **Pâleur, sudation, peau froide**
- **Respiration rapide**

► CE QU'IL FAUT FAIRE

1 Stoppez immédiatement l'hémorragie en appuyant sur la plaie (seules les blessures aux membres saignent) ; faites éventuellement un pansement compressif (voir p. 11).

Appelez immédiatement le 15 ou le 18, ainsi que la police.

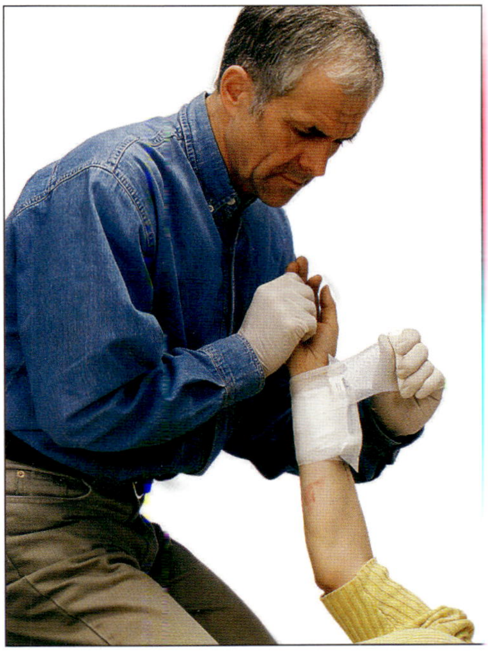

SUITE AU VERSO ►

2 Vérifiez que la victime est consciente et écoutez sa respiration.
Si elle ne réagit pas quand on lui parle, placez-la en **position latérale de sécurité (voir p. 17-18).**
Si elle ne respire plus, commencez les manœuvres de **réanimation cardiopulmonaire (voir p. 19-23).**

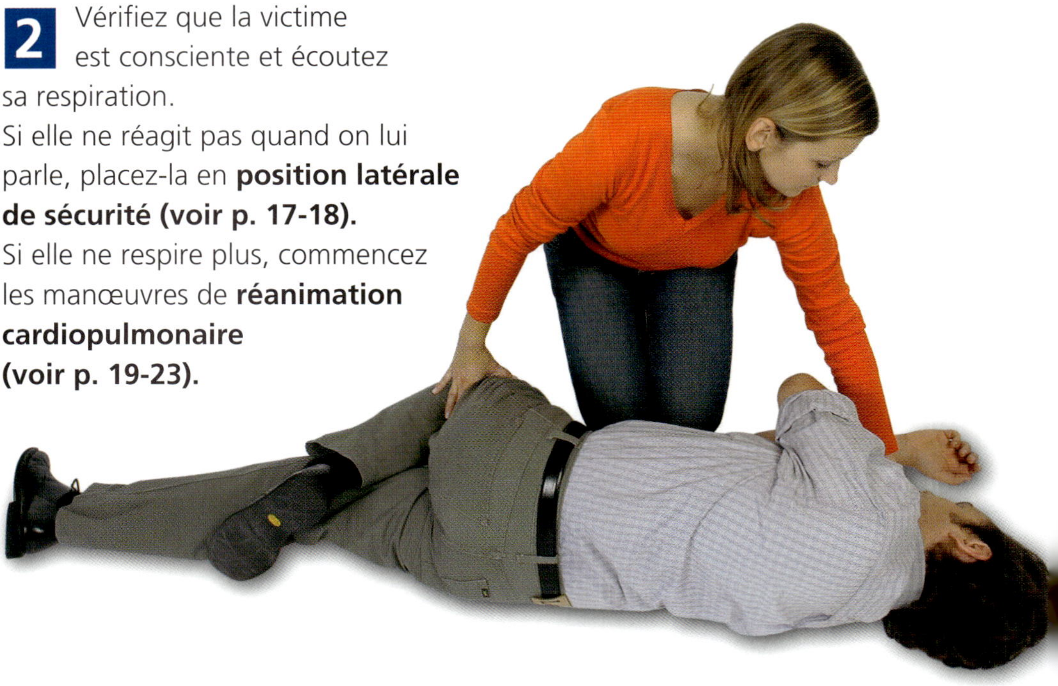

3 Si la victime est consciente, placez-la en position allongée, en surélevant la partie atteinte s'il s'agit d'un membre.

4 Si vous suspectez une fracture, demandez à la victime de s'allonger dans la position la plus confortable pour elle.
Évitez tout mouvement et toute manipulation du membre atteint, car cela provoque des douleurs vives et peut entraîner des complications et des séquelles.

5 Couvrez la victime.
Vérifiez régulièrement son état de conscience, et sa respiration et préparez-vous à la **réanimer si nécessaire (voir p. 19-23).**
Le cas échéant, vérifiez aussi que le sang ne traverse pas le pansement.
Enfin, ne donnez ni à manger ni à boire à la victime, car elle pourrait avoir besoin d'une anesthésie.

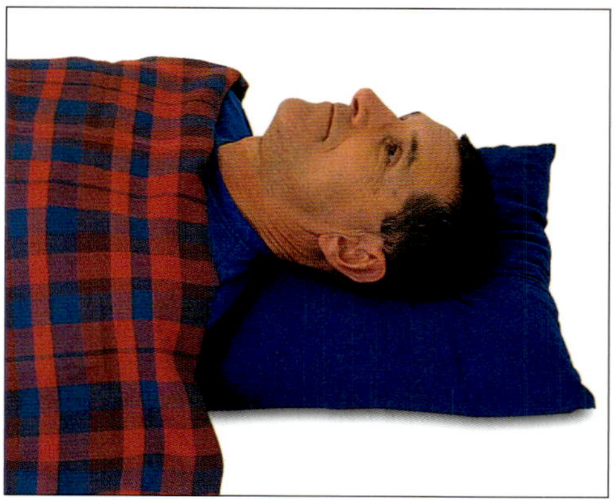

Tous les traumatismes du bras – considéré ici au sens courant, soit le membre supérieur, de l'épaule à la main – doivent être traités de manière identique. Ils peuvent affecter l'articulation de l'épaule, le bras au sens strict (entre l'épaule et le coude), le coude, l'avant-bras ou le poignet. Il peut s'agir d'une entorse, d'une luxation ou d'une fracture, simple ou multiple. Seule une radio permettra généralement de déterminer la nature exacte de la lésion. Tant que le diagnostic médical n'a pas été établi, tout traumatisme au bras doit être traité comme une fracture.

▶ DE QUOI LA VICTIME SE PLAINT-ELLE ?

- **Douleurs dans la zone lésée ou tout autour**
- **Diminution ou perte de mobilité d'une articulation**
- **Perte de sensibilité éventuelle du membre**
- **Sensation de froid, frissons, tremblements**

▶ CE QU'IL FAUT OBSERVER

- **Gonflements (pas toujours et pas nécessairement dès le début)**
- **Hématome**
- **Déformation**

▶ CE QU'IL FAUT FAIRE

1 Demandez à la victime de soutenir son bras blessé, sans essayer de le plier ou de le tendre. Aidez-la à prendre la position dans laquelle elle souffre le moins (assise ou allongée).

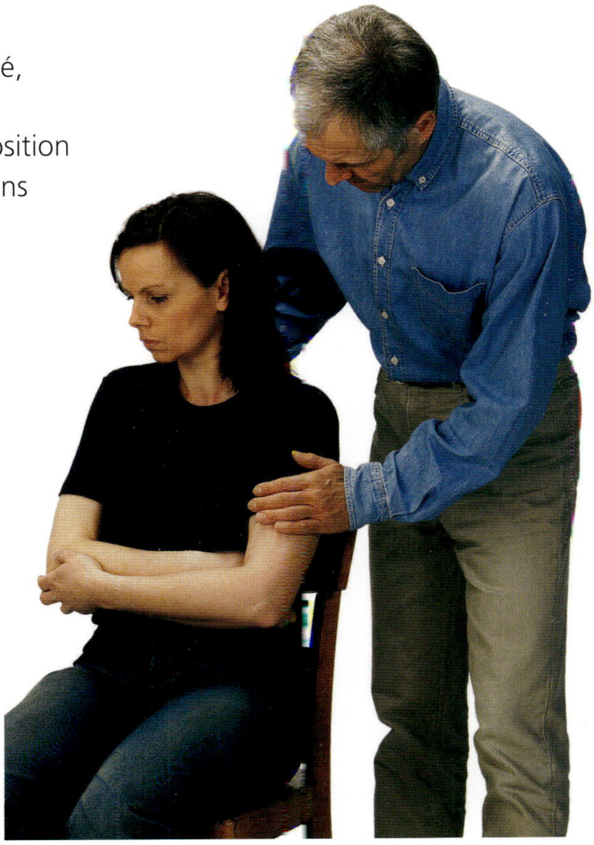

Appelez immédiatement le 15 ou le 18, ou emmenez la victime à l'hôpital après conseil médical. Les blessures au bras peuvent se compliquer de lésions des vaisseaux sanguins et des nerfs. Un conseil médical est donc important.

SUITE AU VERSO ▶

2 Si vous le pouvez, mettez le bras en écharpe en le déplaçant avec précaution. Prenez un bandage triangulaire et faites passer l'une de ses extrémités derrière le cou, en le glissant sous le bras à soutenir. La pointe du bandage se trouve à la hauteur du coude.

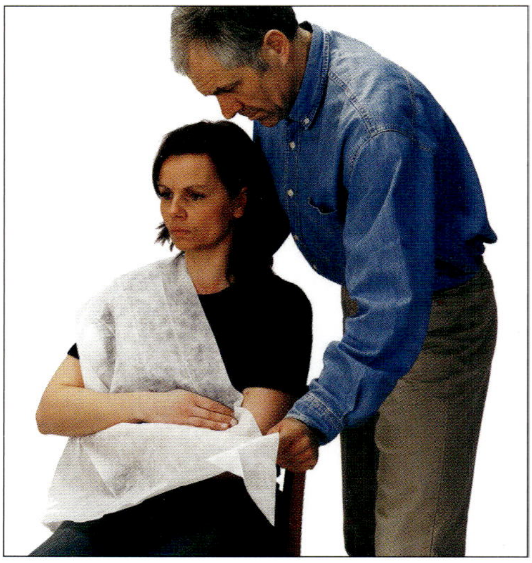

3 Rabattez l'autre pan du bandage par-dessus le bras atteint de manière à pouvoir nouer les deux extrémités juste au-dessus de la clavicule du côté indemne. La main doit être recouverte jusqu'au bout des doigts. Le poids du bras repose entièrement sur l'écharpe.

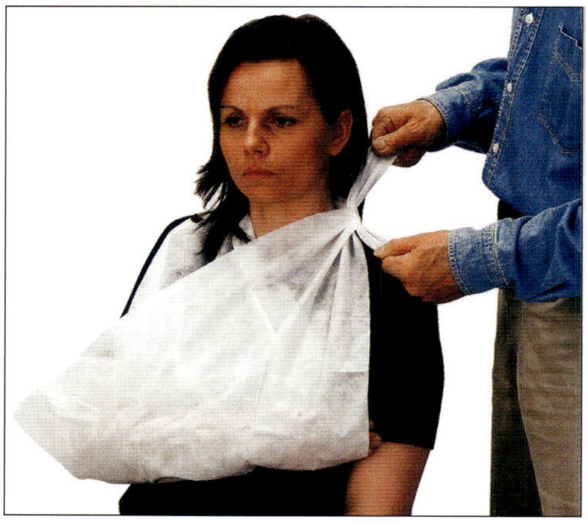

4 Pour immobiliser le coude, tordez la pointe du bandage et glissez-la à l'intérieur de l'écharpe. Vérifiez que le coude et l'avant-bras sont suffisamment soutenus.

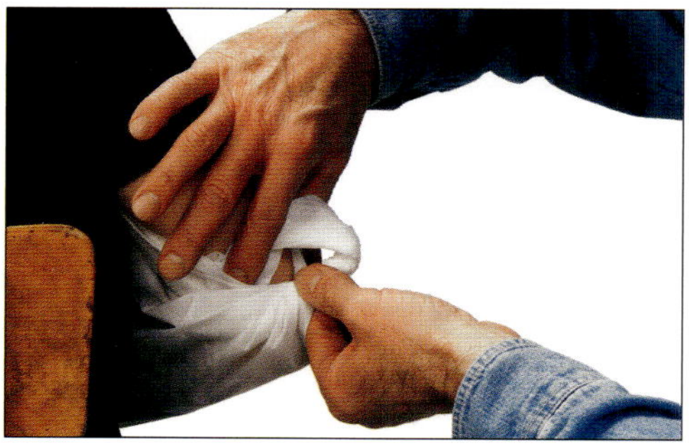

5 Si la victime porte un pull – ou un gilet, ou une veste –, vous pouvez aussi le lui faire replier pour soutenir le bras blessé. Elle devra tenir le pull replié avec son bras valide ; s'il s'agit d'un gilet, utilisez les boutons pour le maintenir en place.

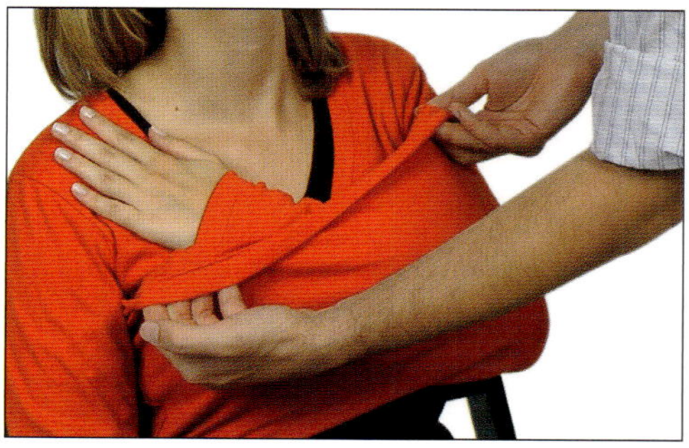

Les brûlures se produisent au contact d'une source de chaleur (liquide, vapeur ou métal brûlants), de produits chimiques, de radiations ou de courant électrique. En fonction de leur degré de profondeur, on distingue trois types de brûlures : 1er degré (la peau est rouge, douloureuse et légèrement gonflée), 2e degré (formation de cloques sur la peau) et 3e degré (la peau est noire ou grisâtre). L'intensité de la douleur n'est pas nécessairement liée à la gravité de la brûlure.

▶ DE QUOI LA VICTIME SE PLAINT-ELLE ?

- **Douleurs d'intensité variable**

▶ CE QU'IL FAUT OBSERVER

- **Peau rouge ou avec des cloques**
- **Peau noire ou grisâtre**
- **Gonflement**
- **Suintement cutané de couleur claire**
- **Peau froide et humide**

▶ CE QU'IL FAUT FAIRE

1 Refroidissez immédiatement la brûlure en la passant sous l'eau froide. Si un vêtement colle à la peau, n'essayez pas de le détacher. Retirez-le en le découpant tout autour de la zone collée. Enlevez tous les bijoux (bagues, montre-bracelet, etc.) avant que la zone brûlée ne commence à gonfler.

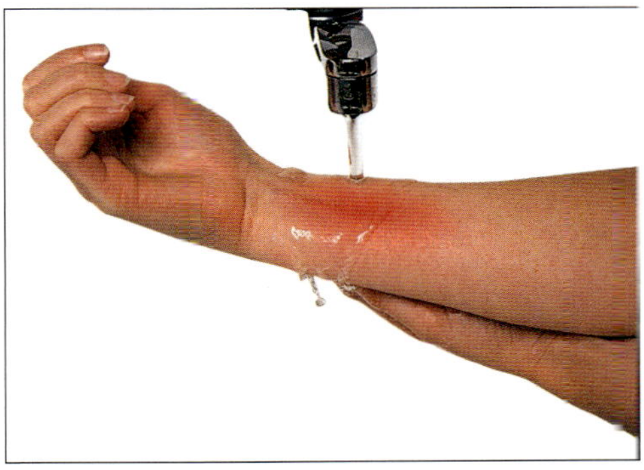

2 Continuez à refroidir à l'eau froide – adaptez la pression et la température de l'eau à ce que la personne peut supporter – pendant au moins 5 minutes afin de réduire la douleur.

SUITE AU VERSO ▶

3 **Si la brûlure est simple** (d'une étendue inférieure à une demi-paume de main et peu profonde), couvrez-la avec un pansement stérile, non adhésif (trousse de secours). Fixez le pansement avec une bande de gaze.

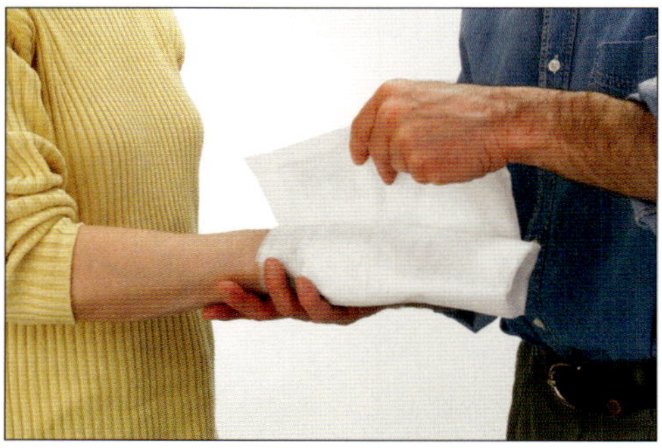

Surveillez la brûlure les jours qui suivent. Consultez un médecin en cas d'apparition de rougeur, de douleur ou de chaleur.

---

4 **Si la brûlure est grave** (d'une étendue supérieure à une demi-paume de main), après l'avoir arrosé pendant au moins 5 minutes, couvrez-la d'un pansement stérile ou prenez un linge, une taie d'oreiller, ou encore un morceau de tissu non pelucheux propres. Le simple fait de couvrir la brûlure permet de réduire la douleur et de limiter les risques d'infection. Allongez la victime.

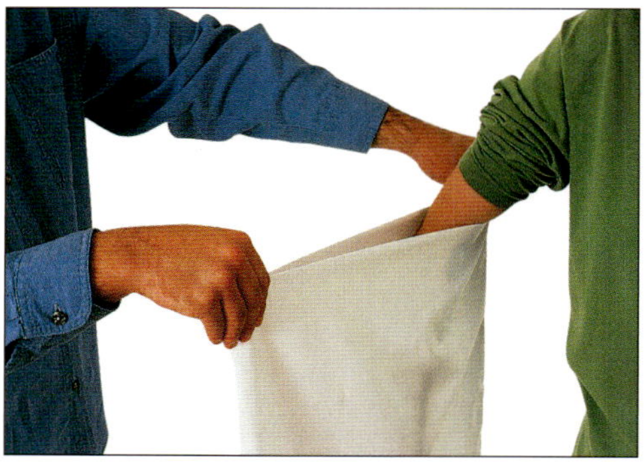

- Si la brûlure est située au bras, dites à la victime de soutenir son bras blessé avec l'autre bras, ou de le poser sur un coussin.

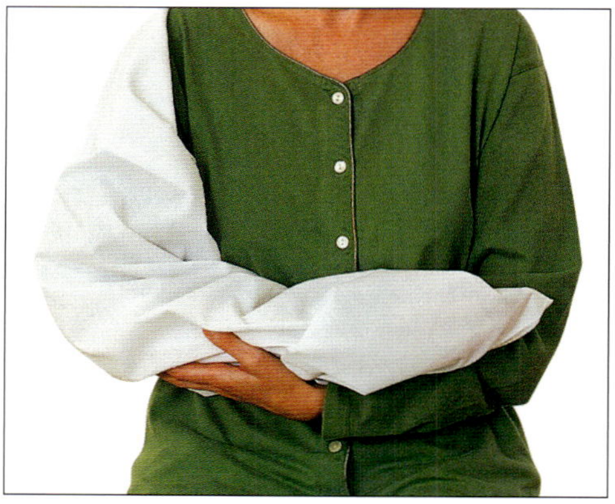

Appelez le 15 ou le 18.

---

5 La victime doit rester allongée jusqu'à l'arrivée des secours. Couvrez-la, de préférence avec une couverture de survie – côté argenté à l'intérieur. La couverture de survie est si légère qu'elle ne pèse pas sur les brûlures.
Ne donnez rien à boire ou à manger à la victime : une anesthésie pourrait être nécessaire par la suite.

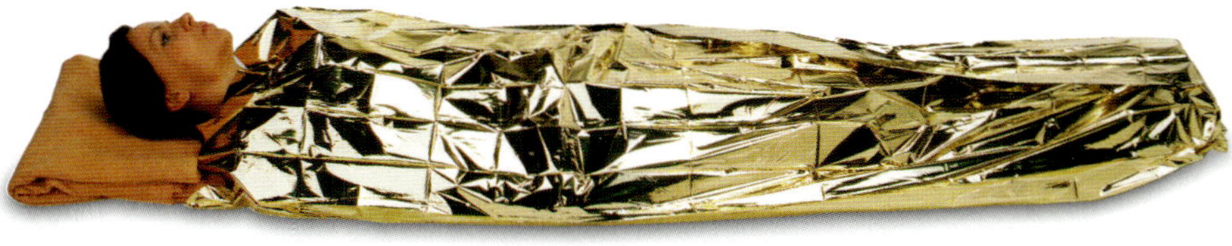

TRAITEMENT DES BRÛLURES

BRÛLURES PAR PRODUITS CHIMIQUES

Enlevez avec un linge les produits chimiques en poudre ou en cristaux. Rincez à l'eau froide comme pour n'importe quelle autre brûlure, mais pendant 10 minutes au moins. Ne faites pas couler l'eau sur la peau indemne pour ne pas la léser à son tour. Appelez un médecin ou le 15 afin d'obtenir un conseil médical.

BRÛLURES À L'ÉLECTRICITÉ

En traversant le corps, le courant électrique endommage les tissus. Des lésions sont localisées plus spécialement aux points d'entrée et de sortie du courant. Après avoir coupé le courant, il faut refroidir le site de ces deux brûlures. Si le courant a touché le cœur, il faudra probablement **réanimer la victime (voir p. 19-23).**

BRÛLURES OCCASIONNÉES PAR LA FOUDRE

Une victime frappée par la foudre présente des brûlures aux points d'entrée et de sortie de la décharge d'électricité. Les conséquences sont généralement graves. Appelez immédiatement le 15 ou le 18. En cas d'arrêt cardiaque, pratiquez les **mesures de réanimation** jusqu'à l'arrivée des secours **(voir p. 19-23).**

BRÛLURES À LA BOUCHE ET À LA GORGE

L'ingestion d'aliments ou de boissons brûlantes peut provoquer des brûlures très douloureuses, à la bouche ou à la gorge. De plus, elles risquent d'entraîner un gonflement des muqueuses, ce qui a pour effet de rétrécir, voire de fermer les voies aériennes supérieures. La vie de la victime est en danger : il faut appeler immédiatement le 15 ou le 18. Donnez à la victime un liquide froid à boire par petites gorgées en attendant l'arrivée des secours. Ne lui donnez pas de glaçons. Surveillez-la attentivement : en cas d'arrêt respiratoire, pratiquez un **bouche-à-bouche ou un bouche-à-nez (voir p. 20).**

COUP DE SOLEIL

Une exposition trop prolongée au soleil peut occasionner des brûlures (1er et 2e degré) très douloureuses. Si la lésion n'est pas trop étendue, appliquez des linges humides et frais ou faites-lui prendre une douche fraiche pour soulager la douleur. La nuit, une lotion après-soleil produira un effet identique. Donnez régulièrement à boire à la victime. Si la brûlure est très étendue (ou très douloureuse), consultez un médecin. Faites de même si vous avez la moindre inquiétude à propos d'un jeune enfant victime d'un coup de soleil (risque de déshydratation, voir p. 72).

CLOQUES (BRÛLURES)

Il ne faut pas percer les cloques : le liquide qu'elles contiennent réduit la douleur et protège des infections. Ce liquide est peu à peu réabsorbé par les tissus corporels. Couvrez les cloques pour éviter qu'elles ne s'ouvrent accidentellement. Si la cloque est douloureuse ou difficile à couvrir en raison de sa localisation, consultez un médecin. Il la pansera après l'avoir percée avec des instruments stérilisés.

CERVICALES, traumatismes

Les cervicales peuvent être lésées à la suite d'un coup, d'une chute sur la tête ou sur le dos, ou encore d'un mouvement brutal de la tête. Ces lésions peuvent s'accompagner de spasmes musculaires qui accroissent la douleur. En cas de douleurs très intenses ou consécutives à une chute ou à un accident de voiture – « coup du lapin » –, la victime doit être rapidement prise en charge par les secours.

▶ DE QUOI LA VICTIME SE PLAINT-ELLE ?

- **Douleurs**
- **Difficultés à bouger le cou**
- **Raideur de la nuque**
- **Maux de tête**
- **Engourdissement des membres**
- **Vision trouble ou double**

▶ CE QU'IL FAUT OBSERVER

- **Traces d'une lésion récente**
- **Incapacité à bouger le cou**
- **Incapacité à bouger les membres**
- **Somnolence ou perte de connaissance**

▶ CE QU'IL FAUT FAIRE

1 Si la victime est consciente et que la blessure est consécutive à une chute ou à un coup violent sur le cou, ne la déplacez pas. Il existe un risque de lésion de la colonne vertébrale.
Dites-lui de ne bouger ni la tête ni la nuque. Maintenez-lui la tête avec vos deux mains.

Appelez le 15 ou le 18.
La victime doit être examinée par un médecin et éventuellement transportée à l'hôpital.

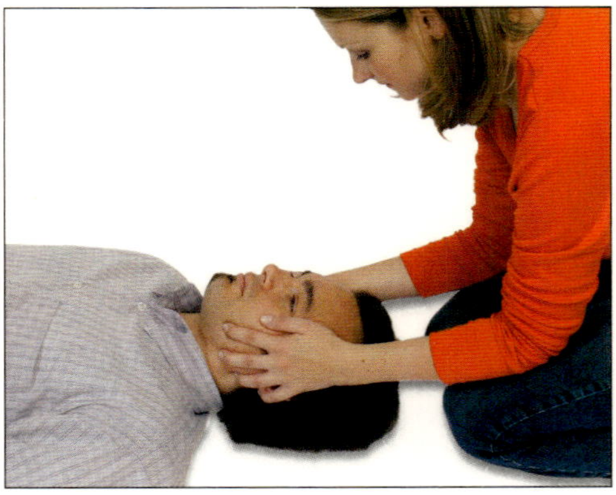

Maintenez la tête de la victime avec vos deux mains.

2 Si la victime est consciente et que la lésion est consécutive à un « coup du lapin » ou à un mouvement de torsion brutal du cou (dans le cas d'un accident de la route, par exemple), laissez-la dans la position où elle se trouve et, si c'est possible, maintenez-lui la tête. Conseillez-lui de ne pas bouger jusqu'à l'arrivée des secours.

La victime doit être hospitalisée d'urgence. Même si les douleurs diminuent au repos, il existe un risque de graves complications.

---

3 Si la victime perd conscience, placez-la en **position latérale de sécurité (voir p. 17-18).**
Lors du retournement, demandez à une tierce personne de placer ses mains de part et d'autre de la tête de la victime pour la maintenir.

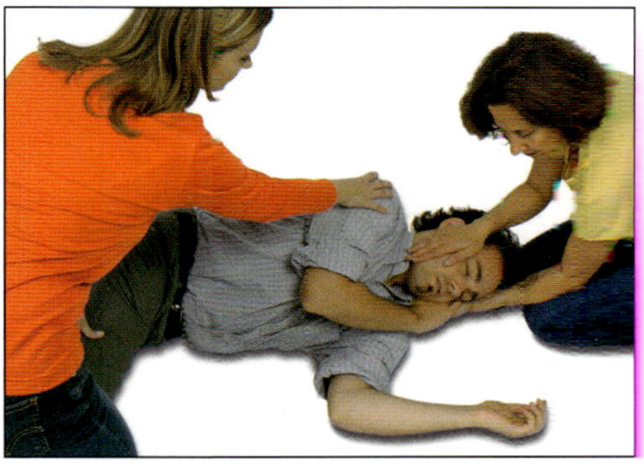

---

4 Recherchez des blessures visibles et traitez-les. Couvrez la victime pour éviter toute perte de chaleur, en évitant toujours de la déplacer.
Surveillez-la : parlez-lui pour vérifier qu'elle est toujours consciente, ou, si elle a déjà perdu connaissance, surveillez sa respiration en vous préparant à la **réanimer si nécessaire (voir p. 19-23).**

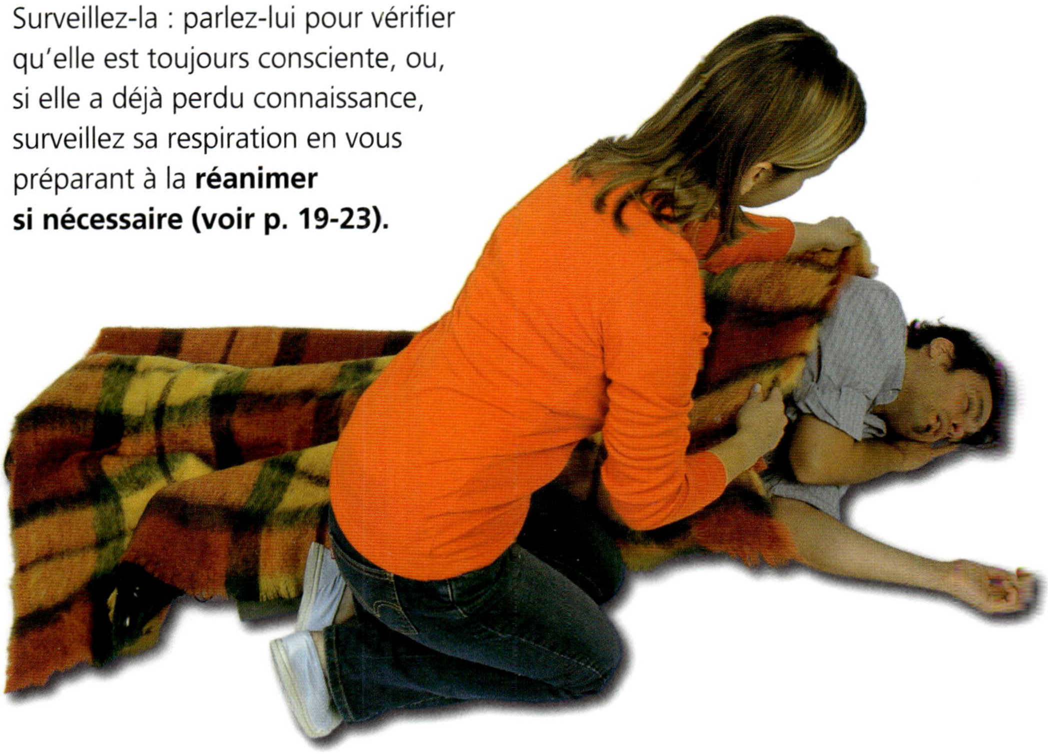

CHEVILLE, traumatismes

La plupart des fractures de la cheville sont dues à une chute ou à une torsion de la cheville. Parfois, seule une radiographie permet de déterminer avec certitude s'il s'agit bien d'une fracture : il est donc plus prudent de traiter tout traumatisme de la cheville comme une fracture potentielle afin de ne pas risquer d'aggraver la lésion.

▶ DE QUOI LA VICTIME SE PLAINT-ELLE ?

- **Douleur à la cheville, localisée ou plus diffuse**
- **Sensation de froid, frissons**
- **Sensation d'engourdissement de la jambe**
- **Cheville difficile ou impossible à bouger**

▶ CE QU'IL FAUT OBSERVER

- **Gonflement dans la zone entourant la cheville**
- **Hématome**

▶ CE QU'IL FAUT FAIRE

1 Aidez la victime à s'installer aussi confortablement que possible. Déplacez l'articulation blessée le moins possible.

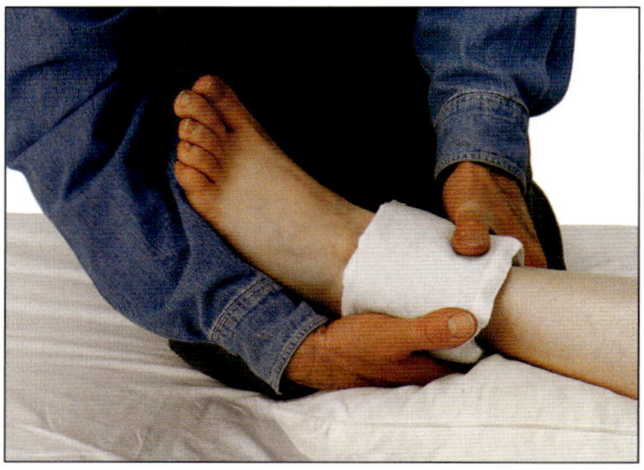

2 Appliquez une poche de glace ou un coussin thermique sur la cheville tout en en maintenant si possible la jambe surélevée. Interposez toujours un linge entre la peau et la poche de glace (ou le coussin thermique).

Appelez le 15 ou le 18.
Ne donnez rien à boire ou à manger à la victime tant que la nature exacte de la lésion n'a pas été établie.

CHOC (état de)

L'état de choc est une réaction de l'organisme à une forte hémorragie, une brûlure grave, l'apparition brutale d'une maladie ou éventuellement à un état de tension psychique extrême (accident de voiture, par exemple). L'organisme réagit au choc en oxygénant en priorité les organes vitaux. La peau n'est alors plus irriguée normalement : la victime devient pâle, elle a froid et elle est couverte de sueur.

► DE QUOI LA VICTIME SE PLAINT-ELLE ?

- **Sensation de faiblesse ou vertiges**
- **Douleurs**
- **Soif**

► CE QU'IL FAUT OBSERVER

- **Peau pâle, froide et humide**
- **Respiration rapide et superficielle**
- **Pouls rapide***

**Ne prenez le pouls que si vous êtes formé à le faire.*

► CE QU'IL FAUT FAIRE

1 Aidez la victime à s'allonger. Desserrez tout ce qui entoure le cou et la taille.

Appelez immédiatement le 15 ou le 18. Ne donnez rien à manger ni à boire.

2 Surélevez les jambes d'environ 30 cm.

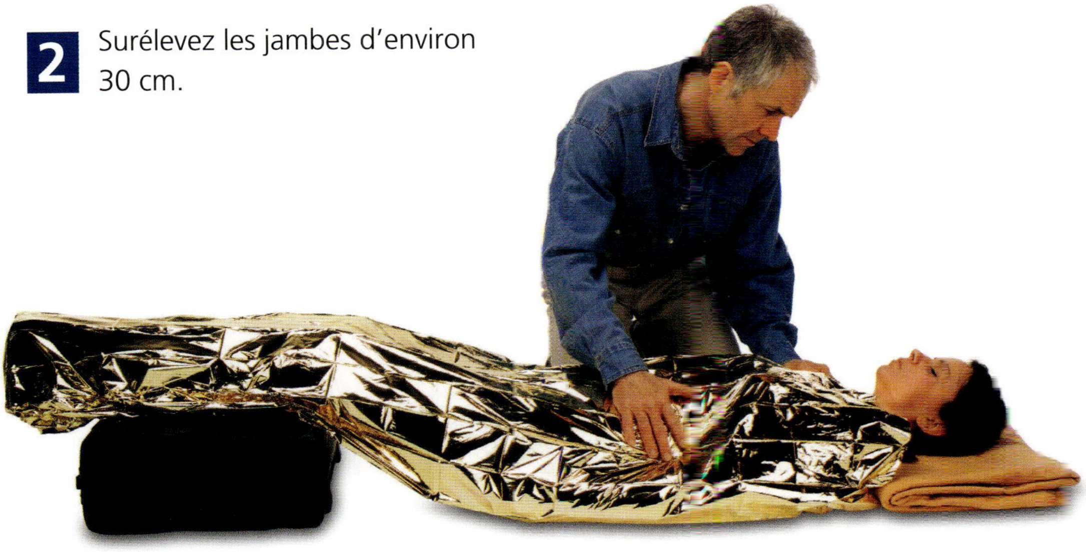

3 Couvrez la victime et parlez-lui pour la réconforter jusqu'à l'arrivée des secours.

CLAQUAGE

Les membres sont parcourus d'innombrables muscles, tendons et ligaments qui risquent d'être facilement endommagés. Lorsque les tissus se remplissent de sang (hématome) à la suite d'un traumatisme (accident sportif, par exemple), ils deviennent durs ou granuleux au toucher. Dans un claquage, quelques fibres musculaires sont rompues.

► DE QUOI LA VICTIME SE PLAINT-ELLE ?

- **Douleurs dans la zone atteinte**
- **Incapacité partielle à bouger le membre blessé**

► CE QU'IL FAUT OBSERVER

- **Gonflement de la zone atteinte**
- **Tissus granuleux au toucher**
- **Sensibilité extrême de la zone blessée**

► CE QU'IL FAUT FAIRE

1 Si le traumatisme vient de se produire, en attendant des soins médicaux ultérieurs, appliquez sur la lésion une poche de glace (voir p. 225) ou un coussin thermique afin de réduire le gonflement et la douleur. Il faut toujours interposer un linge entre la peau et la poche de glace (ou le coussin thermique).

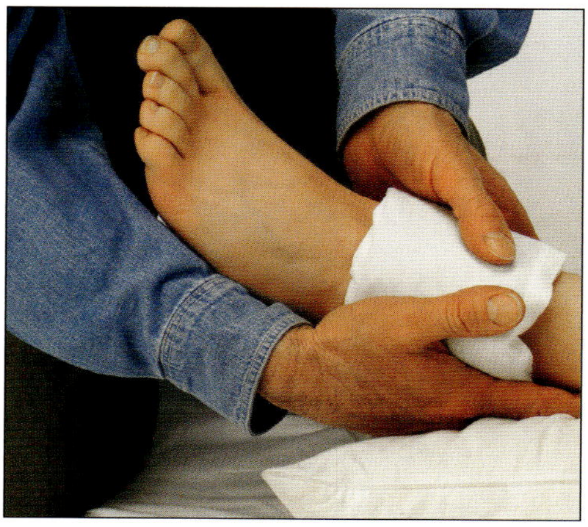

2 Limitez le gonflement (dû au saignement dans les tissus) en surélevant la jambe à l'aide d'un coussin ou de vêtements roulés. Fixez la poche de glace (ou le coussin thermique) sur la zone blessée avec une bande élastique peu serrée.

Appelez le 15 ou le 18. La victime doit être conduite à l'hôpital pour y subir des examens complémentaires (radios...).

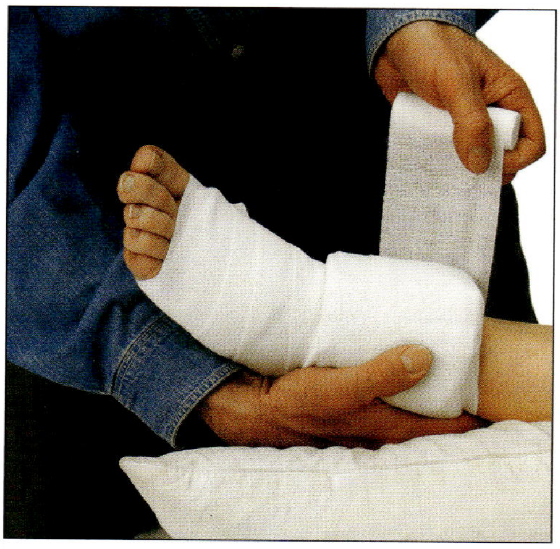

L'une des causes les plus fréquentes de la fracture de la clavicule est une chute en avant, paume ouverte : la clavicule se brise sous le poids du corps. Le site de la fracture est généralement localisé sur la partie externe de la clavicule (à proximité de l'articulation de l'épaule).

▶ DE QUOI LA VICTIME SE PLAINT-ELLE ?

- **Douleurs et sensibilité extrême dans la zone lésée**
- **Augmentation de la douleur au moindre mouvement**

▶ CE QU'IL FAUT OBSERVER

- **La victime soutient le coude de son bras blessé**
- **La victime incline la tête du côté atteint pour soulager la douleur**
- **L'articulation lésée est légèrement plus basse que l'autre**
- **Le côté atteint est gonflé ou déformé**
- **La victime évite de bouger le tronc et l'épaule blessée**

▶ CE QU'IL FAUT FAIRE

1 Laissez la victime soutenir son bras blessé de la façon qui lui convient le mieux. L'épaule atteinte est souvent plus basse que l'autre. Cela s'explique par le fait que l'articulation n'est plus soutenue par la clavicule.

Appelez le 15 ou le 18 le plus rapidement possible.

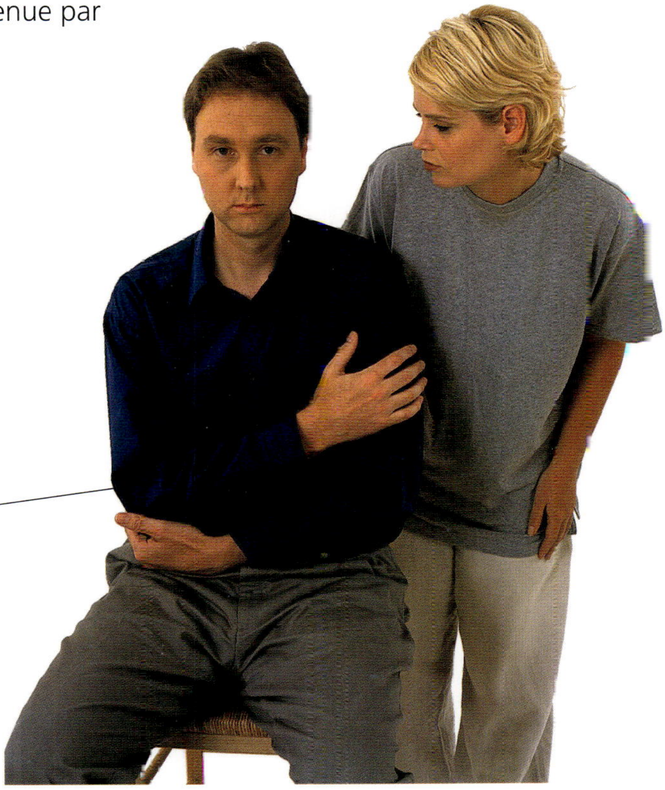

Le poids du bras blessé est soutenu par le bras valide.

COL DU FÉMUR, fracture

La plupart des traumatismes de la hanche – l'un des plus fréquents étant la fracture du col du fémur – affectent des personnes âgées, souvent à la suite d'une chute. La zone lésée est douloureuse. Ne déplacez pas la victime afin d'éviter toute aggravation.

▶ DE QUOI LA VICTIME SE PLAINT-ELLE ?

- **Douleurs plus ou moins intenses**
- **Impossibilité de marcher**

▶ CE QU'IL FAUT OBSERVER

- **Rotation du pied et du genou vers l'extérieur ; raccourcissement éventuel du membre concerné**
- **Peau pâle, froide et humide**

▶ CE QU'IL FAUT FAIRE

1 Demandez à la victime de rester allongée et de ne surtout pas bouger jusqu'à l'arrivée des secours.

Appelez le 15 ou le 18 le plus rapidement possible.

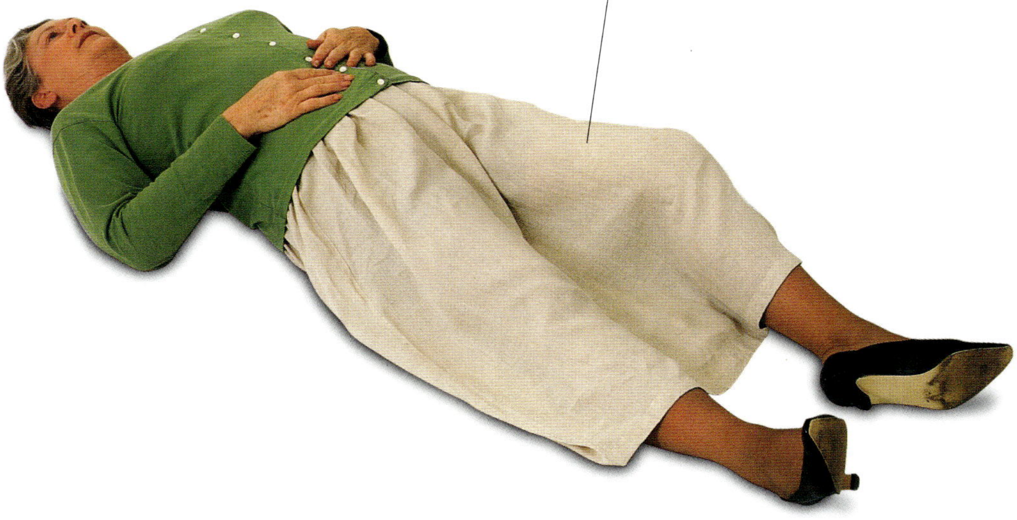
La victime doit rester allongée, sans bouger.

2 Couvrez la victime : un blessé se refroidit très vite. Si le sol est froid ou humide, glissez avec précaution une couverture ou un autre matériau isolant sous la tête, le torse et la jambe indemne de la victime. **Évitez de déplacer ou de toucher la hanche atteinte.**

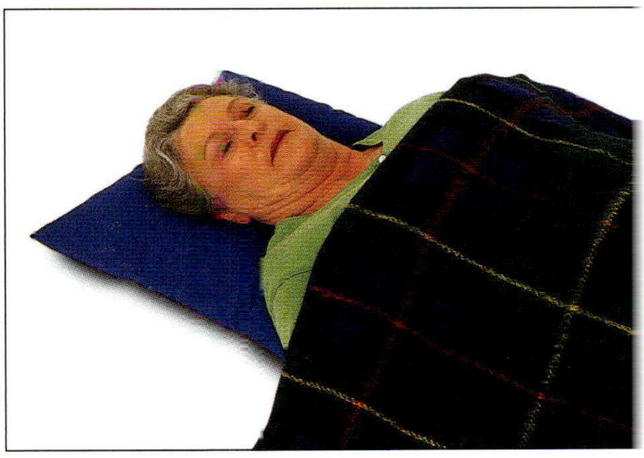

3 Restez auprès de la victime jusqu'à l'arrivée des secours. Ne donnez rien à boire ou à manger à la victime : une anesthésie pourrait être nécessaire par la suite.

L'OSTÉOPOROSE : CE QU'IL FAUT SAVOIR

L'ostéoporose est causée par une carence en calcium qui fait perdre leur densité aux os et les rend plus fragiles, facilitant ainsi les fractures.
L'ostéoporose touche avant tout des personnes âgées – principalement les femmes de plus de 65 ans. La main et l'articulation de la hanche sont particulièrement vulnérables. Même en cas d'absorption normale du calcium, les os peuvent se fragiliser et devenir plus friables.

■ Facteurs de risques

Le risque d'ostéoporose est accru par les facteurs suivants : tabagisme, consommation excessive d'alcool, prise régulière de certains médicaments, manque d'exercice physique.

■ Apport en vitamine D

L'absorption du calcium par les os est facilitée par la vitamine D. Les rayons ultraviolets de la lumière solaire accélèrent ce processus. Il faut s'exposer au moins 15 minutes par jour à la lumière solaire naturelle ou prendre des comprimés de vitamine D.

■ Apport en calcium

Le calcium est indispensable à la croissance et à l'entretien des os. Les adultes doivent consommer au moins quatre produits laitiers (même au lait écrémé) par jour.

■ Exercice physique

Les tractions que les muscles exercent sur les os lors de certains mouvements – notamment les exercices de gymnastique et de musculation – contribuent à leur solidification.

CONVULSIONS FÉBRILES

Les convulsions fébriles surviennent généralement chez de jeunes enfants de moins de 5 ans. Le plus souvent, elles sont provoquées par une brusque montée de la fièvre au début d'une maladie infectieuse. Très impressionnantes, ces convulsions n'ont aucun rapport avec l'épilepsie. Le corps du malade est secoué de spasmes et de tremblements. La crise de convulsions dure rarement plus de 1 à 2 minutes, et parfois moins longtemps. Les enveloppements froids font baisser la fièvre de manière efficace.

▶ CE QU'IL FAUT OBSERVER

- **Fièvre**
- **Peau rouge et brûlante**
- **Perte de connaissance ; absence de réaction de la victime quand on la touche ou qu'on lui parle**
- **Tremblements/secousses légères du tronc et des membres**
- **Yeux révulsés**

▶ CE QU'IL FAUT FAIRE

1 Découvrez l'enfant et déshabillez-le. Rafraîchissez-le avec un gant de toilette imbibé d'eau fraîche. N'utilisez ni éponge ni ventilateur. Placez l'enfant en **position latérale de sécurité (voir p. 17-18),** si les convulsions ne sont pas trop fortes, car sinon il risquerait de se blesser.

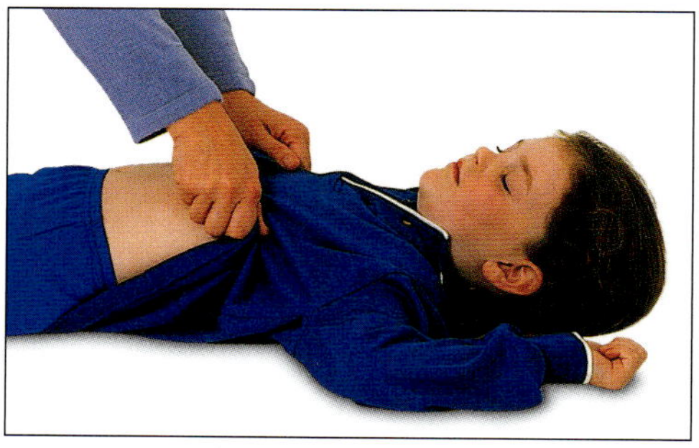

2 Au bout d'environ 2 minutes, la crise est finie et l'enfant revient à lui. Dès que les convulsions ont cessé, placez-le en position latérale de sécurité (s'il ne s'y trouve pas déjà).

Si l'enfant reste confus ou inconscient, appelez le 15.

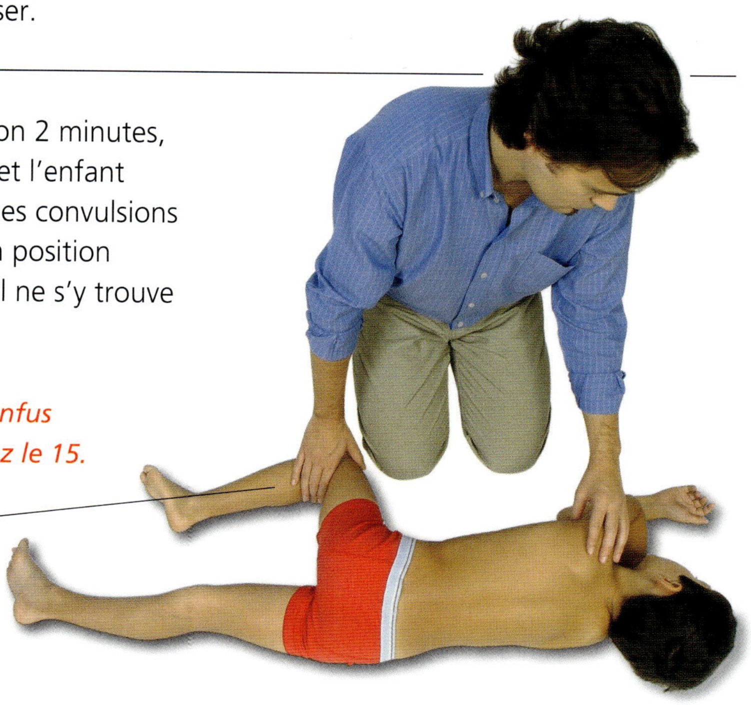

Une fois la crise passée, allongez l'enfant en position latérale de sécurité pendant qu'il récupère.

3 Les enveloppements froids sont très efficaces pour faire baisser la fièvre. Plongez deux serviettes dans l'eau froide et essorez-les bien. Entourez-en étroitement les mollets de l'enfant. Recouvrez chacune des compresses d'une serviette en coton, autour de laquelle vous enroulerez un linge de laine ou de flanelle. Au bout d'une quinzaine de minutes, la fièvre devrait avoir baissé de 0,5 à 1 °C. Il est possible de répéter l'opération un peu plus tard.

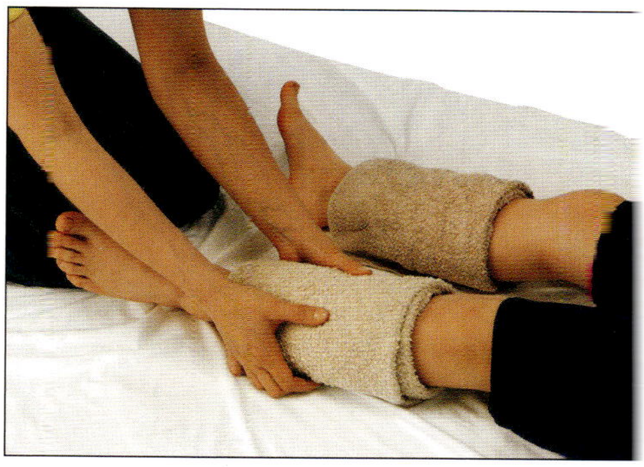

4 Vérifiez la température et la respiration de l'enfant à intervalles réguliers. Notez vos observations.

Appelez immédiatement votre médecin pour faire soigner une infection éventuelle ou éviter un nouvel accès de fièvre.

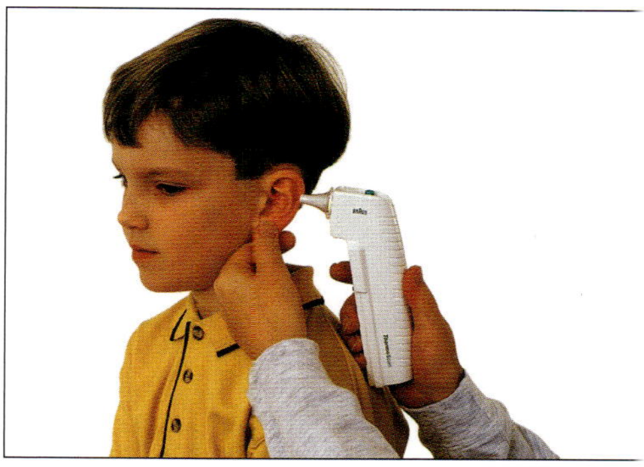

5 Dès que la fièvre a baissé, recouvrez l'enfant avec un drap ou une couverture légère. Vérifiez de temps à autre que la peau n'est pas trop chaude.

CÔTES, fracture

Une lésion de la cage thoracique – ici, une fracture des côtes – peut entraîner une hémorragie interne qui met la vie de la victime en danger. Des difficultés respiratoires risquent également de survenir.

▶ DE QUOI LA VICTIME SE PLAINT-ELLE ?

- **Respiration superficielle ou irrégulière**
- **Respiration douloureuse**

▶ CE QU'IL FAUT OBSERVER

- **Respiration difficile et douloureuse**
- **Expectoration d'un sang rouge clair et mousseux**
- **En cas de plaie ouverte à la cage thoracique : bruit d'air lors de chaque inspiration**
- **Écume sanglante tout autour de la plaie**

▶ CE QU'IL FAUT FAIRE

1 Laissez la victime choisir la position qui lui convient le mieux. Installez-la éventuellement en position semi-assise pour qu'elle puisse s'appuyer (contre une chaise, par exemple). Faites-lui tourner légèrement la tête et le corps du côté blessé, si elle le peut.

Appelez le 15 ou le 18 le plus rapidement possible.

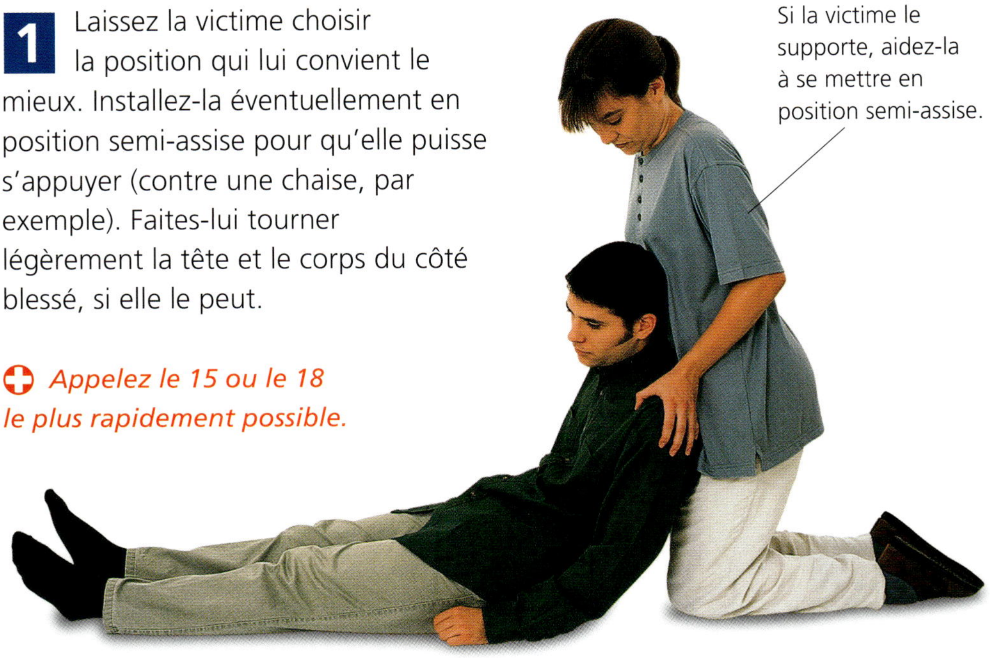

Si la victime le supporte, aidez-la à se mettre en position semi-assise.

2 Recherchez des blessures sur le corps de la victime. Faites cesser un saignement éventuel en appuyant une compresse sur la plaie. Restez auprès de la victime jusqu'à l'arrivée des secours.

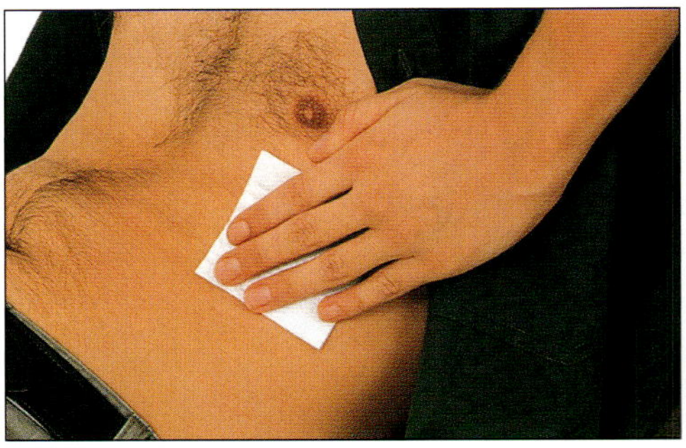

COU, traumatismes

Le cou peut être lésé à la suite d'un coup, d'une chute sur la tête ou sur le dos, ou encore d'un mouvement brutal de la tête. Ces lésions peuvent s'accompagner de spasmes musculaires qui accroissent la douleur.
En cas de douleurs très intenses ou consécutives à une chute ou à un accident de voiture – « coup du lapin » –, la victime doit être rapidement prise en charge par les secours.

▶ DE QUOI LA VICTIME SE PLAINT-ELLE ?

- **Douleurs**
- **Difficultés à bouger le cou**
- **Raideur de la nuque**
- **Maux de tête**
- **Engourdissement des membres**
- **Vision trouble ou double**

▶ CE QU'IL FAUT OBSERVER

- **Traces d'une lésion récente**
- **Incapacité à bouger le cou**
- **Incapacité à bouger les membres**
- **Somnolence ou perte de connaissance**

▶ CE QU'IL FAUT FAIRE

1 Si la victime est consciente et que la blessure est consécutive à une chute ou à un coup violent sur le cou, ne la déplacez pas. Il existe un risque de lésion de la colonne vertébrale.
Dites-lui de ne bouger ni la tête ni la nuque. Maintenez-lui la tête avec vos deux mains.

Appelez le 15 ou le 18.
La victime doit être examinée par un médecin et éventuellement transportée à l'hôpital.

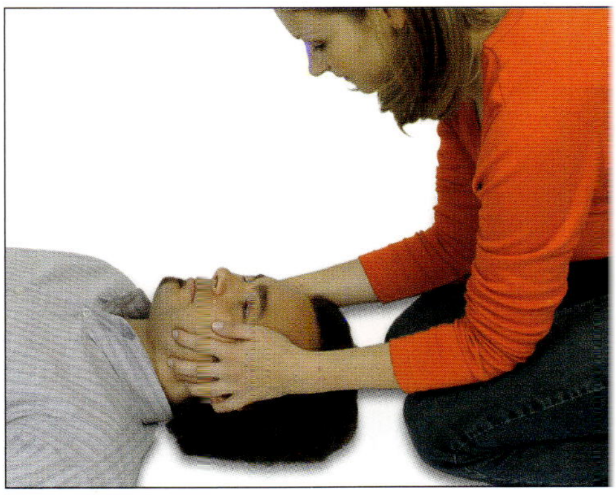

Maintenez la tête de la victime avec vos deux mains.

SUITE AU VERSO ▶

2 Si la victime est consciente et que la lésion est consécutive à un « coup du lapin » ou à un mouvement de torsion brutal du cou (dans le cas d'un accident de la route, par exemple) laissez-la dans la position où elle se trouve et, si c'est possible, maintenez-lui la tête. Conseillez-lui de ne pas bouger jusqu'à l'arrivée des secours.

La victime doit être hospitalisée d'urgence. Même si les douleurs diminuent au repos, il existe un risque de graves complications.

---

3 Si la victime perd conscience, placez-la en **position latérale de sécurité (voir p. 17-18).** Lors du retournement, demandez à une tierce personne de placer ses mains de part et d'autre de la tête de la victime pour la maintenir.

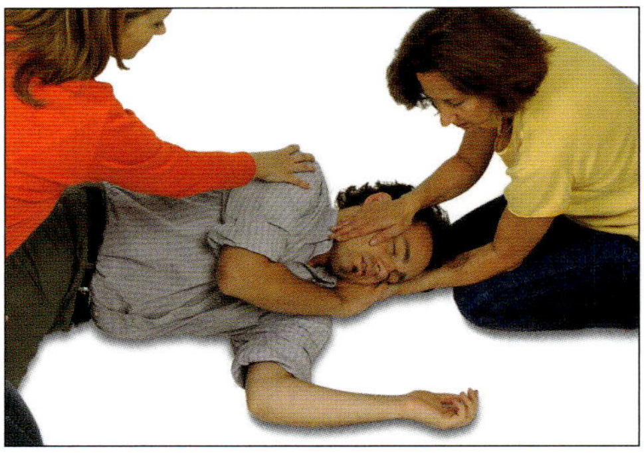

---

4 Recherchez des blessures visibles et traitez-les.
Couvrez la victime pour éviter toute perte de chaleur, en évitant toujours de la déplacer.
Surveillez-la : parlez-lui pour vérifier qu'elle est toujours consciente, ou, si elle a déjà perdu connaissance, surveillez sa respiration en vous préparant à la **réanimer si nécessaire (voir p. 19-23).**

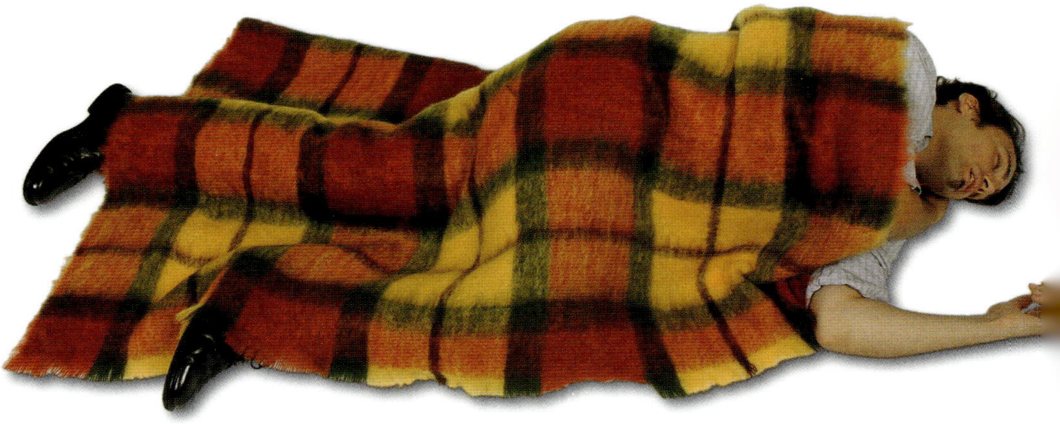

Un coup violent porté à la partie supérieure de l'abdomen peut couper le souffle temporairement. C'est une réaction du plexus solaire, un réseau de nerfs localisé au creux de l'estomac. Quoique douloureuse et angoissante, cette forme de difficulté respiratoire est habituellement de courte durée.

▶ DE QUOI LA VICTIME SE PLAINT-ELLE ?

- **Difficultés à respirer**
- **Douleurs dans la région de l'estomac**
- **Gêne respiratoire**
- **Nausée**

▶ CE QU'IL FAUT OBSERVER

- **Difficultés à parler**
- **Vomissements possibles**
- **Pâleur**
- **Pouls rapide et difficile à prendre**

▶ CE QU'IL FAUT FAIRE

1 Dès que la victime est de nouveau capable de bouger, installez-la dans une position confortable en veillant à ce qu'elle se sente bien pour respirer (assis à une table, par exemple). Rassurez-la et dites-lui que les symptômes ne vont pas tarder à disparaître et la respiration à se normaliser.

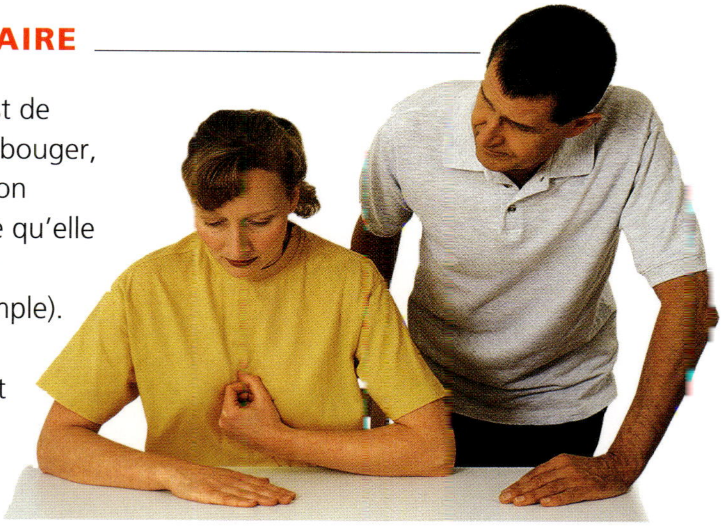

2 Ne donnez rien à manger ou à boire à la victime tant qu'elle n'est pas complètement remise ou qu'elle n'a pas vu de médecin.

Recommandez à la victime de consulter un médecin afin d'exclure toute lésion interne.

COUP DE CHALEUR

Le coup de chaleur survient lorsqu'une personne a été exposée de manière excessive à la chaleur (insolation, effort en plein soleil). Elle ne transpire plus et, par conséquent, son système de refroidissement naturel ne fonctionne plus. Sa température peut alors dépasser les 40 °C.
Si l'on ne rafraîchit pas rapidement le corps, la personne risque de tomber dans le coma.

▶ DE QUOI LA VICTIME SE PLAINT-ELLE ?

- **Forte sensation de soif et sensation d'épuisement**
- **Vertiges, maux de tête**
- **Forte sensation de chaleur et sécheresse de la peau**
- **Crampes**

▶ CE QU'IL FAUT OBSERVER

- **Température corporelle élevée, peau rouge, chaude et sèche**
- **Respiration rapide et superficielle**
- **Confusion mentale**

▶ CE QU'IL FAUT FAIRE

1 Faites d'abord s'allonger la victime dans un lieu frais et ombragé et aidez-la à se détendre. Desserrez ses vêtements.
Placez un oreiller ou un vêtement roulé en boule sous sa tête et ses épaules.

Si les signes persistent, appelez le 15 ou le 18.

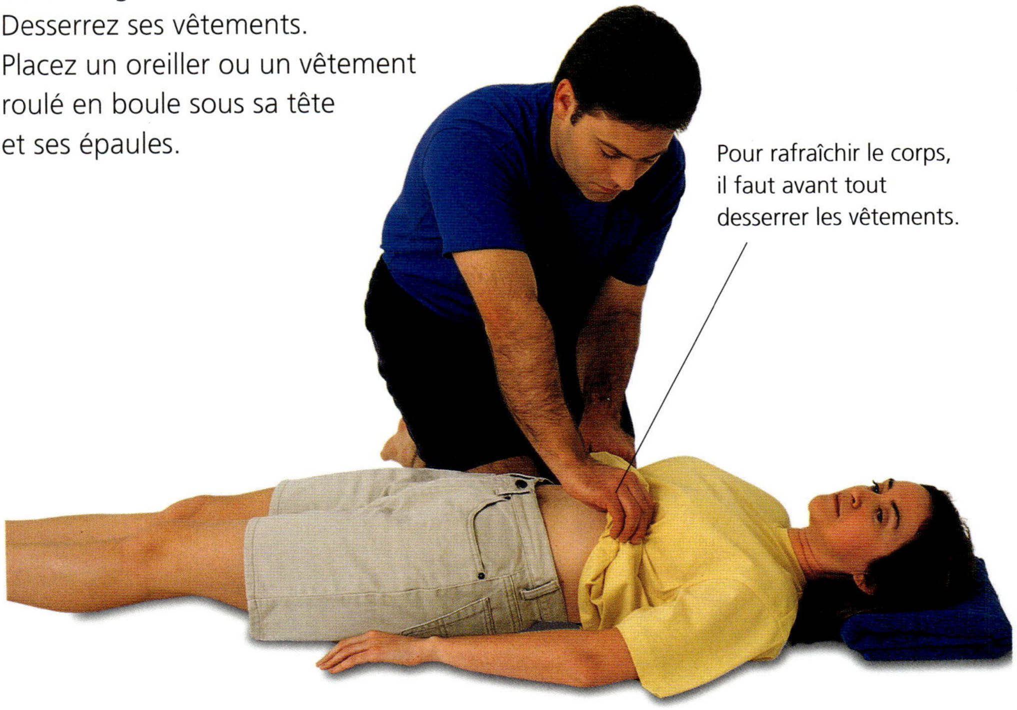

Pour rafraîchir le corps, il faut avant tout desserrer les vêtements.

2 Si la victime est consciente, donnez-lui de l'eau, qu'elle doit boire très lentement. Appliquez des serviettes humides sur son corps ou recouvrez-la d'un drap humide, de façon à faire baisser la température. Elle doit rester au repos.

Éventez la personne avec de l'air frais.

Si la température dépasse 38 °C, recouvrez la personne d'un drap humide.

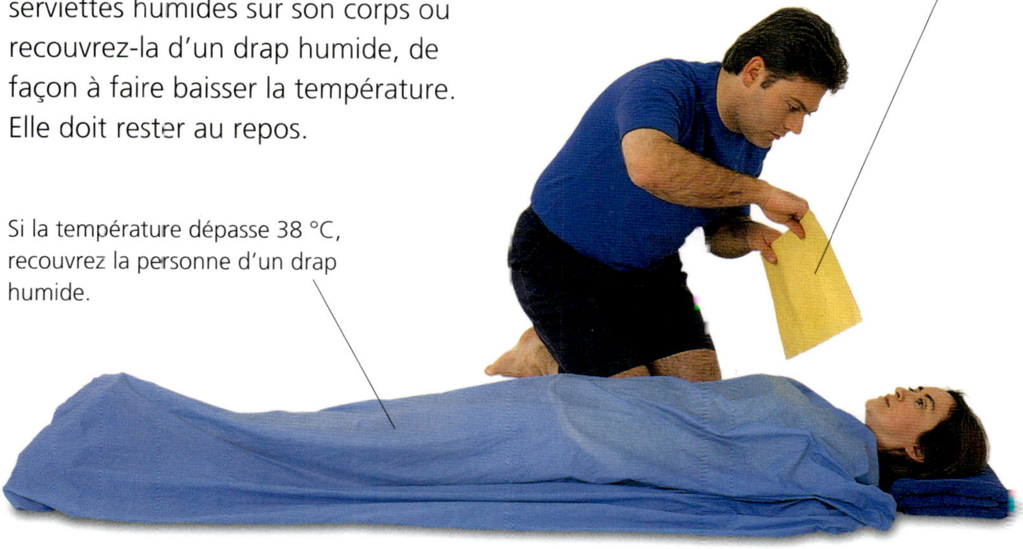

3 Si la victime a perdu connaissance et qu'elle respire, placez-la **en position latérale de sécurité (voir p. 17-18)** et surveillez-la jusqu'à l'arrivée des secours. Si elle est inconsciente et ne respire plus, commencez la **réanimation cardiopulmonaire (voir p. 19-23)**.

Appelez immédiatement le 15 ou le 18.

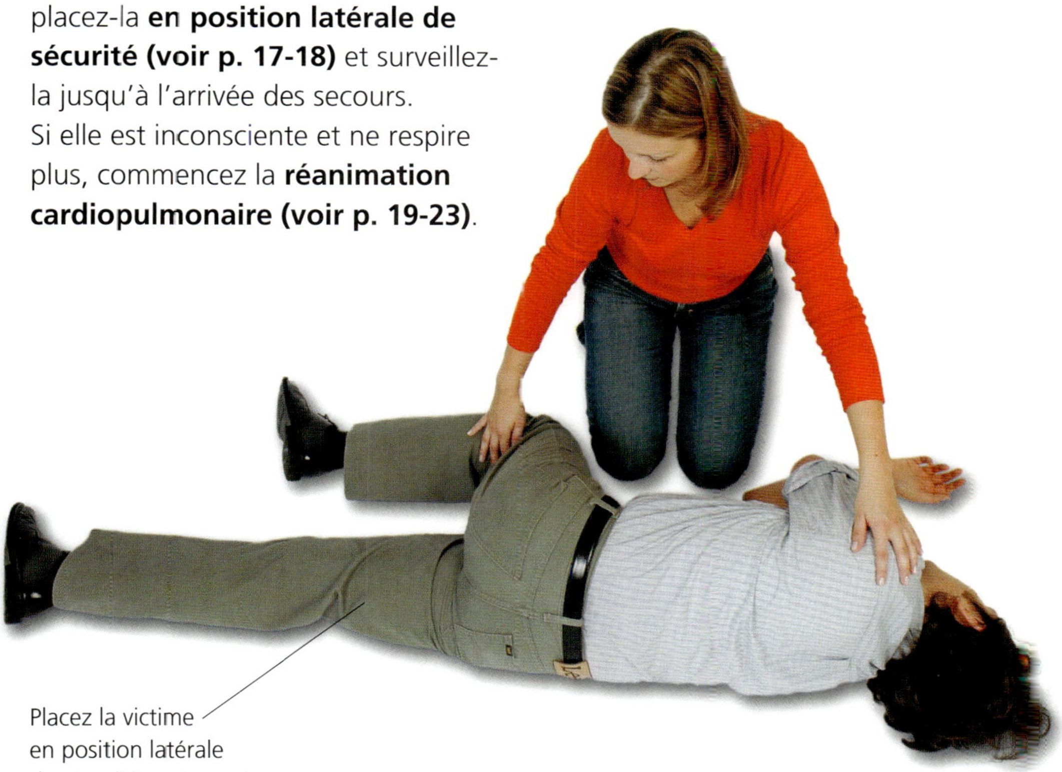

Placez la victime en position latérale de sécurité après avoir vérifié qu'elle n'a rien dans la bouche.

COUP DE COUTEAU

Ces blessures sont généralement graves. Il faut avant tout faire cesser l'hémorragie. Si un couteau ou un autre objet est encore dans la plaie, il ne faut pas le retirer, car il contribue à bloquer l'hémorragie.

▶ CE QU'IL FAUT FAIRE

L'arme n'est plus dans la plaie

1 Arrêtez l'hémorragie en comprimant immédiatement la plaie avec la paume (si possible, protégez-vous la main avec un chiffon propre ou une compresse). Selon la localisation de la plaie, la victime peut effectuer elle-même cette compression. Allongez la victime sans relâcher la pression.

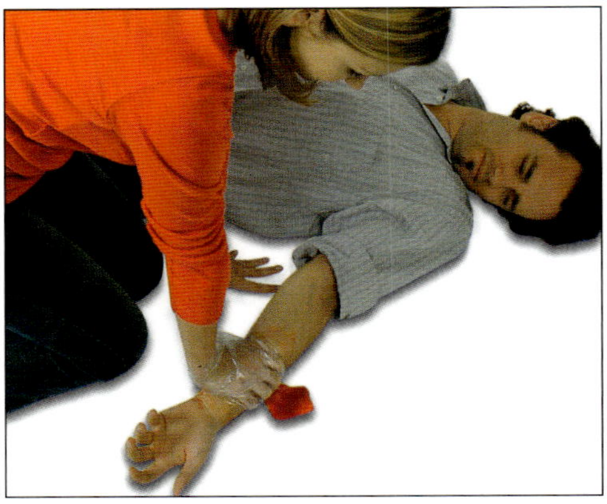

Appelez immédiatement le 15 ou le 18.

---

2 Faites un pansement compressif (trousse de secours). Si c'est un membre qui est blessé, surélevez-le. Couvrez la victime : un blessé se refroidit très vite.

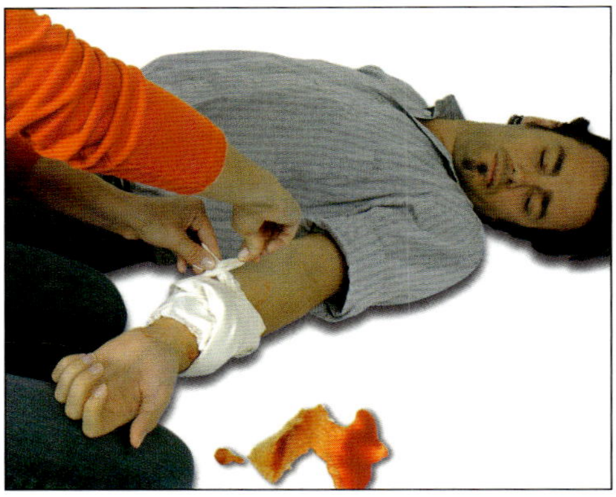

L'arme est encore dans la plaie

1 Évitez de bouger l'arme, mais entourez-la d'une ou de plusieurs compresses. Ne tentez jamais de la retirer, car elle diminue souvent l'hémorragie.

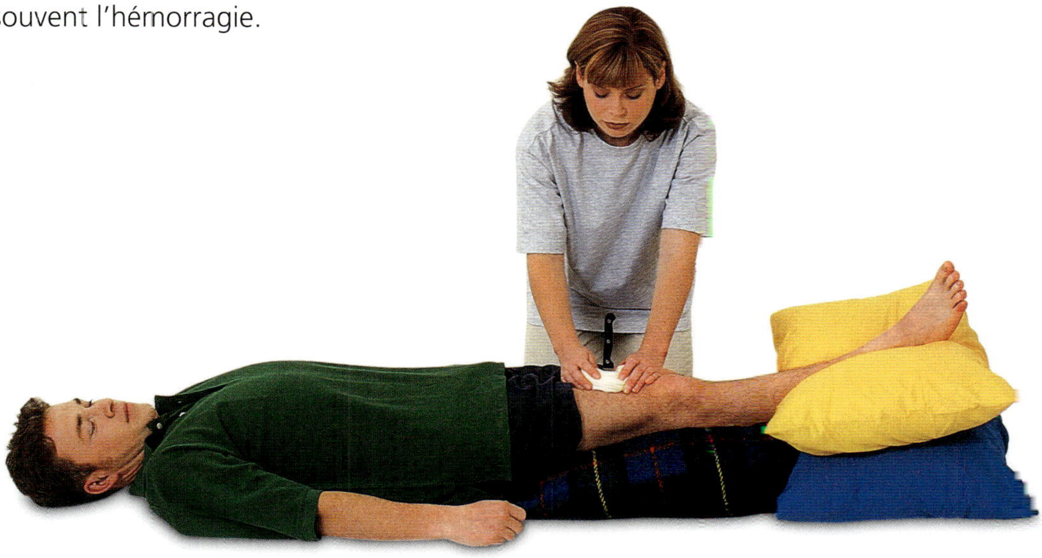

2 Entourez la ou les compresses d'une bande non élastique ; croisez-la sans la serrer. Maintenez la victime au repos tout en la réconfortant.

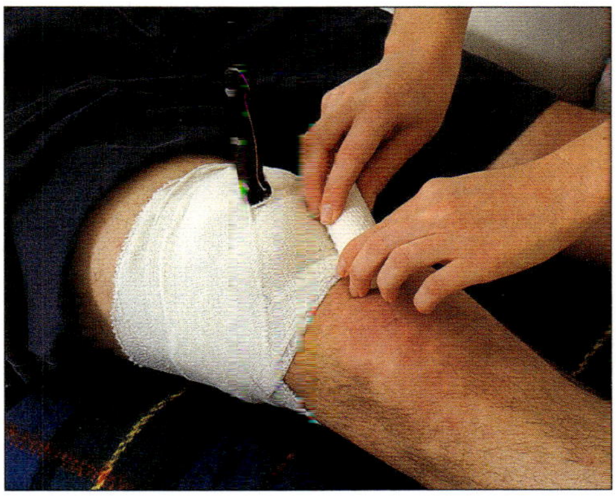

Appelez immédiatement le 15 ou le 18. L'arme ne sera retirée qu'à l'hôpital.

COUP DE SOLEIL

Il suffit de 20 minutes d'exposition directe au soleil pour provoquer un coup de soleil. Les crèmes solaires n'agissent que sur des durées très courtes. Les enfants, qui jouent le plus souvent en plein soleil, sont les plus exposés à ce problème douloureux et surtout dangereux, car une exposition trop importante au soleil augmente les risques de cancer de la peau.

▶ DE QUOI LA VICTIME SE PLAINT-ELLE ?

- **Douleurs**
- **Sensation de chaleur à l'endroit du coup de soleil**
- **Gonflement de la peau**

▶ CE QU'IL FAUT OBSERVER

- **Rougeur de la peau**
- **Sensibilité de la peau au toucher**
- **Cloques et frissons dans les cas les plus graves**

▶ CE QU'IL FAUT FAIRE

1 Amenez la personne dans un endroit frais et ombragé, où elle pourra se reposer. Rafraîchissez délicatement la peau à l'aide d'une serviette humide et enduisez-la d'une crème ou d'une lotion apaisante (la lotion est plus facile à appliquer). Préférez une lotion en pulvérisateur, dont l'application est moins douloureuse.

Il faut boire beaucoup d'eau pour éviter la déshydratation.

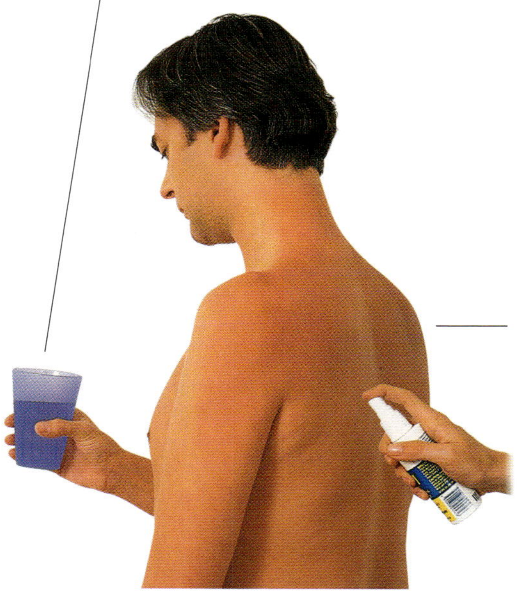

2 Proposez-lui de mettre un vêtement ample et léger de façon à éviter toute irritation supplémentaire de la peau. Elle doit aussi boire beaucoup d'eau.

En cas de coup de soleil grave, s'accompagnant de frissons et de cloques, il faut impérativement consulter un médecin.

COUPURE SUPERFICIELLE

Les petites coupures superficielles font partie de la vie de tous les jours. Si la plaie ne saigne pas beaucoup, le traitement est simple.
En cas de coupure au visage ou sur les mains, il faudra peut-être faire appel au médecin pour garantir une bonne cicatrisation. Quand la plaie est profonde ou étendue (superficie supérieure à la demi-paume de main de la victime), il est nécessaire d'appeler le 15 pour un conseil médical d'urgence.

► CE QU'IL FAUT FAIRE

1 Nettoyez-vous les mains à l'eau et au savon puis nettoyez la plaie de la même manière.

Vérifiez si la victime est à jour pour son vaccin antitétanique (le dernier rappel doit dater de moins de 10 ans).

2 Appliquez sur la plaie une solution antiseptique non colorée.

3 Terminez par un pansement pour protéger la plaie. Changez-le tous les jours. Si un signe d'infection apparaît (rougeur, chaleur, douleur), consultez un médecin.

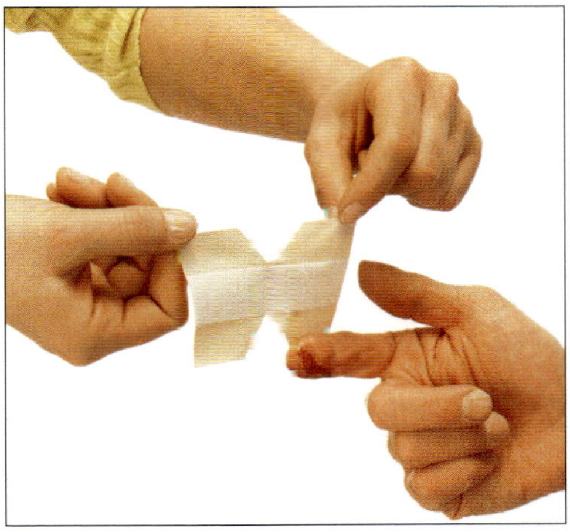

CRAMPE

Une crampe est un spasme musculaire qui peut survenir lorsqu'une partie du corps (pied, main, jambe…) est maintenue trop longtemps dans la même position. Elle peut aussi se produire à la suite d'un effort physique important ou lorsqu'il fait très froid.

► CE QU'IL FAUT FAIRE

Crampe du mollet
Demandez à la victime de s'allonger. Étendez sa jambe avec précaution. Saisissez le pied sous le talon tout en repoussant progressivement les orteils vers le tibia. Une fois que la crampe s'est estompée, massez doucement les muscles affectés jusqu'à leur détente complète.

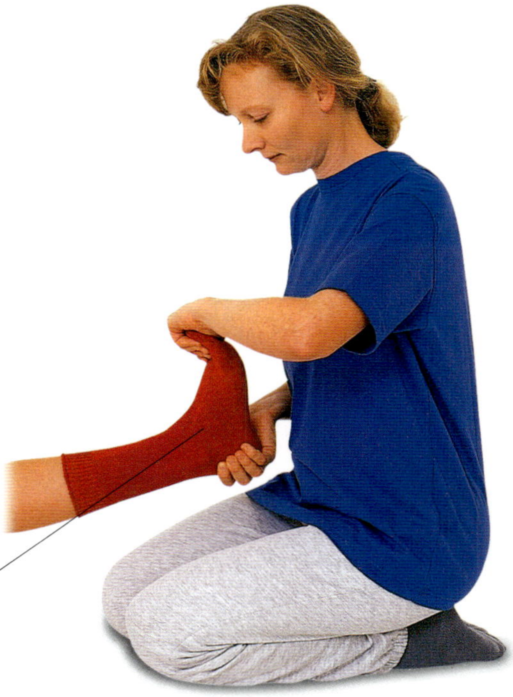

Étirez avec précaution les muscles affectés.

Crampe du pied
Demandez à la victime de se mettre debout en posant fermement le pied sur le sol. Si les orteils sont fortement contractés, essayez de les étirer doucement. Conseillez à la victime de garder les pieds au chaud quand il fait très froid.

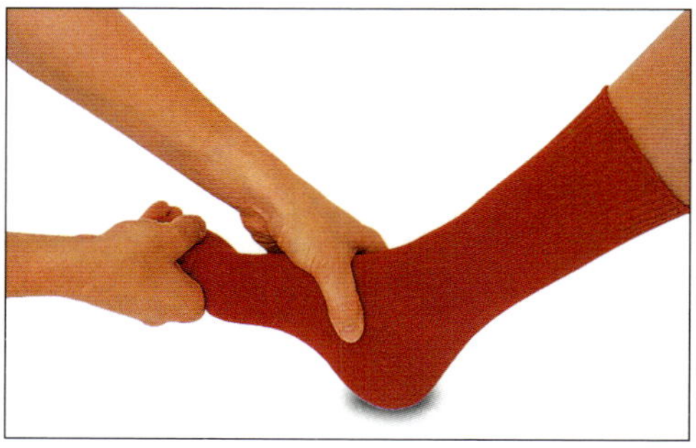

Crampe de la main
Demandez à la victime d'étirer ses doigts et de les masser pour détendre les muscles. Une fois que la crampe s'est estompée, la chaleur pourra soulager la douleur, surtout par temps froid.

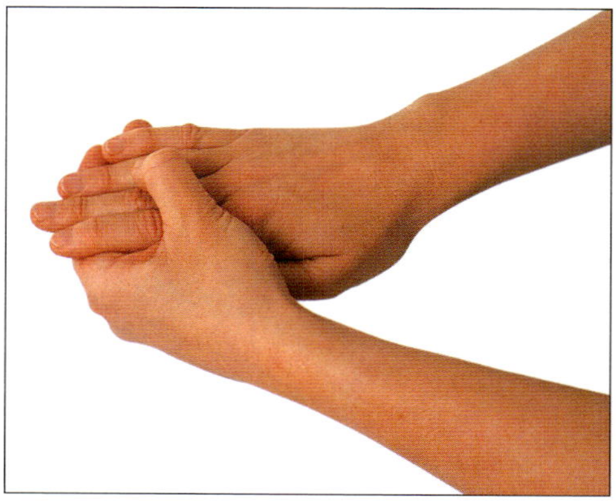

CRISE CARDIAQUE

L'expression « crise cardiaque » est synonyme d'angine de poitrine : c'est la conséquence d'une affection chronique des artères coronaires, qui sont rétrécies ou obstruées par l'artériosclérose. La victime ressent une sensation d'oppression douloureuse dans la poitrine. Lors d'un effort physique ou d'une émotion, le cœur nécessite une plus grande quantité de sang richement oxygéné. C'est la quantité insuffisante d'oxygène arrivant au cœur qui est à l'origine de la douleur.

► DE QUOI LA VICTIME SE PLAINT-ELLE ?

- **Douleurs dans la cage thoracique, sensation d'oppression et de gêne**
- **Éventuellement : nausées, sueurs et essoufflement**

► CE QU'IL FAUT FAIRE

1 Faites se reposer la victime en l'aidant à trouver une position aussi confortable que possible. Desserrez ses vêtements autour du cou et la taille. Vérifiez sa respiration. Émotions et efforts physiques sont à éviter.

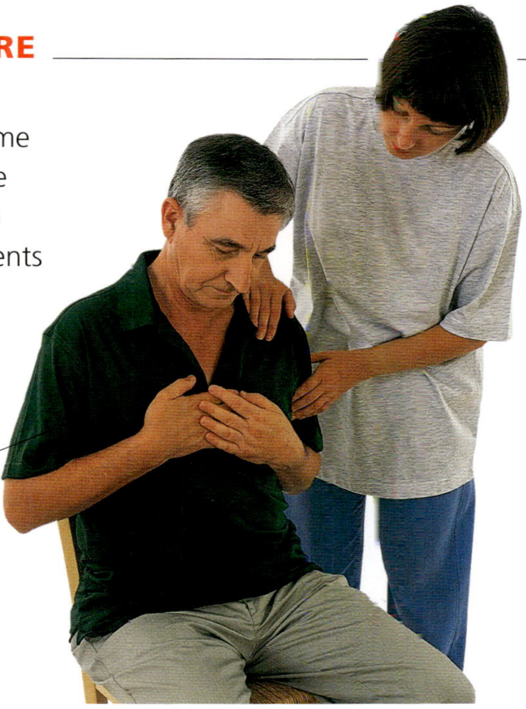

Aidez la victime à prendre la position dans laquelle elle se sent le plus à l'aise.

2 Si la victime est consciente, demandez – à elle où à son entourage – depuis combien de temps elle souffre, si c'est la première fois qu'elle ressent cette douleur ou si elle suit déjà un traitement. Aidez-la alors à prendre ses médicaments. Il s'agit généralement d'un comprimé (ou d'un spray) à placer sous la langue. Le médicament a pour effet de dilater les artères coronaires, ce qui entraîne une amélioration de l'apport sanguin et une diminution progressive de la douleur.

Appelez immédiatement le 15 ou le 18 et transmettez tous les éléments d'information donnés par la victime.

Si le sujet perd conscience, vérifiez sa respiration. Apprêtez-vous à le ***réanimer*** *si nécessaire en attendant l'arrivée des secours* ***(voir p. 19-23)****.*

DÉCHIRURE MUSCULAIRE

Les membres sont parcourus d'innombrables muscles, tendons et ligaments qui risquent d'être facilement endommagés. Lorsque les tissus se remplissent de sang (hématome) à la suite d'un traumatisme, ils deviennent durs ou granuleux au toucher. Dans une déchirure, les fibres musculaires sont déchirées, mais non rompues.

▶ DE QUOI LA VICTIME SE PLAINT-ELLE ?

- **Douleurs dans la zone atteinte**
- **Incapacité partielle à bouger le membre blessé**

▶ CE QU'IL FAUT OBSERVER

- **Gonflement de la zone atteinte**
- **Tissus granuleux au toucher**
- **Sensibilité extrême de la zone blessée**

▶ CE QU'IL FAUT FAIRE

1 Si le traumatisme vient de se produire, en attendant des soins médicaux ultérieurs, appliquez sur la lésion une poche de glace (voir page 225) ou un coussin thermique afin de réduire le gonflement et la douleur. Il faut toujours interposer un linge entre la peau et la poche de glace (ou le coussin thermique).

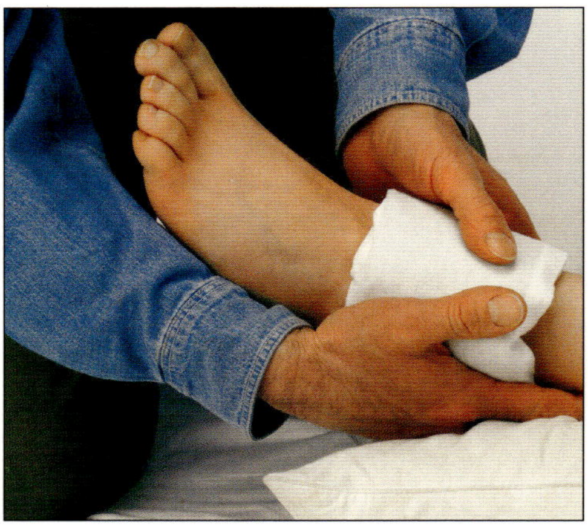

2 Limitez le gonflement (dû au saignement dans les tissus) en surélevant la jambe à l'aide d'un coussin ou de vêtements roulés. Fixez la poche de glace (ou le coussin thermique) sur la zone blessée avec une bande élastique peu serrée.

Appelez le 15 ou le 18. La victime doit être conduite à l'hôpital pour y subir des examens complémentaires (radios...).

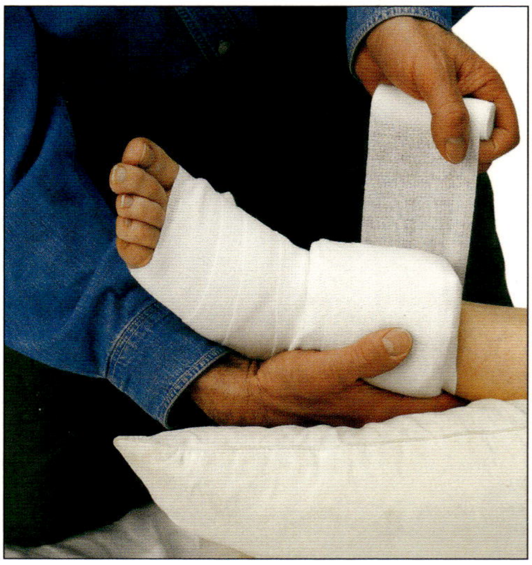

DENT CASSÉE OU ARRACHÉE

Lorsqu'un adulte se casse une dent, il doit consulter un dentiste de toute urgence, pour réparer ou sauver sa dent. Si la dent a été arrachée, il est parfois possible de la remettre en place. **Ne rincez pas et n'essuyez pas une dent arrachée.**

► DE QUOI LA VICTIME SE PLAINT-ELLE ?

- **Douleurs**
- **Saignements de la bouche**

► CE QU'IL FAUT OBSERVER

- **Dent manquante ou cassée**
- **Trou saignant dans la gencive**
- **Dent de travers ou branlante**

► CE QU'IL FAUT FAIRE

1 Si la dent est tombée, demandez à la victime de la garder dans la bouche jusqu'à ce qu'elle recoive des soins. Les équipes de secours disposent parfois d'une boîte spéciale contenant une solution physiologique dans laquelle la dent peut être conservée plusieurs heures, en vue de sa remise en place. En cas de saignements, donnez à la victime une compresse pour comprimer la blessure et réduire ainsi l'hémorragie.

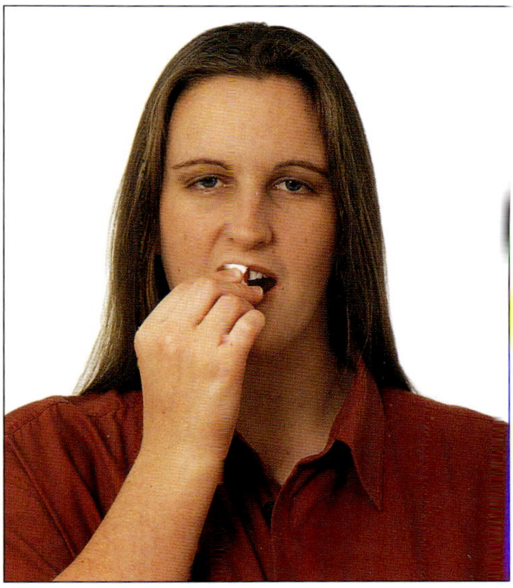

Appelez le 15 ou assurez-vous que la victime recevra rapidement des soins dentaires (dentiste disponible ou urgences dentaires).

DIABÈTE

Le diabète est une affection chronique au cours de laquelle l'organisme ne parvient pas à réguler la concentration de sucre (glucose) dans le sang. L'incident le plus fréquent est l'hypoglycémie, due à un apport insuffisant de sucre et risquant d'entraîner une perte de connaissance si l'on n'intervient pas rapidement. En cas d'hyperglycémie, l'état de la victime se détériore plus lentement et l'urgence est moins grande.

En cas d'hypoglycémie

▶ DE QUOI LA VICTIME SE PLAINT-ELLE ?

- **Sensation de faiblesse, vertiges et tremblements**
- **Maux de tête**

▶ CE QU'IL FAUT OBSERVER

- **Pâleur, transpiration**
- **Confusion mentale et agressivité**
- **Respiration faible et pouls rapide**
- **La victime n'a pas mangé ou a effectué des efforts musculaires intenses**

▶ CE QU'IL FAUT FAIRE

1 Si la victime est consciente et capable d'avaler, donnez-lui une boisson sucrée ou quelques morceaux de sucre à sucer. Si elle a la force de mâcher, donnez-lui des aliments riches en calories (gâteau ou pain), afin de faire remonter rapidement le taux de sucre dans le sang.

Même si la victime se rétablit très vite, recommandez-lui de consulter sans tarder son médecin traitant.

L'absorption d'une boisson sucrée fait remonter très vite le taux de sucre dans le sang.

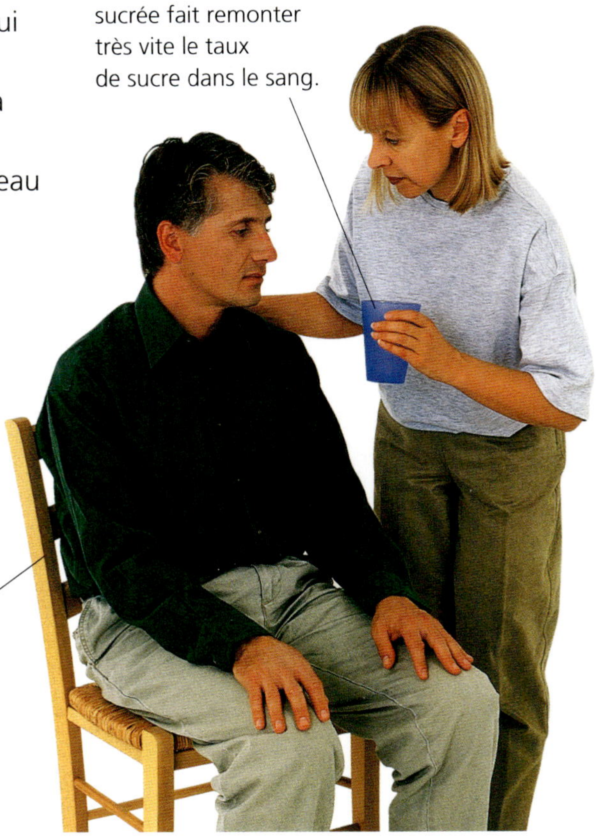

Si la victime se sent faible, faites-la asseoir.

2 Si la victime perd connaissance, placez-la en **position latérale de sécurité** après avoir dégagé les voies respiratoires **(voir p. 17-18)**.

Appelez le 15 ou le 18 le plus rapidement possible.

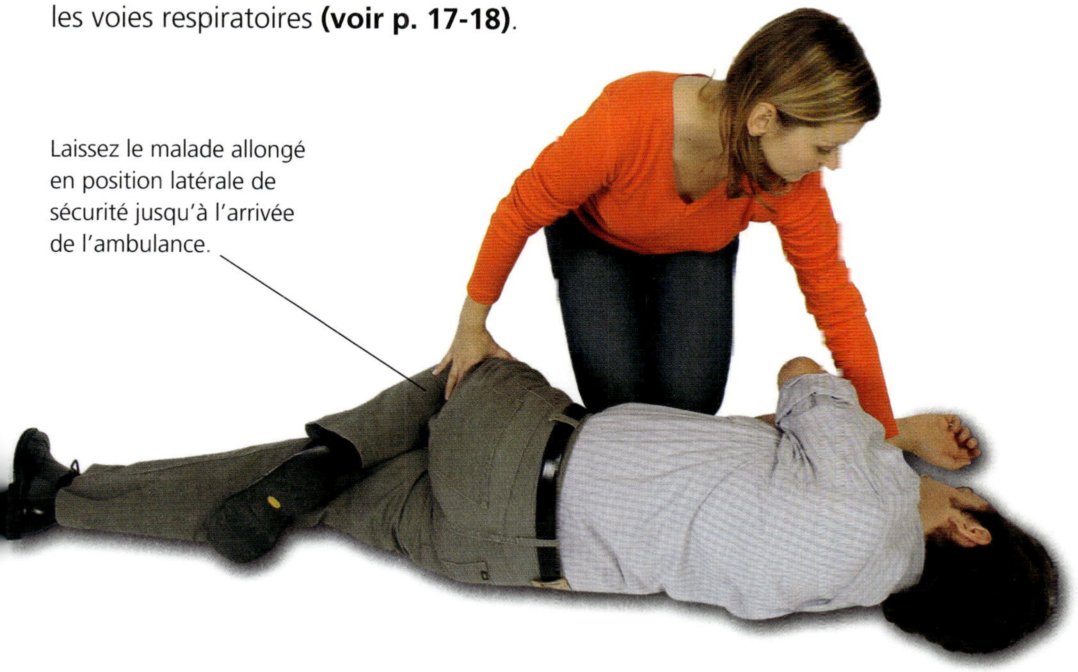

Laissez le malade allongé en position latérale de sécurité jusqu'à l'arrivée de l'ambulance.

CE QU'IL FAUT SAVOIR SUR LE DIABÈTE

Chez une personne en bonne santé, le pancréas produit une quantité suffisante d'insuline pour assurer la digestion des aliments et la régulation du sucre dans le sang. Lorsqu'il sécrète trop peu d'insuline ou que celle-ci n'agit pas suffisamment, le sucre s'accumule dans le sang et les tissus. Ce trouble du métabolisme (hyperglycémie) peut entraîner de graves troubles de conscience allant jusqu'au coma, et parfois même à la mort.
Un diabétique ne réussit parfois pas à équilibrer ses taux de sucre et d'insuline pour des raisons ponctuelles : infection, stress, prise de poids ou effort physique inhabituel.
On distingue deux formes de diabètes : les diabètes maigre et gras.

DIABÈTE MAIGRE (TYPE 1)
Cette forme de diabète apparaît déjà chez l'enfant. Les jeunes malades sont obligés de s'injecter de l'insuline plusieurs fois par jour afin de réguler leur taux de sucre dans le sang.
Ils doivent également suivre un régime alimentaire très strict afin de maintenir un équilibre entre l'insuline injectée et les quantités de glucose absorbées par l'organisme.

DIABÈTE GRAS (TYPE 2)
Le diabète gras apparaît généralement à un âge plus avancé. Le pancréas est épuisé en raison de la résistance des cellules à l'action de l'insuline : des doses toujours plus importantes d'insuline sont nécessaires pour y faire pénétrer le glucose. Cette insulino-résistance est directement liée à l'obésité. Un régime sévère, associé à une prise de médicaments (ou d'insuline) permet au malade de mener une vie quasiment normale.

DOS, traumatismes

Le dos peut subir de nombreux traumatismes. Soulever une charge trop lourde, tomber ou faire un mouvement brusque (de torsion ou de poussée) du tronc ou tout effort trop violent peut entraîner des déchirures musculaires, voire un déplacement des vertèbres. Cas plus rare, la colonne vertébrale peut être endommagée (suite à une chute importante, par exemple). Si la douleur est très vive ou que la victime est tombée de haut, il faut appeler immédiatement les secours.

▶ DE QUOI LA VICTIME SE PLAINT-ELLE ?

- **Douleurs dans le dos pouvant s'étendre aux jambes**
- **Engourdissement des jambes**
- **Difficulté à bouger les membres inférieurs**
- **Maux de tête**
- **Douleurs dans la nuque**

▶ CE QU'IL FAUT OBSERVER

- **Somnolence ou perte de conscience**
- **Engourdissement des membres inférieurs**

▶ CE QU'IL FAUT FAIRE

1 Si la victime est immobile et à terre, laissez-la allongée sur le dos. Évitez impérativement tout mouvement ou déplacement. Maintenez-lui la tête avec vos deux mains jusqu'à l'arrivée des secours.

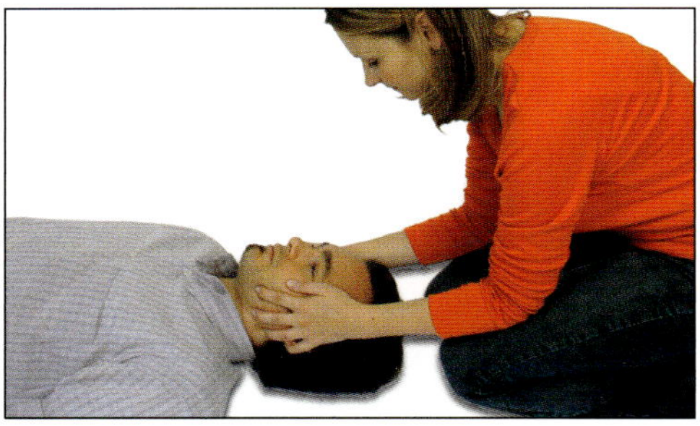

En cas de chute grave et si la victime est consciente, ne la déplacez pas, car la colonne vertébrale peut être atteinte. Appelez le 15 ou le 18. Si la victime perd connaissance, placez-la en ***position latérale de sécurité (voir p. 17-18)*** *en demandant à une tierce personne de maintenir sa tête lors du retournement. Restez auprès de la victime jusqu'à l'arrivée des secours.*

2 Lorsque la douleur survient après le soulèvement d'une lourde charge ou à la suite d'un mouvement brusque, placez la victime au repos et faites-la examiner par un médecin.

Si la douleur ne disparaît pas au repos, appelez un médecin.

ÉCORCHURE

Une écorchure est une déchirure de la peau qui met à nu les tissus et les terminaisons nerveuses et peut être très douloureuse.
Il est important de prévenir l'infection, les tissus étant exposés à l'air et la plaie pouvant être souillée.

▶ DE QUOI LA VICTIME SE PLAINT-ELLE ?

- **Douleur**
- **Difficultés à bouger la partie écorchée**

▶ CE QU'IL FAUT FAIRE

1 Après vous être lavé les mains, nettoyez délicatement la plaie à l'eau et au savon puis avec un antiseptique.

2 Protégez la plaie en la recouvrant entièrement avec un pansement adhésif ou, si elle est trop étendue, d'une gaze que vous fixez à l'aide de sparadrap.

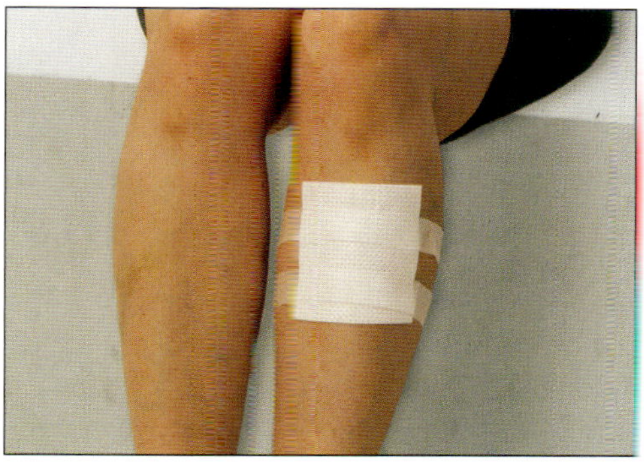

3 Au moindre doute – plaie déchiquetée, aux bords irréguliers, signes d'infection (rougeur, douleur, chaleur) –, recommandez à la victime de consulter un médecin. Assurez-vous qu'elle est vaccinée contre le tétanos.

ÉCRASEMENT

Une victime coincée ou ensevelie (accident de voiture, éboulement, effondrement...) risque de souffrir d'importantes lésions des os et des tissus. Elle doit être dégagée le plus rapidement possible afin d'éviter de graves complications. Les équipes spécialisées (pompiers) se chargeront des opérations de sauvetage.

▶ DE QUOI LA VICTIME SE PLAINT-ELLE ?

- **Picotements ou perte de sensibilité de la zone atteinte**
- **Nausées, vertiges, sensation de froid et de faiblesse**
- **Douleurs intenses en cas de traumatisme des os ou des tissus**

▶ CE QU'IL FAUT OBSERVER

- **Gonflement et coloration bleutée des tissus écrasés**
- **Peau pâle, froide et humide**
- **Contusions, hématomes sur le tronc ou les membres**

▶ CE QU'IL FAUT FAIRE

1 Ne dégagez la victime que si la manœuvre peut s'effectuer rapidement et si cela ne présente aucun danger pour elle et pour vous. Déplacez-la le moins possible.

Appelez immédiatement le 18.

2 Même s'il vous est impossible de dégager la victime, pratiquez les premiers soins. Regardez d'abord si elle saigne et stoppez l'hémorragie en comprimant la plaie (voir p. 11).

3 Vérifiez son état de conscience et sa respiration (voir p.16) et, le cas échéant, **réanimez-la** si les gestes du bouche à bouche et du massage cardiaque sont possibles **(voir p. 19-23)**.

4 Installez la victime aussi confortablement que possible. Couvrez-la et réconfortez-la jusqu'à l'arrivée des secours.

ÉLECTRISATION

Se faire électriser, c'est recevoir une décharge électrique ; on ne parle d'électrocution que lorsque la décharge provoque un arrêt cardiaque.

COURANT DE BAS VOLTAGE

Des accidents peuvent survenir à la suite de l'utilisation imprudente d'appareils électroménagers. La plupart sont munis d'un dispositif de sécurité, mais un risque demeure, surtout pour les enfants et les personnes âgées, qui ne sont pas toujours conscients du danger.

► CE QU'IL FAUT FAIRE

1 Ne touchez pas la victime tant que l'alimentation électrique n'a pas été coupée. Débranchez si le problème vient de l'appareil ; coupez le courant si la prise est en cause.

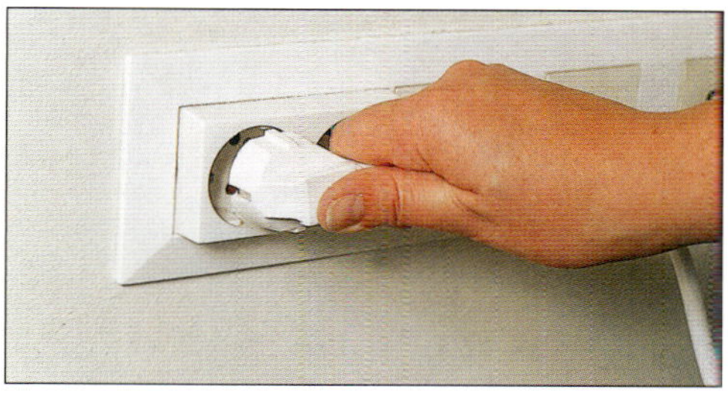

2 Vérifiez si la victime est encore consciente. Même si elle se sent bien, elle doit se faire examiner par un médecin.
Recherchez les traces de brûlure sur sa peau, aux points d'entrée et de sortie du courant. Posez des compresses froides sur les brûlures.
Si elle a perdu connaissance et respire, placez-la en **position latérale de sécurité (voir p. 17-18).**
Si elle ne respire pas, pratiquez les **mesures de réanimation (voir p. 19-23).**

Appelez le 15 ou le 18 le plus rapidement possible.

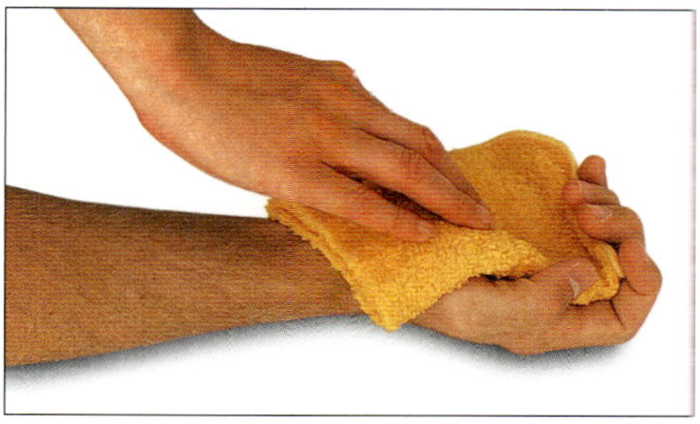

Vous pouvez soulager la douleur en rafraîchissant la brûlure avec une compresse froide.

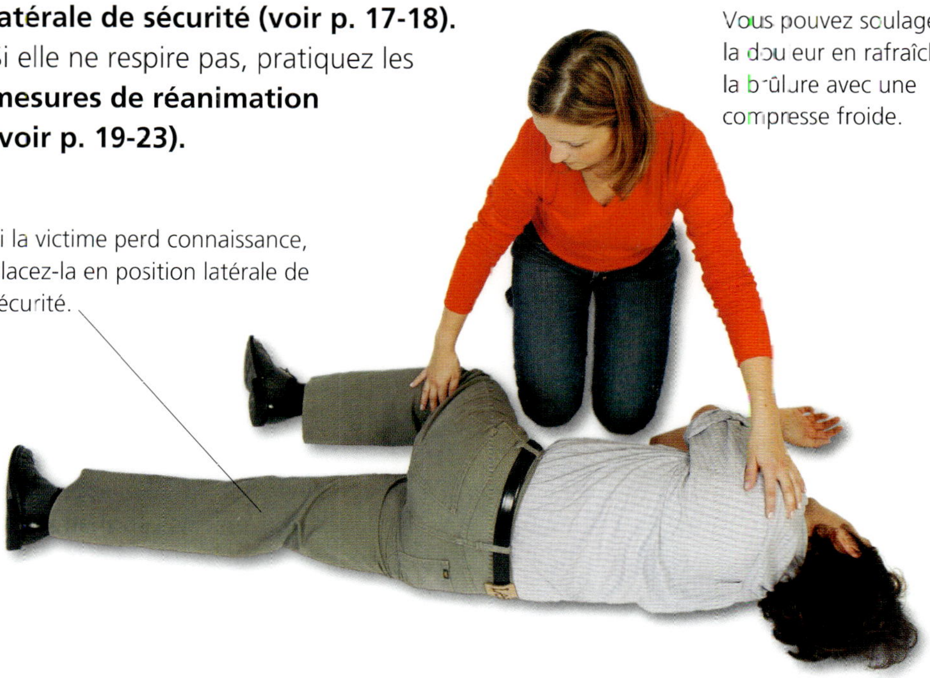

Si la victime perd connaissance, placez-la en position latérale de sécurité.

SUITE AU VERSO ►

COURANT DE HAUT VOLTAGE

La plupart de ces accidents se produisent lorsqu'un véhicule a percuté un pylône de courant haute tension et qu'un câble a été arraché. **Les passagers sont en sécurité dans leur voiture tant qu'ils n'en sortent pas.** Le courant de haute tension peut se projeter et former un arc électrique capable de blesser les personnes présentes. Les secouristes doivent donc maintenir une distance de sécurité de plusieurs dizaines de mètres. Les câbles d'alimentation aériens de chemin de fer sont parfois aussi à l'origine de tels accidents.

1. Alertez la police et les secours s'il y a des victimes – la police seule s'il n'y en a pas –, et demandez-leur de prévenir la Compagnie d'électricité et les pompiers. Tant que l'alimentation électrique n'a pas été coupée, empêchez les badauds d'approcher.

Appelez immédiatement le 18 ou le 15.

2. Rassurez les occupants du véhicule. Dites-leur de ne quitter leur voiture sous aucun prétexte tant que le courant n'a pas été coupé. Attendez que le lieu de l'accident ait été sécurisé pour pratiquer les premiers secours. Une aide incompétente risquerait de mettre en danger la vie des secouristes et des personnes accidentées.

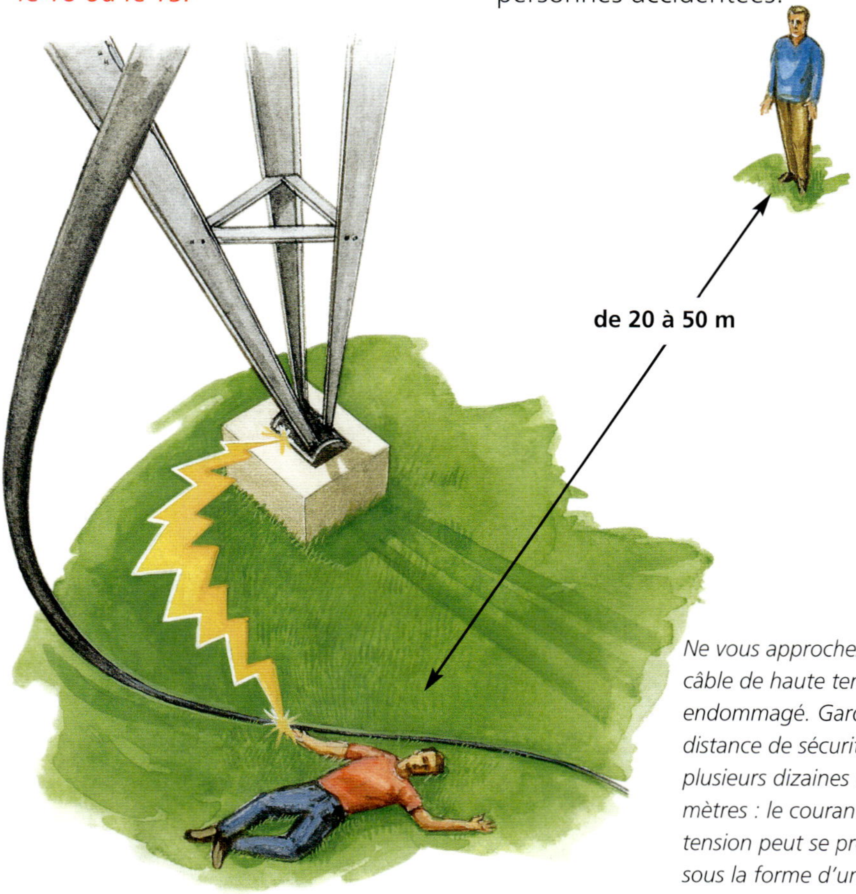

Ne vous approchez pas d'un câble de haute tension endommagé. Gardez une distance de sécurité de plusieurs dizaines de mètres : le courant haute tension peut se projeter sous la forme d'un arc.

ENTORSE

L'entorse simple, ou foulure, est une entorse légère, c'est-à-dire l'étirement excessif d'un ligament à la suite d'une chute ou d'une torsion. Elle s'accompagne de fortes douleurs et, parfois, d'un gonflement de la région atteinte. Les articulations du pied et de la main sont particulièrement exposées. Souvent seule une radio permet de faire la distinction entre une entorse et une fracture : dans le doute, il vaut donc mieux traiter cette dernière comme une fracture.

▶ DE QUOI LA VICTIME SE PLAINT-ELLE ?

- **Douleurs dans la région de l'articulation**
- **Sensation de froid, frissons**
- **Mobilité réduite**

▶ CE QU'IL FAUT OBSERVER

- **Gonflement puis, souvent, apparition d'un hématome**

▶ CE QU'IL FAUT FAIRE

1 Aidez la victime à adopter une position confortable. Évitez toute manipulation et déplacement de l'articulation. Appliquez de la glace (sac en plastique rempli de glaçons et enveloppé d'un torchon, coussin thermique). Cela apaise la douleur et évite le gonflement des tissus. N'appliquez jamais la glace directement sur la peau.

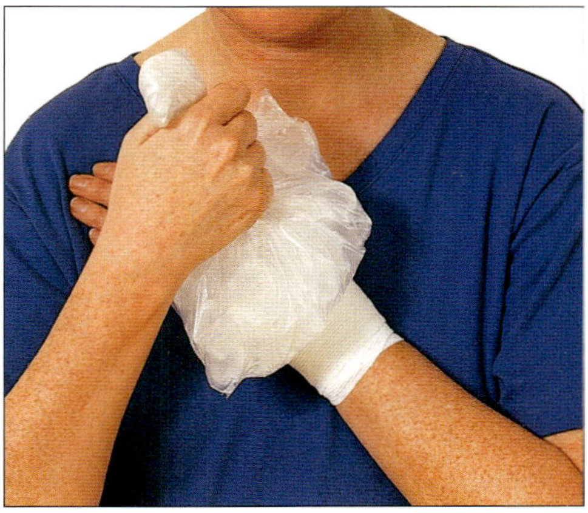

2 S'il s'agit du poignet, immobilisez l'avant-bras par un bandage en écharpe (voir p. 220) ou en retournant le vêtement de la victime. Elle devra tenir ce dernier replié avec son bras valide (voir p. 48). S'il s'agit de la cheville ou du genou, il vaut mieux éviter tout mouvement.

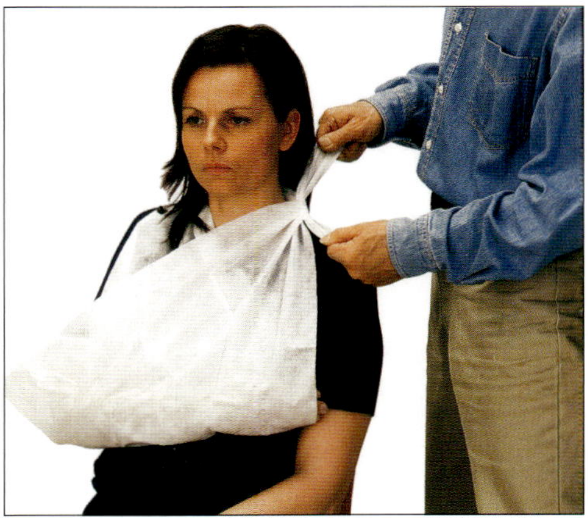

Consultez un médecin le plus rapidement possible.

ENTORSE DE LA CHEVILLE

Les entorses de la cheville sont consécutives à une chute ou à une torsion. Parfois, seule une radiographie permet de déterminer avec certitude s'il s'agit d'une entorse ou d'une fracture. Tout traumatisme de la cheville doit être traité comme une fracture potentielle afin de ne pas risquer d'aggraver la lésion.

▶ DE QUOI LA VICTIME SE PLAINT-ELLE ?

- **Douleur à la cheville, localisée ou plus diffuse**
- **Sensation de froid, frissons**
- **Sensation d'engourdissement de la jambe**
- **Cheville difficile ou impossible à bouger**

▶ CE QU'IL FAUT OBSERVER

- **Gonflement dans la zone entourant la cheville**
- **Hématome**

▶ CE QU'IL FAUT FAIRE

1 Aidez la victime à s'installer aussi confortablement que possible.
Déplacez l'articulation blessée le moins possible.

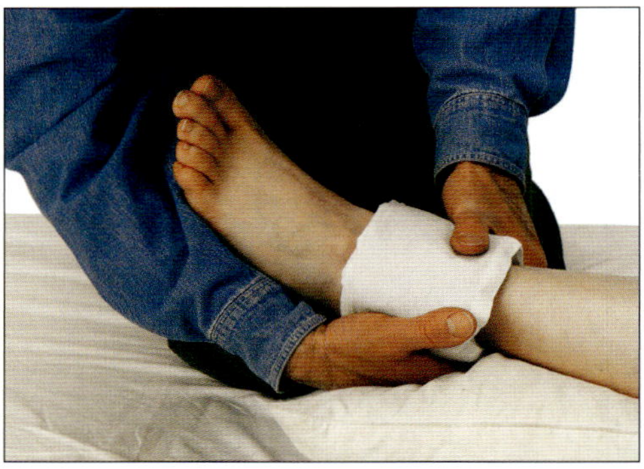

2 Appliquez une poche de glace ou un coussin thermique sur la cheville tout en en maintenant si possible la jambe surélevée.
Interposez toujours un linge entre la peau et la poche de glace (ou le coussin thermique).

Appelez le 15 ou le 18.
Ne donnez rien à boire ou à manger à la victime tant que la nature exacte de la lésion n'a pas été établie.

ÉPILEPSIE (crise d')

L'épilepsie est une affection cérébrale chronique qui provoque des crises de convulsions, généralement accompagnées d'une perte de connaissance. Le plus souvent, la victime chute à terre. À son réveil, elle ne garde aucun souvenir de la crise. Il existe aussi des formes plus légères d'épilepsie (absences), qui se traduisent par une altération de l'état de conscience et/ou des mouvements non coordonnés pendant quelques secondes à peine.

▶ CE QU'IL FAUT OBSERVER

- **Perte brutale de connaissance**
- **Agitation, convulsions**
- **Mouvements non coordonnés des membres et, parfois, de la tête**
- **Sons incohérents**
- **Perte d'équilibre et de coordination motrice ; la victime titube**
- **Grincements de dents**
- **Perte de contrôle de la vessie et/ou des intestins**

▶ CE QU'IL FAUT FAIRE

1 Écartez les obstacles susceptibles de blesser la victime. Vous pouvez également les recouvrir avec des couvertures ou des vêtements. N'essayez pas de déplacer la victime ou de la maîtriser de force pendant la crise. Il est inutile de lui mettre quelque chose dans la bouche, ou de lui dégager la langue. Vous risquez de vous faire blesser.

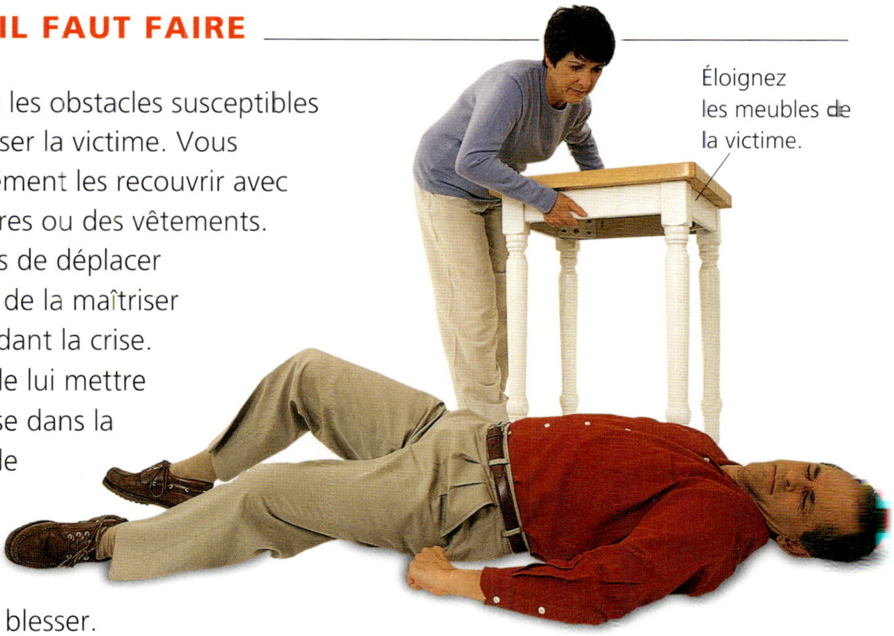

2 Aussitôt la crise terminée, tournez la victime sur le côté. Dégagez les voies respiratoires. En général, après la crise, la victime a besoin de se reposer au calme jusqu'à ce qu'elle ait entièrement récupéré. Restez auprès d'elle et rassurez-la.

✚ Appelez le 15 ou le 18, surtout si la victime :
– a des convulsions pendant plus de 5 minutes ;
– fait des crises répétées ;
– perd connaissance plus de 10 minutes ;
– souffre d'une blessure qui nécessite une aide médicale.

ÉTOUFFEMENT avec corps étranger

(adulte, enfant de plus de 1 an)

La présence d'un corps étranger dans les voies respiratoires supérieures peut bloquer la respiration. La toux suffit le plus souvent à expulser le corps étranger, mais si cette réaction spontanée ne se fait pas, la personne risque l'asphyxie. Il est donc essentiel de vérifier si la victime respire. En cas d'obstruction partielle, laissez la victime tousser.
En cas d'obstruction totale des voies respiratoires, elle perdra rapidement connaissance et mourra asphyxiée. Il faut donc agir très vite.

Obstruction partielle des voies respiratoires

La victime a du mal à respirer, fait des efforts pour tousser et parfois présente un sifflement respiratoire. Bien souvent, elle sera capable d'expulser elle-même le corps étranger.
En aucun cas vous ne devez pratiquer des techniques de désobstruction, car elles risqueraient de provoquer une obstruction totale des voies respiratoires.
Laissez la personne dans la position dans laquelle elle se sent le mieux – le plus souvent assise.

Appelez immédiatement le 15 pour demander un avis médical.

Obstruction totale des voies respiratoires

► DE QUOI LA VICTIME SE PLAINT-ELLE ?

- **Incapable de parler, la victime montre qu'elle manque d'air en portant les mains à sa gorge**

► CE QU'IL FAUT OBSERVER

- **Impossibilité de parler**
- **Incapacité à tousser**
- **Étouffement**
- **Aucun bruit de respiration**
- **Pâleur du visage et lèvres bleues**

▶ CE QU'IL FAUT FAIRE

Chez l'enfant de 1 à 8 ans, effectuez les mêmes manœuvres que chez l'adulte, mais avec plus de précautions.

1 Donnez 5 claques dans le dos.

- Placez-vous sur le côté et légèrement en arrière de la victime.
- Soutenez son thorax avec une main et penchez-la en avant.
- Donnez-lui 5 claques vigoureuses dans le dos, entre les deux omoplates, avec le plat de l'autre main.
- Arrêtez les tapes dans le dos dès la désobstruction obtenue.

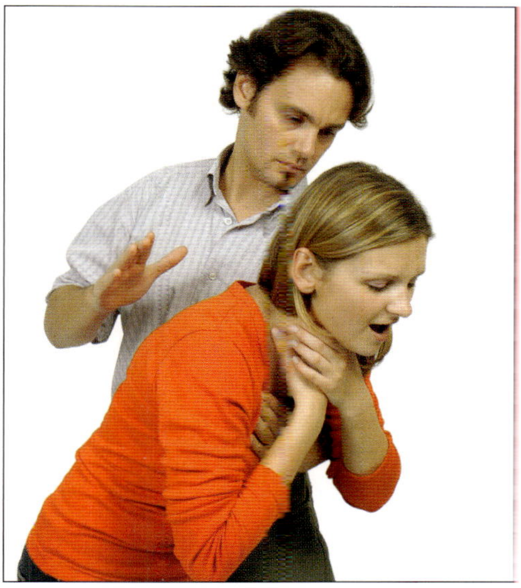

2 Si les claques dans le dos sont inefficaces, **pratiquez la manœuvre de Heimlich.**

- Placez-vous derrière la victime, contre son dos, passez les bras sous les siens de part et d'autre de la partie supérieure de son abdomen.
- Dites à la victime de se pencher.
- Placez un poing fermé, dos de la main vers le haut, sur la partie supérieure de l'abdomen, au creux de l'estomac, en dessous du sternum.
- Placez l'autre main sur la première, les avant-bras n'appuyant pas sur les côtes.
- Tirez franchement en exerçant une pression vers l'arrière et vers le haut.
- Répétez cette manœuvre jusqu'à 5 fois si le corps étranger n'est pas délogé.
- S'il n'est pas rejeté, il peut être resté dans la bouche de la victime. Dans ce cas, il faut le rechercher et le retirer prudemment avec les doigts.

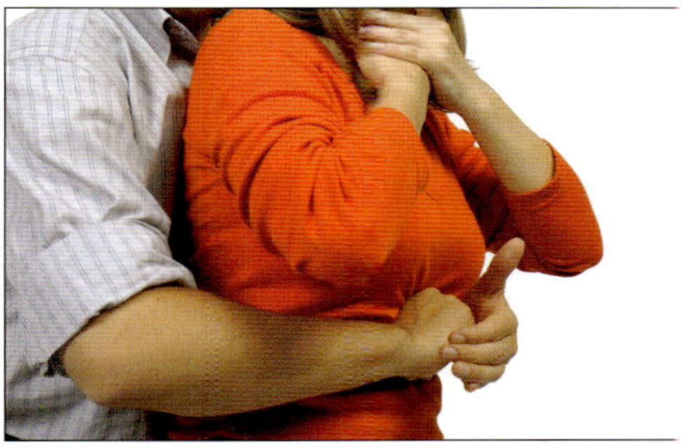

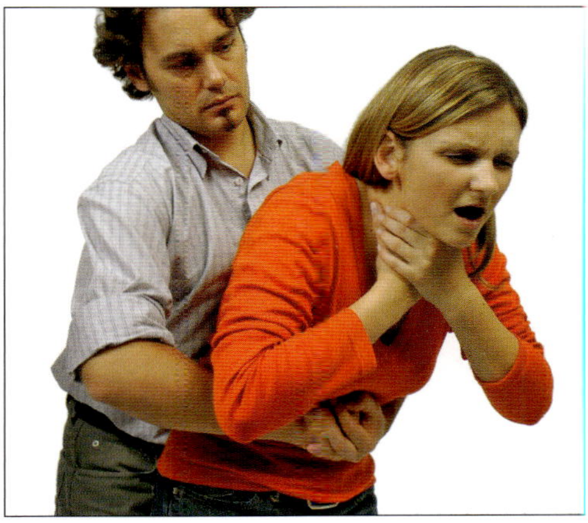

Appelez immédiatement le 15 ou le 18.

3 Si la victime perd connaissance, pratiquez une réanimation cardiopulmonaire (voir p. 19-23).

ÉTOUFFEMENT avec corps étranger

(bébé de moins de 1 an)

La présence d'un corps étranger (petit objet ou aliment) dans les voies respiratoires supérieures peut bloquer la respiration. La toux suffit le plus souvent à expulser le corps étranger, mais si cette réaction spontanée ne se fait pas, le bébé risque l'asphyxie.

▶ CE QU'IL FAUT OBSERVER

- **Impossibilité de pleurer**
- **Incapacité à tousser**
- **Aucun bruit de respiration**
- **Pâleur du visage et lèvres bleues**

▶ CE QU'IL FAUT FAIRE

1 Donnez 5 claques dans le dos.

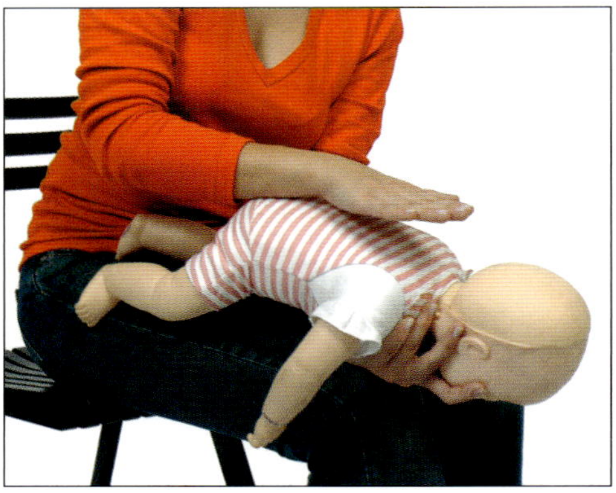

- Couchez le nourrisson à califourchon sur votre avant-bras, la tête plus bas que le thorax. Maintenez-lui la tête avec deux doigts écartés (un sur chaque joue).
- Donnez-lui 5 petites tapes sèches dans le dos entre les deux omoplates, avec le plat de la main.
- Retirez délicatement le corps étranger visible dans la bouche.
- Asssurez-vous que le nourrisson respire.

2 Si les claques sont inefficaces, effectuez 5 compressions de la poitrine.

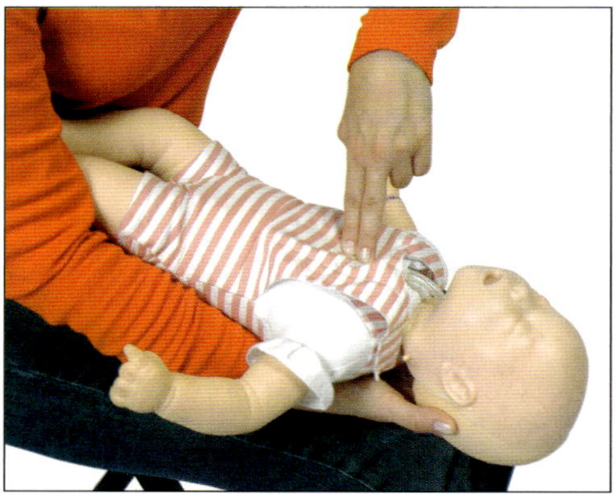

- Retournez le nourrisson sur le dos en l'allongeant sur votre avant-bras, toujours tête vers le bas, le reste du corps reposant sur votre cuisse.
- Effectuez 5 compressions sur le thorax avec 2 doigts : appuyez au milieu de la poitrine, sur le sternum (au niveau de la ligne fictive reliant les deux mamelons).
- Vérifiez si le corps étranger n'apparaît pas dans la bouche.

3 Si le nourrisson ne respire toujours pas et reste conscient (yeux ouverts, mouvements) :

- recommencez en alternant claques dans le dos et compressions de la poitrine ;
- continuez jusqu'à obtenir une désobstruction des voies aériennes et la reprise de la respiration.

Appelez immédiatement le 15 ou le 18.

---

4 Si le nourrisson perd connaissance, débutez la réanimation cardiopulmonaire **(voir p. 23).**

ÉVANOUISSEMENT

La perte de connaissance est un phénomène fréquent. Elle est parfois due à une irrigation provisoirement insuffisante du cerveau.
En rétablissant une bonne circulation du sang, la position couchée permet à la victime de reprendre connaissance.

▶ DE QUOI LA VICTIME SE PLAINT-ELLE ?

- **Vertiges ou sensation d'étourdissement**
- **Nausées**
- **Troubles de la vision**

▶ CE QU'IL FAUT OBSERVER

- **Pâleur de la peau, sudation**
- **Agitation ; respiration parfois difficile**

▶ CE QU'IL FAUT FAIRE

1 Aidez la victime à s'allonger avant qu'elle ne perde connaissance, si possible dans un endroit bien aéré. Desserrez tout ce qui entoure le ventre et le cou. Surélevez-lui les jambes. Elle doit rester allongée pendant au moins 10 minutes.
Faites la même chose si l'évanouissement n'a pu être évité et qu'elle revient rapidement à elle.
Restez avec la victime jusqu'à ce qu'elle se sente bien. Aidez-la à se relever et soutenez-la, debout, pendant quelques minutes.

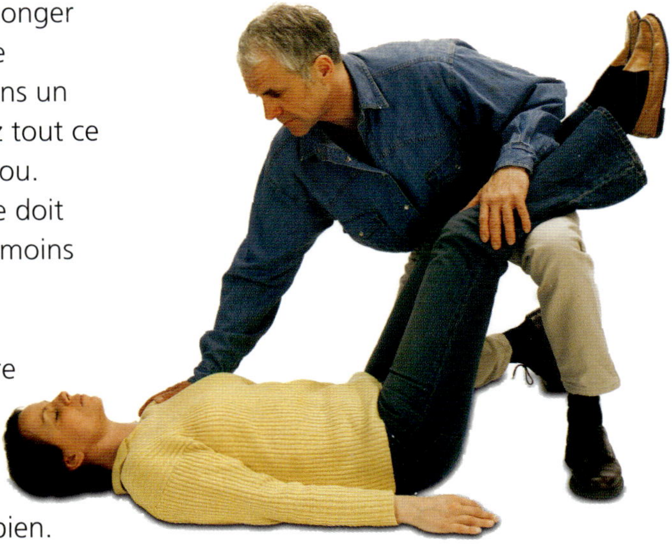

2 Si elle ne revient pas à elle rapidement – elle ne réagit pas lorsque vous lui parlez ou que vous la touchez –, placez-la immédiatement en **position latérale de sécurité,** afin de dégager les voies respiratoires **(voir p. 17-18).**

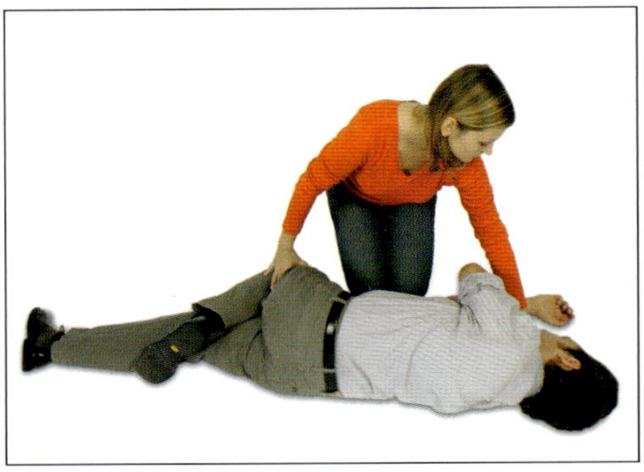

Appelez le 15 ou le 18.

FAUSSE COUCHE

Une femme enceinte fait une fausse couche lorsqu'elle perd son bébé avant la 24e semaine de grossesse. La fausse couche peut survenir de façon complètement inattendue et entraîner une abondante perte de sang, ainsi qu'un état de choc.

▶ DE QUOI LA VICTIME SE PLAINT-ELLE ?

- **Hémorragie vaginale, souvent avec de gros caillots de sang**
- **Crampes douloureuses dans le bas-ventre**
- **Nausées et vertiges, sensation de faiblesse**

▶ CE QU'IL FAUT OBSERVER

- **Peau pâle, froide et humide**
- **Pouls faible et rapide**
- **Angoisse**

▶ CE QU'IL FAUT FAIRE

1 Aidez la femme à s'installer confortablement et maintenez-la au chaud. Glissez-lui un ou deux coussins sous la tête et les épaules. Essayez d'évaluer la gravité de l'hémorragie. Si nécessaire, épongez le sang avec une serviette de toilette ou des paquets de compresses (si possible stériles).

Appelez le 15 ou le 18 le plus rapidement possible. Réconfortez la personne de votre mieux en attendant l'arrivée des secours.

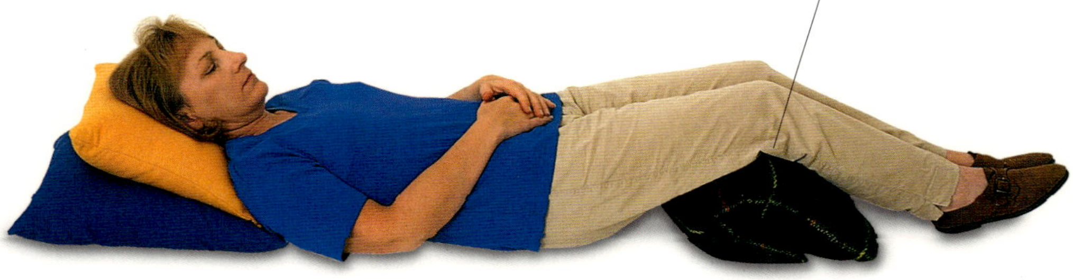

Soutenez-lui les genoux avec un coussin ou une couverture roulée si elle se sent plus à l'aise dans cette position.

2 Surveillez la personne à intervalles réguliers. Ne lui donnez rien à boire ou à manger : une anesthésie pourrait être nécessaire par la suite.

FAUSSE ROUTE

(adulte, enfant de plus de 1 an)

La présence d'un corps étranger dans les voies respiratoires supérieures, familièrement appelée fausse route, peut bloquer la respiration. La toux suffit le plus souvent à expulser le corps étranger, mais si cette réaction spontanée ne se fait pas, la personne risque l'asphyxie. Il est donc essentiel de vérifier si la victime respire. En cas d'obstruction partielle, laissez la victime tousser. En cas d'obstruction totale des voies respiratoires, elle perdra rapidement connaissance et mourra asphyxiée. Il faut donc agir très vite.

Obstruction partielle des voies respiratoires

La victime a du mal à respirer, fait des efforts pour tousser et parfois présente un sifflement respiratoire. Bien souvent, elle sera capable d'expulser elle-même le corps étranger.
En aucun cas vous ne devez pratiquer des techniques de désobstruction, car elles risqueraient de provoquer une obstruction totale des voies respiratoires.
Laissez la personne dans la position dans laquelle elle se sent le mieux – le plus souvent assise

Appelez immédiatement le 15 pour demander un avis médical.

Obstruction totale des voies respiratoires

► DE QUOI LA VICTIME SE PLAINT-ELLE ?

- **Incapable de parler, la victime montre qu'elle manque d'air en portant les mains à sa gorge**

► CE QU'IL FAUT OBSERVER

- **Impossibilité de parler**
- **Incapacité à tousser**
- **Étouffement**
- **Aucun bruit de respiration**
- **Pâleur du visage et lèvres bleues**

SUITE AU VERSO ►

▶ CE QU'IL FAUT FAIRE

Chez l'enfant de 1 à 8 ans, effectuez les mêmes manœuvres que chez l'adulte, mais avec plus de précautions.

1 Donnez 5 claques dans le dos. La victime est habituellement debout ou assise. Elle porte les mains à sa gorge et n'émet aucun bruit : elle étouffe.

- Placez-vous sur le côté et légèrement en arrière de la victime. Soutenez son thorax avec une main et penchez-la en avant.
- Donnez-lui 5 claques vigoureuses dans le dos, entre les deux omoplates, avec le plat de l'autre main.

Arrêtez les tapes dans le dos dès la désobstruction obtenue.

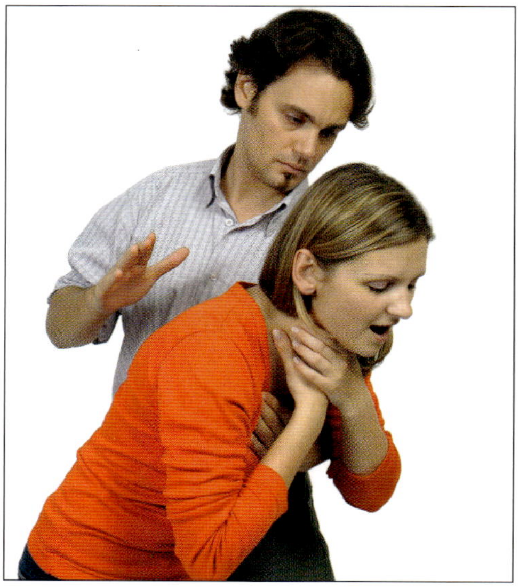

2 Si les claques dans le dos sont inefficaces, pratiquez la méthode de Heimlich.

- Placez-vous derrière la victime, contre son dos, passez les bras sous les siens de part et d'autre de la partie supérieure de son abdomen.
- Dites à la victime de se pencher.
- Placez un poing fermé, dos de la main vers le haut, sur la partie supérieure de l'abdomen, au creux de l'estomac, en dessous du sternum.
- Placez l'autre main sur la première, les avant-bras n'appuyant pas sur les côtes.
- Tirez franchement en exerçant une pression vers l'arrière et vers le haut.
- Répétez cette manœuvre jusqu'à 5 fois si le corps étranger n'est pas délogé.
- S'il n'est pas rejeté, il peut être resté dans la bouche de la victime. Dans ce cas, il faut le rechercher et le retirer prudemment avec les doigts.

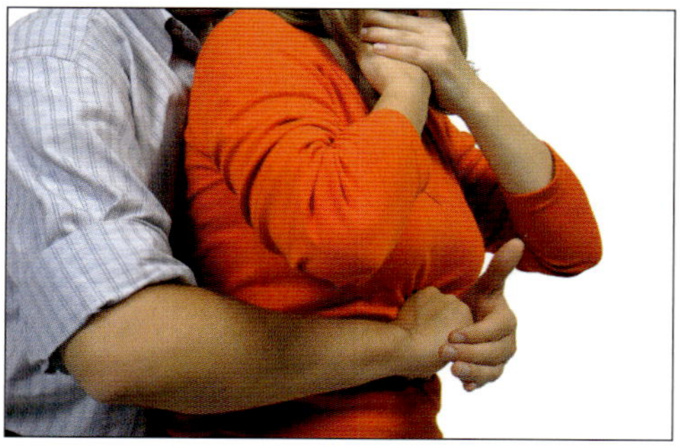

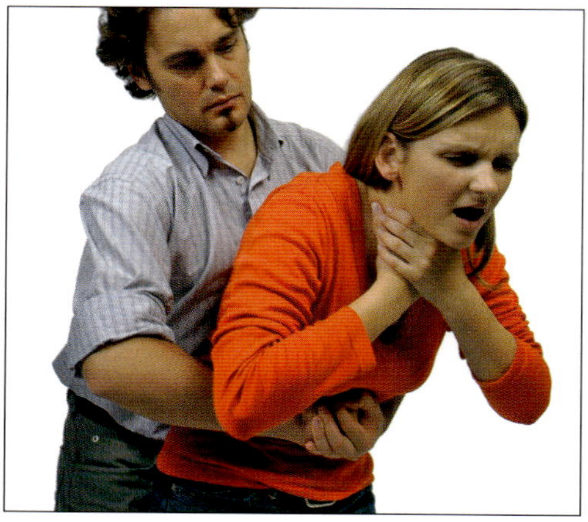

Appelez immédiatement le 15 ou le 18.

3 Si la victime perd connaissance, pratiquez une réanimation cardiopulmonaire (voir p. 19-23).

FAUSSE ROUTE

(bébé de moins de 1 an)

La présence d'un corps étranger (petit objet ou aliment) dans les voies respiratoires supérieures peut bloquer la respiration. La toux suffit le plus souvent à expulser le corps étranger, mais si cette réaction spontanée ne se fait pas, le bébé risque l'asphyxie.

► CE QU'IL FAUT OBSERVER

- **Impossibilité de pleurer**
- **Incapacité à tousser**
- **Aucun bruit de respiration**
- **Pâleur du visage et lèvres bleues**

► CE QU'IL FAUT FAIRE

1 Donnez 5 claques dans le dos.

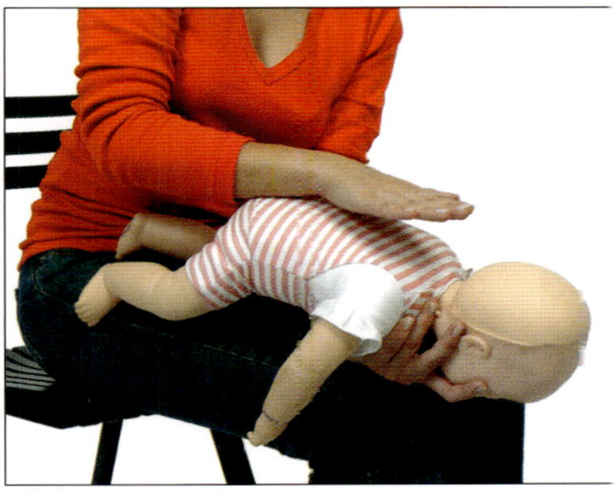

• Couchez le nourrisson à califourchon sur votre avant-bras, la tête plus bas que le thorax. Maintenez-lui la tête avec deux doigts écartés (un sur chaque joue).
• Donnez-lui 5 petites tapes sèches dans le dos entre les deux omoplates, avec le plat de la main.
• Retirez délicatement le corps étranger visible dans la bouche.
• Asssurez-vous que le nourrisson respire.

2 Si les claques sont inefficaces, effectuez 5 compressions de la poitrine.

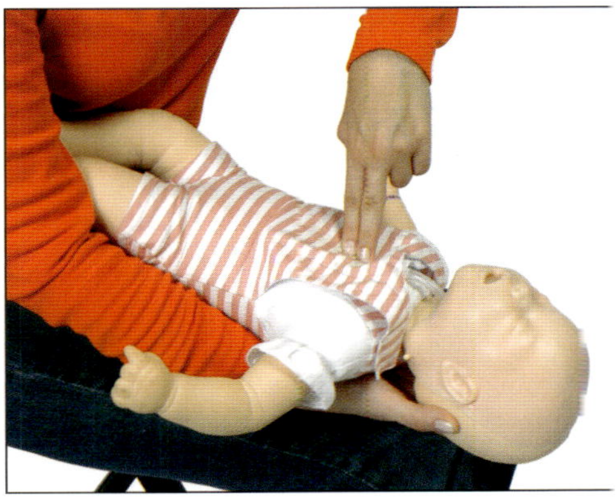

• Retournez le nourrisson sur le dos en l'allongeant sur votre avant-bras, toujours tête vers le bas, le reste du corps reposant sur votre cuisse.
• Effectuez 5 compressions sur le thorax avec 2 doigts : appuyez au milieu de la poitrine, sur le sternum (au niveau de la ligne fictive reliant les deux mamelons).
• Vérifiez si le corps étranger n'apparaît pas dans la bouche.

SUITE AU VERSO ►

3 Si le nourrisson ne respire toujours pas et reste conscient (yeux ouverts, mouvements) :

- recommencez en alternant claques dans le dos et compressions de la poitrine ;
- continuez jusqu'à obtenir une désobstruction des voies aériennes et la reprise de la respiration.

Appelez immédiatement le 15 ou le 18.

---

4 Si le nourrisson perd connaissance, débutez la réanimation cardiopulmonaire **(voir p. 23).**

FIÈVRE

La victime présente

- un état d'inconscience
- un arrêt cardiorespiratoire

OUI → **IL S'AGIT D'UNE URGENCE VITALE**
Appelez le 15

NON ↓

La victime présente

- un état de choc (pâleur, sueurs, pouls faible et rapide*)
- une raideur de la nuque
- de violents maux de tête

*Ne prenez le pouls que si vous êtes formé à le faire.

OUI → **CE SONT DES SIGNES DE GRAVITÉ**
Vous devez absolument avoir un médecin en ligne pour qu'il vous conseille sur la conduite à suivre (médecin traitant ou, en son absence, le 15)

NON ↓

La victime présente

- une éruption cutanée
- des maux de ventre
- une douleur à la gorge
- une diarrhée
- des vomissements
- une toux
- une rhinite
- une douleur à l'oreille

OUI → **CE SONT DES SIGNES ASSOCIÉS DE MOINDRE GRAVITÉ**
Appelez votre médecin traitant

NON ↓

SURVEILLEZ LA PERSONNE PENDANT 24 HEURES.
Si l'un des signes mentionnés ci-dessus apparaît, appelez votre médecin traitant. Donnez du paracétamol* si la fièvre dépasse 38 °C.
*** Adaptez la dose au poids de la personne.**

FOUDROIEMENT

Quand une personne survit après avoir été frappée par la foudre, elle est généralement atteinte de graves brûlures. À l'instar du courant électrique (voir Électrisation), la foudre laisse souvent des brûlures à ses points d'entrée et de sortie. Cette dernière lésion est généralement la plus grave. Voir aussi la page 267 du chapitre « La prévention des accidents ».

► CE QU'IL FAUT OBSERVER

- **Lésions diverses, notamment brûlures**
- **Désorientation mentale et/ou amnésie (si la victime est encore consciente)**
- **Perte momentanée de l'acuité visuelle et auditive**
- **Arrêt cardio-respiratoire, dans certains cas**

► CE QU'IL FAUT FAIRE

1 Si les vêtements sont en flammes, éteignez immédiatement le feu avec un manteau ou une grande quantité d'eau.

Appelez immédiatement le 15 ou le 18.

2 Vérifiez l'état de conscience et la respiration (voir p. 16). **Si la victime est inconsciente et respire,** placez-la en **position latérale de sécurité** afin de libérer les voies respiratoires **(voir p. 17-18),** et surveillez-la attentivement. En cas d'**absence de signes de vie,** débutez une **réanimation cardiopulmonaire (voir p. 19-23).**

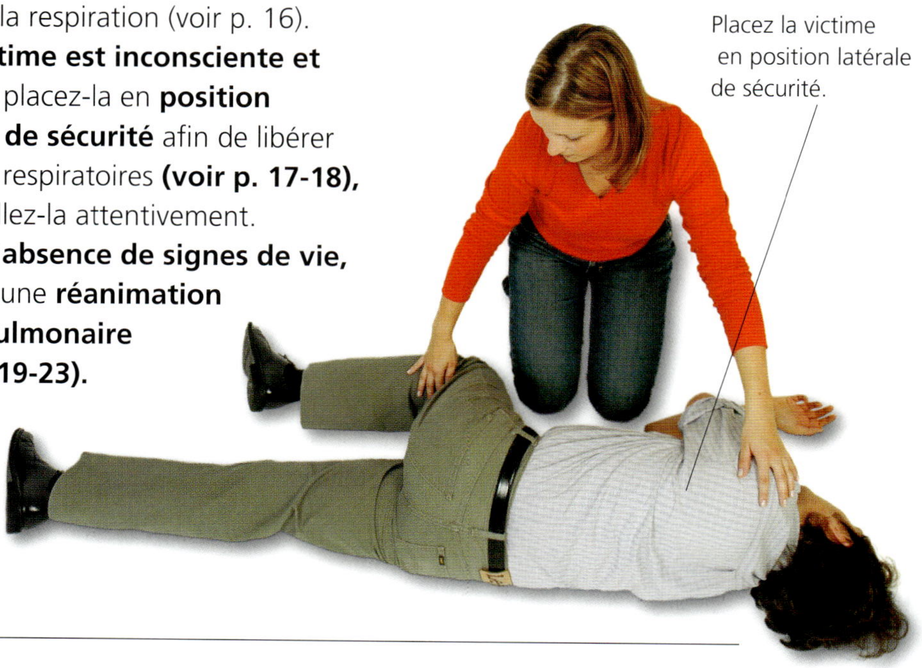

Placez la victime en position latérale de sécurité.

3 **Si la victime est consciente,** faites-la s'allonger. Recherchez des brûlures sur son corps. Refroidissez-les avec de l'eau fraîche, puis recouvrez-la.

FRACTURE de côtes

Une lésion de la cage thoracique – ici, une fracture des côtes – peut entraîner une hémorragie interne qui met la vie de la victime en danger. Des difficultés respiratoires risquent également de survenir.

▶ DE QUOI LA VICTIME SE PLAINT-ELLE ?

- **Respiration superficielle ou irrégulière**
- **Respiration douloureuse**

▶ CE QU'IL FAUT OBSERVER

- **Respiration difficile et douloureuse**
- **Expectoration d'un sang rouge clair et mousseux**
- **En cas de plaie ouverte à la cage thoracique : bruit d'air lors de chaque inspiration**
- **Écume sanglante tout autour de la plaie**

▶ CE QU'IL FAUT FAIRE

1 Laissez la victime choisir la position qui lui convient le mieux. Installez-la éventuellement en position semi-assise pour qu'elle puisse s'appuyer (contre une chaise, par exemple). Faites-lui tourner légèrement la tête et le corps du côté blessé, si elle le peut.

Appelez le 15 ou le 18 le plus rapidement possible.

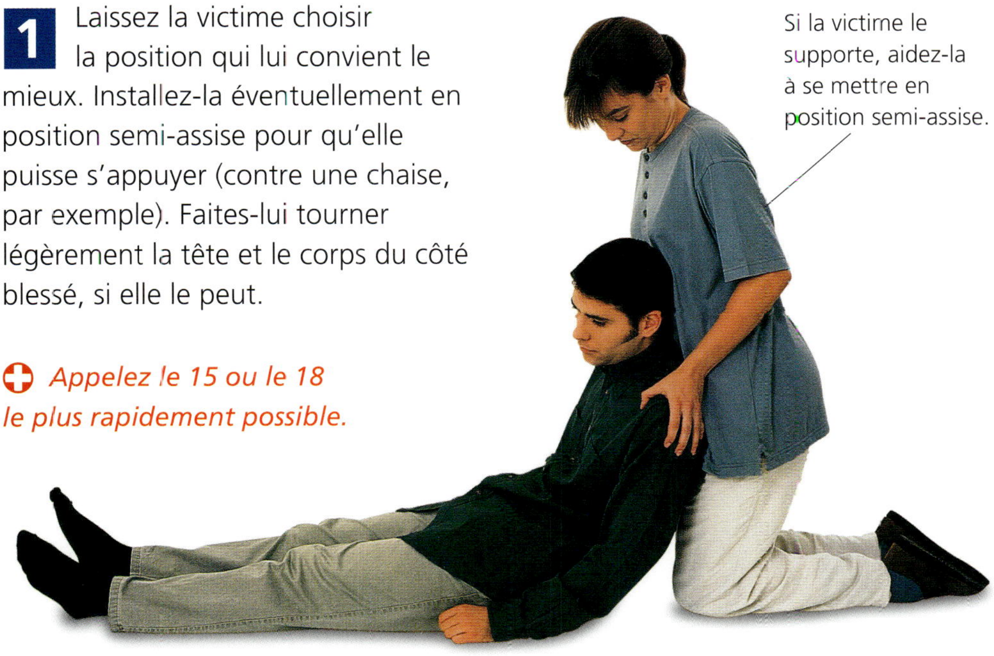

2 Recherchez des blessures sur le corps de la victime. Faites cesser un saignement éventuel en appuyant une compresse sur la plaie. Restez auprès de la victime jusqu'à l'arrivée des secours.

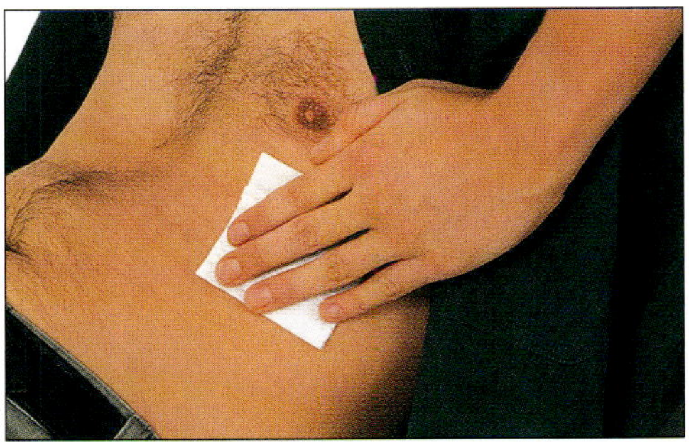

FRACTURE de la cheville

La plupart des fractures de la cheville sont dues à une chute ou à une torsion de la cheville. Parfois, seule une radiographie permet de déterminer avec certitude s'il s'agit bien d'une fracture : il est donc plus prudent de traiter tout traumatisme de la cheville comme une fracture potentielle afin de ne pas risquer d'aggraver la lésion.

▶ DE QUOI LA VICTIME SE PLAINT-ELLE ?

- **Douleur à la cheville, localisée ou plus diffuse**
- **Sensation de froid, frissons**
- **Sensation d'engourdissement de la jambe**
- **Cheville difficile ou impossible à bouger**

▶ CE QU'IL FAUT OBSERVER

- **Gonflement dans la zone entourant la cheville**
- **Hématome**

▶ CE QU'IL FAUT FAIRE

1 Aidez la victime à s'installer aussi confortablement que possible. Déplacez l'articulation blessée le moins possible.

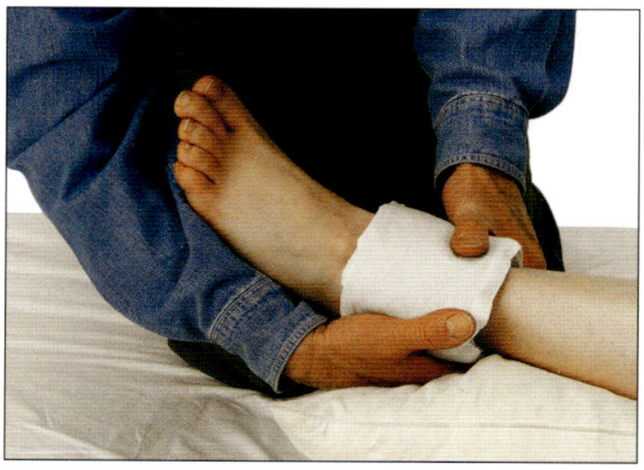

2 Appliquez une poche de glace ou un coussin thermique sur la cheville tout en en maintenant si possible la jambe surélevée. Interposez toujours un linge entre la peau et la poche de glace (ou le coussin thermique).

Appelez le 15 ou le 18.
Ne donnez rien à boire ou à manger à la victime tant que la nature exacte de la lésion n'a pas été établie.

FRACTURE de la clavicule

L'une des causes les plus fréquentes de fracture de la clavicule est une chute en avant, paume ouverte : la clavicule se brise sous le poids du corps. Le site de la fracture est généralement localisé sur la partie externe de la clavicule (à proximité de l'articulation de l'épaule).

▶ DE QUOI LA VICTIME SE PLAINT-ELLE ?

- **Douleurs et sensibilité extrême dans la zone lésée**
- **Augmentation de la douleur au moindre mouvement**

▶ CE QU'IL FAUT OBSERVER

- **La victime soutient le coude de son bras blessé**
- **La victime incline la tête du côté atteint pour soulager la douleur**
- **L'articulation lésée est légèrement plus basse que l'autre**
- **Le côté atteint est gonflé ou déformé**
- **La victime évite de bouger le tronc et l'épaule blessée**

▶ CE QU'IL FAUT FAIRE

1 Laissez la victime soutenir son bras blessé de la façon qui lui convient le mieux. L'épaule atteinte est souvent plus basse que l'autre. Cela s'explique par le fait que l'articulation n'est plus soutenue par la clavicule.

Appelez le 15 ou le 18 le plus rapidement possible.

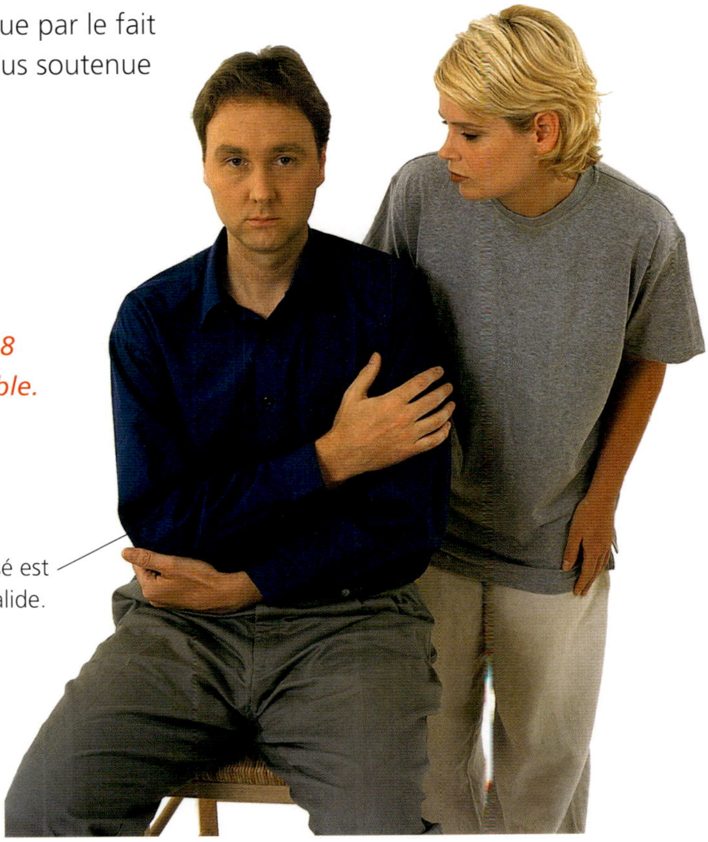

Le poids du bras blessé est soutenu par le bras valide.

FRACTURE de la hanche

La plupart des traumatismes de la hanche – l'un des plus fréquents étant la fracture du col du fémur – affectent des personnes âgées, souvent à la suite d'une chute. La zone lésée est douloureuse. Ne déplacez pas la victime afin d'éviter toute aggravation.

▶ DE QUOI LA VICTIME SE PLAINT-ELLE ?

- **Douleurs plus ou moins intenses**
- **Impossibilité de marcher**

▶ CE QU'IL FAUT OBSERVER

- **Rotation du pied et du genou vers l'extérieur ; raccourcissement éventuel du membre concerné**
- **Peau pâle, froide et humide**

▶ CE QU'IL FAUT FAIRE

1 Demandez à la victime de rester allongée et de ne surtout pas bouger jusqu'à l'arrivée des secours.

Appelez le 15 ou le 18 le plus rapidement possible.

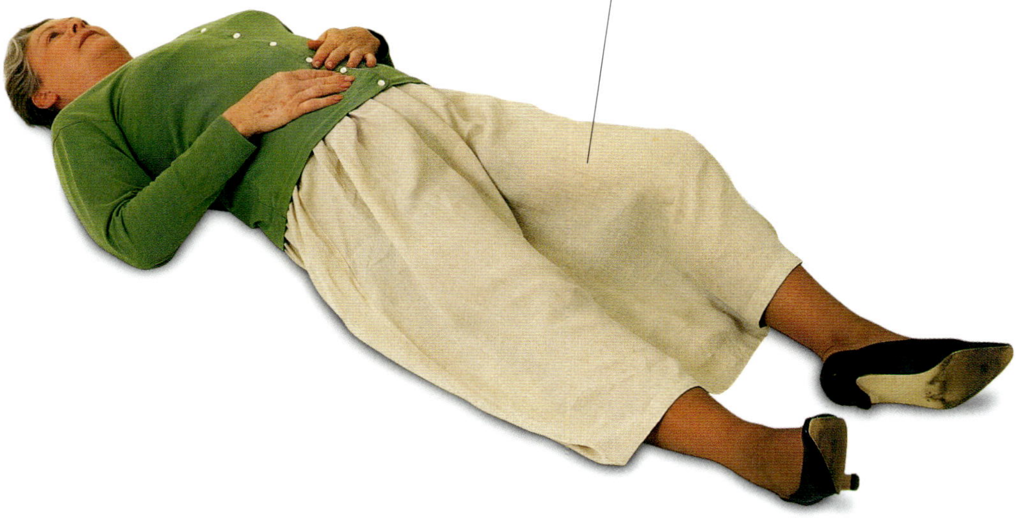

La victime doit rester allongée, sans bouger.

2 Couvrez la victime : un blessé se refroidit très vite. Si le sol est froid ou humide, glissez avec précaution une couverture ou un autre matériau isolant sous la tête, le torse et la jambe indemne de la victime.
Évitez de déplacer ou de toucher la hanche atteinte.

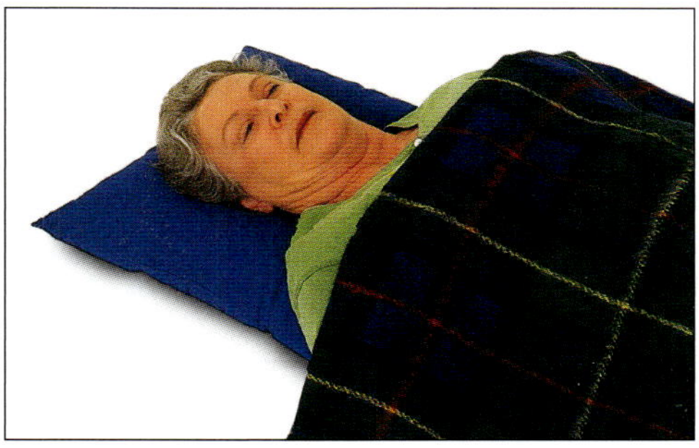

3 Restez auprès de la victime jusqu'à l'arrivée des secours.
Ne donnez rien à boire ou à manger à la victime : une anesthésie pourrait être nécessaire par la suite.

L'OSTÉOPOROSE : CE QU'IL FAUT SAVOIR

L'ostéoporose est causée par une carence en calcium qui fait perdre leur densité aux os et les rend plus fragiles, facilitant ainsi les fractures.
L'ostéoporose touche avant tout des personnes âgées – principalement les femmes de plus de 65 ans. La main et l'articulation de la hanche sont particulièrement vulnérables. Même en cas d'absorption normale du calcium, les os peuvent se fragiliser et devenir plus friables.

■ Facteurs de risques

Le risque d'ostéoporose est accru par les facteurs suivants : tabagisme, consommation excessive d'alcool, prise régulière de certains médicaments, manque d'exercice physique.

■ Apport en calcium

Le calcium est indispensable à la croissance et à l'entretien des os. Les adultes doivent consommer au moins quatre produits laitiers (même au lait écrémé) par jour.

■ Apport en vitamine D

L'absorption du calcium par les os est facilitée par la vitamine D. Les rayons ultraviolets de la lumière solaire accélèrent ce processus. Il faut s'exposer au moins 15 minutes par jour à la lumière solaire naturelle ou prendre des comprimés de vitamine D.

■ Exercice physique

Les tractions que les muscles exercent sur les os lors de certains mouvements – notamment les exercices de gymnastique et de musculation – contribuent à leur solidification.

FRACTURE de la jambe

Une fracture de la jambe – jambe est ici pris au sens courant, soit le membre inférieur tout entier – est toujours susceptible de s'aggraver, car, en cas de déplacement, des nerfs ou des vaisseaux sanguins risquent d'être endommagés. La victime souffre beaucoup. Il existe aussi un risque d'état de choc, surtout quand il s'agit d'une fracture du fémur.

► DE QUOI LA VICTIME SE PLAINT-ELLE ?

- **Douleurs vives dans la zone de la fracture**
- **Impossibilité de bouger la jambe**
- **Sensation de froid ou état d'angoisse consécutive à un état de choc**

► CE QU'IL FAUT OBSERVER

- **Déformation de la jambe**
- **Gonflement de la jambe**
- **Hématome possible**
- **En cas de fracture du fémur : gonflement (comparez avec le volume de la cuisse indemne), position anormale ou aspect inhabituel de la jambe atteinte (rotation vers l'extérieur ou raccourcissement)**
- **Peau pâle, froide et humide**

Si le gonflement, l'hématome et l'aspect de la peau ne sont pas visibles (vêtements non déchirés), n'essayez pas de déshabiller la victime.

► CE QU'IL FAUT FAIRE

1 Laissez le blessé allongé, position dans laquelle on le trouve le plus souvent. S'il souffre de blessures ouvertes, couvrez-les d'un pansement stérile.
N'essayez pas de déplacer la jambe, cela risquerait de provoquer des douleurs inutiles et d'entraîner des complications.

Appelez le 15 ou le 18 le plus rapidement possible.

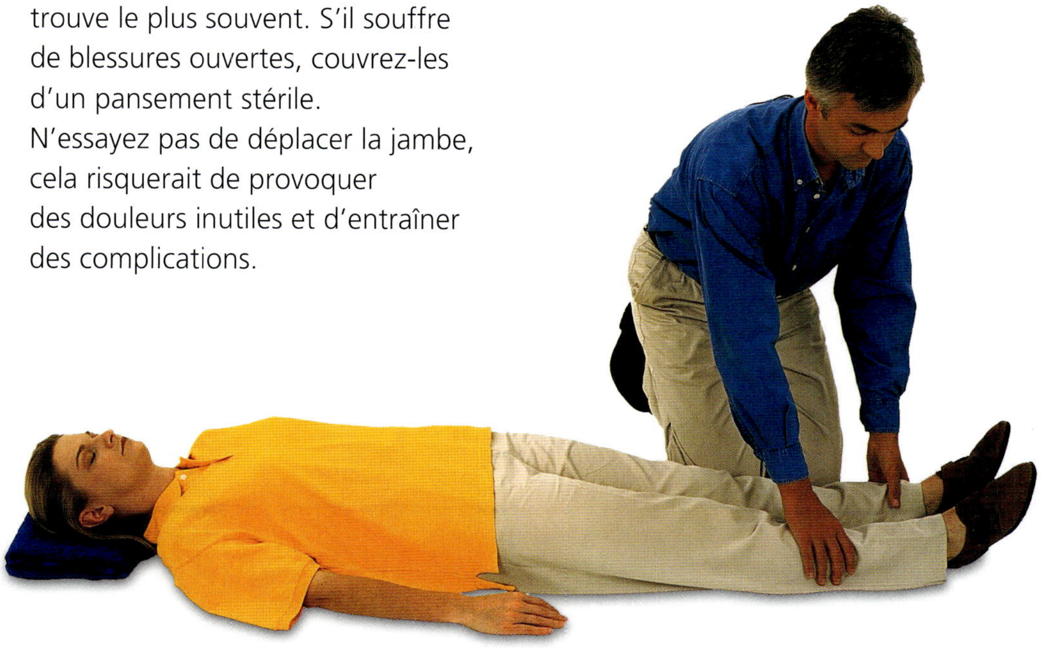

2 Recouvrez la victime avec une couverture ou un vêtement. Si le sol est froid ou humide, glissez une couverture (ou un autre matériau isolant) sous sa tête et son torse, en veillant à ne pas déplacer les membres inférieurs. Ne lui donnez rien à boire ou à manger : une anesthésie pourrait être nécessaire par la suite.

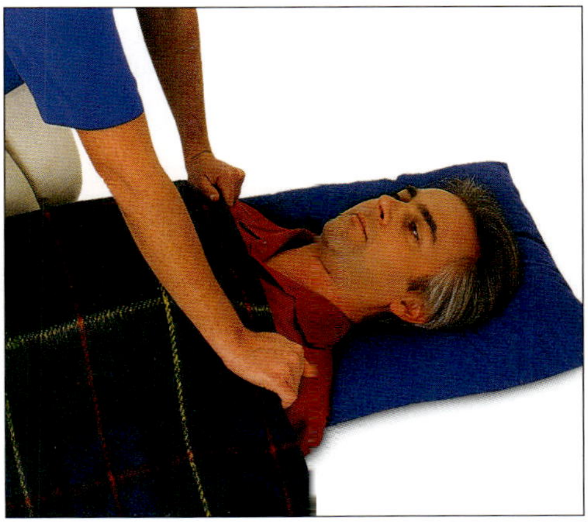

FRACTURE de la main et du doigt

Très douloureuses, les blessures de la main et des doigts peuvent entraîner une invalidité permanente faute de soins médicaux immédiats. En plus des fractures, les lésions les plus fréquentes sont les contusions, les entorses et les luxations. Elles seront traitées de façon identique.

▶ DE QUOI LA VICTIME SE PLAINT-ELLE ?

- **Douleurs vives**
- **Impossibilité de bouger la main ou le doigt**

▶ CE QU'IL FAUT OBSERVER

- **Gonflement et modification de la couleur de la peau**

▶ CE QU'IL FAUT FAIRE

1 **S'il y a une plaie,** posez un pansement à l'aide d'une bande de gaze pour arrêter l'hémorragie. Maintenez la main blessée en position surélevée.

Appelez votre médecin ou le 15.

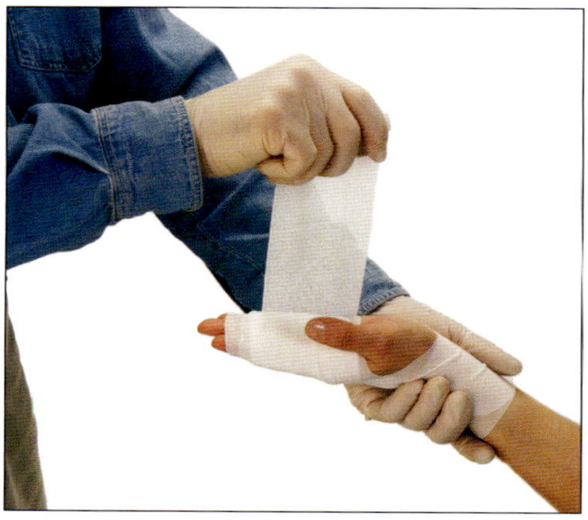

2 **S'il n'y a pas de plaie**
Appliquez une poche de glace ou une compresse froide sur la lésion pour limiter le gonflement et calmer la douleur.
Ne tentez jamais de remettre en place un os luxé (saillie de l'os visible).

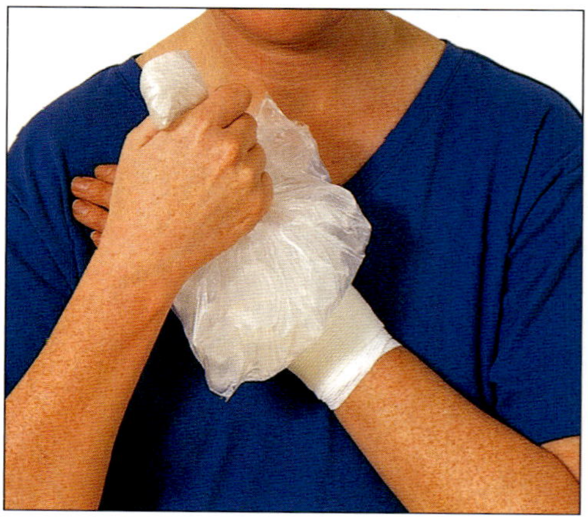

3 Pour immobiliser le membre et maintenir la main traumatisée en position plus élevée que le bras, retournez le vêtement (pull over, veste) porté par la personne, ou mettez avec précaution le bras en écharpe (voir p. 220).

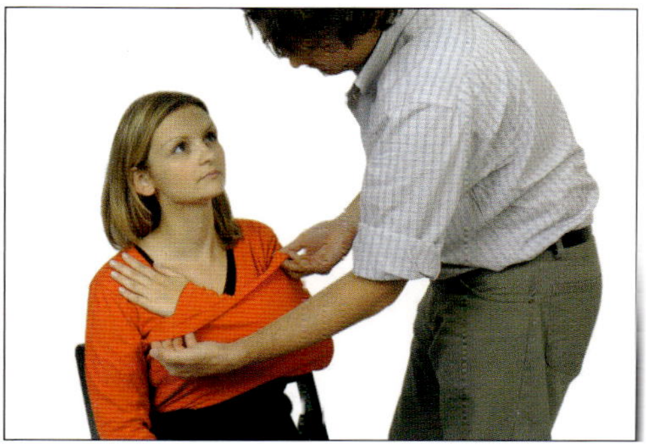

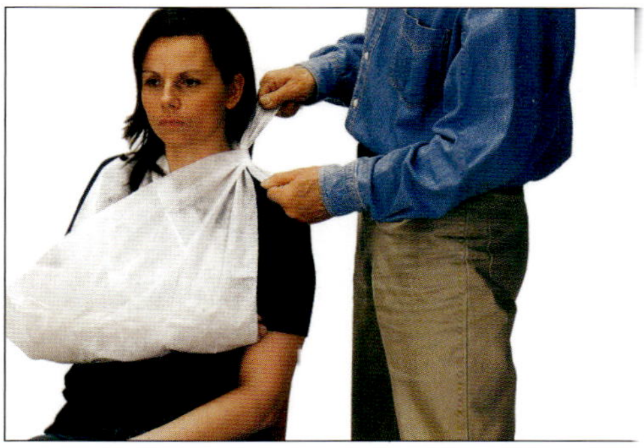

3 Si un seul doigt est touché, il est possible de le solidariser par une bande avec les doigts voisins pour l'immobiliser et réduire la douleur.

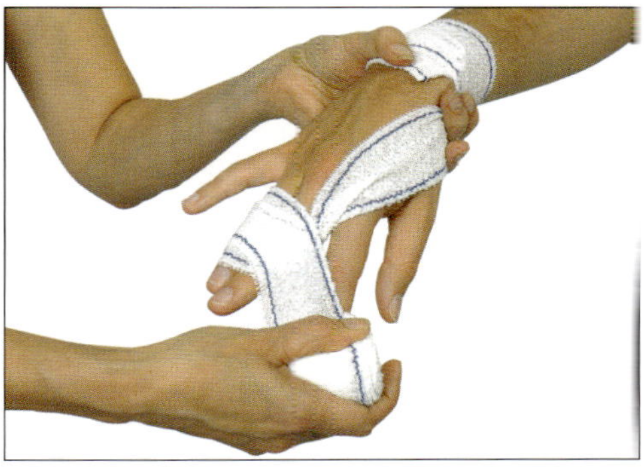

Accompagnez la victime chez un médecin ou à l'hôpital.

FRACTURE du bassin

Le bassin est la partie osseuse qui forme la base du tronc. Il abrite notamment une partie des intestins, la vessie, les uretères et l'appareil génital interne. Comme il est parcouru par tout un réseau de nerfs et de vaisseaux sanguins, les lésions localisées dans cette région entraînent fréquemment de graves complications.

▶ DE QUOI LA VICTIME SE PLAINT-ELLE ?

- **Douleurs dans la région du bassin**
- **Incapacité à marcher ou à se tenir debout**

▶ CE QU'IL FAUT OBSERVER

- **Déformations éventuelles dans la région du bassin et des hanches**
- **Pâleur, sueurs, extrémités froides**

▶ CE QU'IL FAUT FAIRE

1 Laissez la personne à plat dos, position dans laquelle on trouve le plus souvent les victimes de ce type de traumatisme. Évitez de la bouger jusqu'à l'arrivée des secours. Demandez-lui de se retenir si possible de vider sa vessie.

Appelez immédiatement le 15 ou le 18.

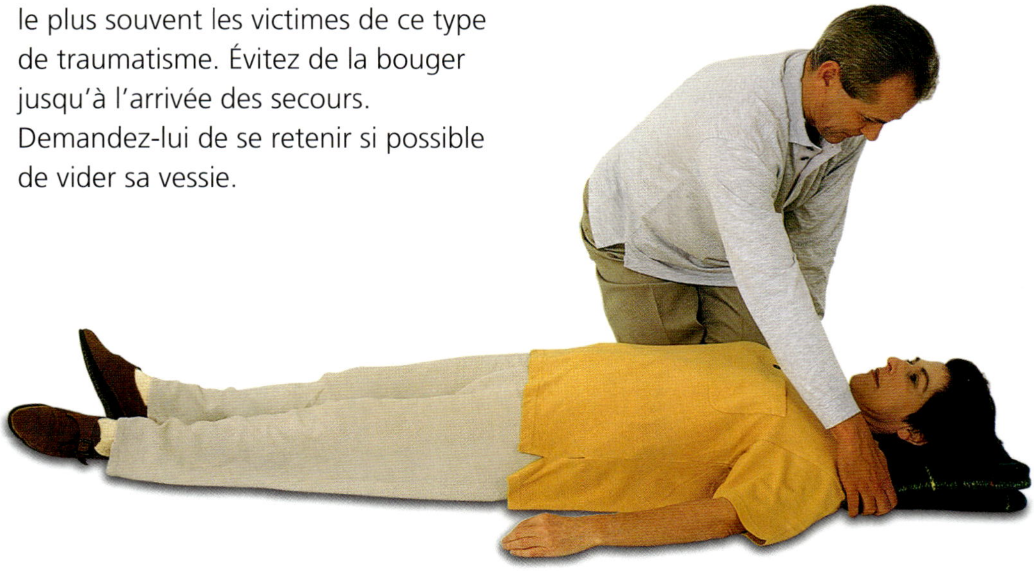

2 Couvrez la victime.
Ne lui donnez rien à boire ou à manger : une anesthésie pourrait être nécessaire par la suite.

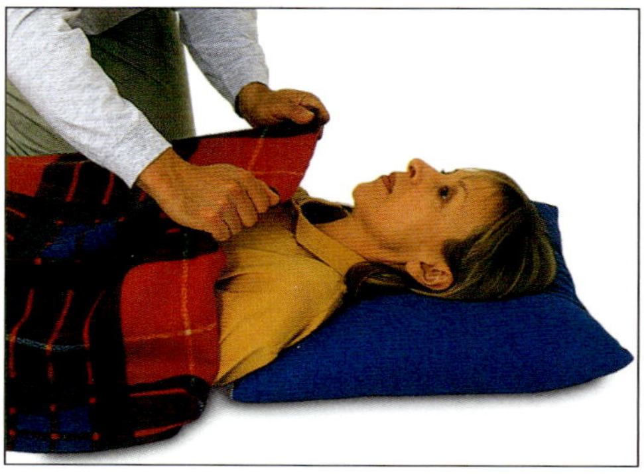

Tous les traumatismes du bras – considéré ici au sens courant, soit le membre supérieur, de l'épaule à la main – doivent être traités de manière identique. Ils peuvent affecter l'articulation de l'épaule, le bras au sens strict (entre l'épaule et le coude), le coude, l'avant-bras ou le poignet. Il peut s'agir d'une entorse, d'une luxation ou d'une fracture, simple ou multiple. Seule une radio permettra généralement de déterminer la nature exacte de la lésion. Tant que le diagnostic médical n'a pas été établi, tout traumatisme au bras doit être traité comme une fracture.

▶ DE QUOI LA VICTIME SE PLAINT-ELLE ?

- **Douleurs dans la zone lésée ou tout autour**
- **Diminution ou perte de mobilité d'une articulation**
- **Perte de sensibilité éventuelle du membre**
- **Sensation de froid, frissons, tremblements**

▶ CE QU'IL FAUT OBSERVER

- **Gonflements (pas toujours et pas nécessairement dès le début)**
- **Hématome**
- **Déformation**

▶ CE QU'IL FAUT FAIRE

1 Demandez à la victime de soutenir son bras blessé, sans essayer de le plier ou de le tendre. Aidez-la à prendre la position dans laquelle elle souffre le moins (assise ou allongée).

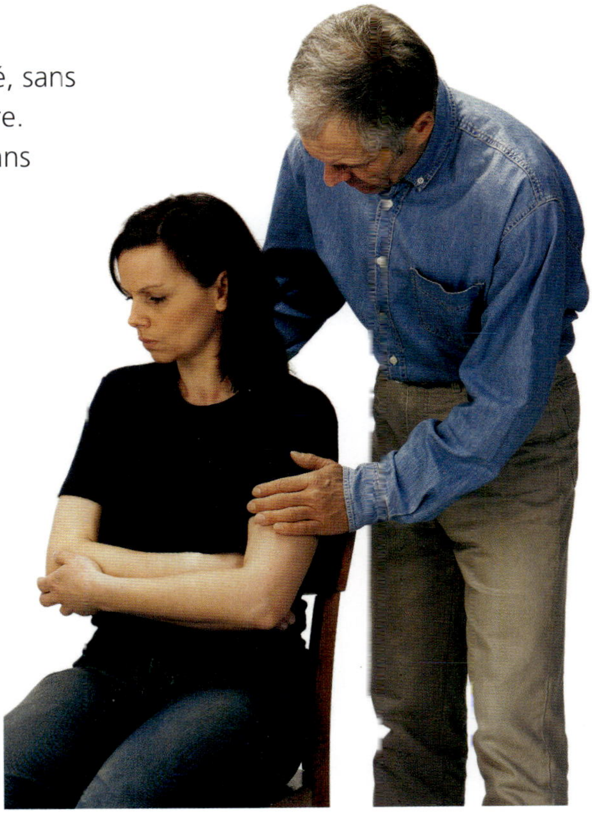

Appelez immédiatement le 15 ou le 18, ou emmenez la victime à l'hôpital après conseil médical. Les blessures au bras peuvent se compliquer de lésions des vaisseaux sanguins et des nerfs. Un conseil médical est donc important.

SUITE AU VERSO ▶

2 Si vous le pouvez, mettez le bras en écharpe en le déplaçant avec précaution. Prenez un bandage triangulaire et faites passer l'une de ses extrémités derrière le cou, en le glissant sous le bras à soutenir. La pointe du bandage se trouve à la hauteur du coude.

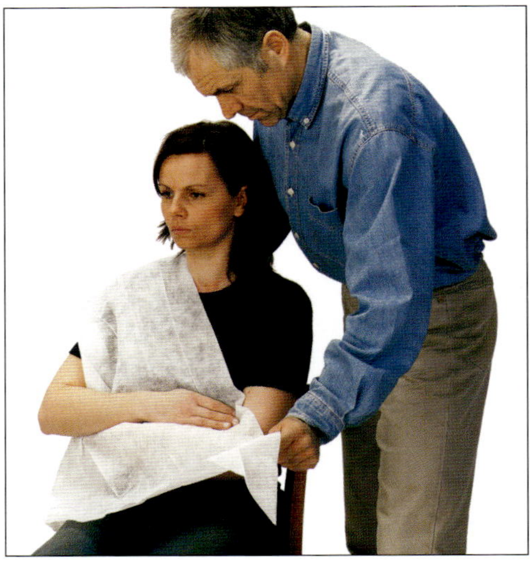

3 Rabattez l'autre pan du bandage par-dessus le bras atteint de manière à pouvoir nouer les deux extrémités juste au-dessus de la clavicule du côté indemne. La main doit être recouverte jusqu'au bout des doigts. Le poids du bras repose entièrement sur l'écharpe.

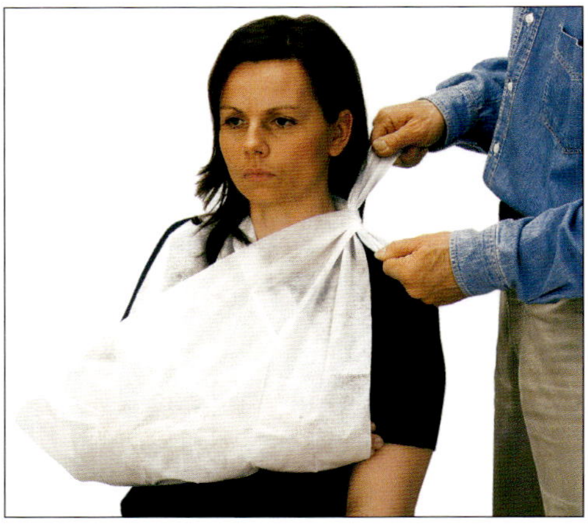

4 Pour immobiliser le coude, tordez la pointe du bandage et glissez-la à l'intérieur de l'écharpe. Vérifiez que le coude et l'avant-bras sont suffisamment soutenus.

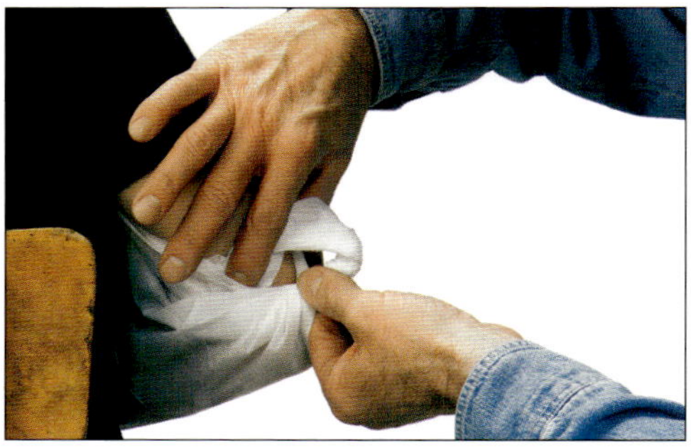

5 Si la victime porte un pull – ou un gilet, ou une veste –, vous pouvez aussi le lui faire replier pour soutenir le bras blessé. Elle devra tenir le pull replié avec son bras valide ; s'il s'agit d'un gilet, utilisez les boutons pour le maintenir en place.

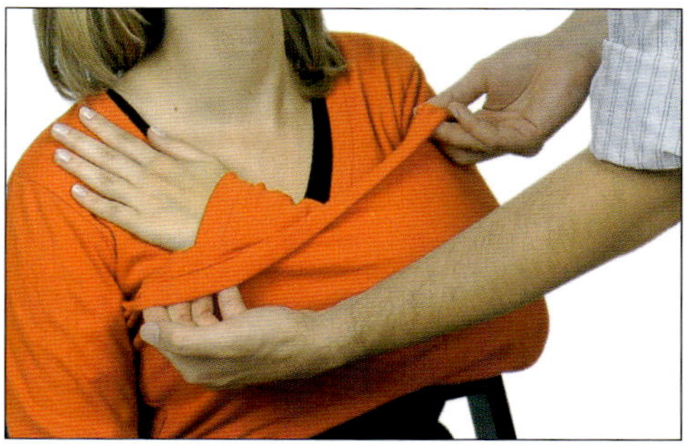

FRACTURE du genou

Une fracture du genou peut se produire à la suite d'une simple chute, d'un accident de sport, d'un accident de voiture... La rotule est très souvent atteinte, et parfois aussi l'articulation qu'elle protège.
Ce traumatisme s'accompagne fréquemment de lésions des ligaments.

▶ DE QUOI LA VICTIME SE PLAINT-ELLE ?

- **Douleurs au genou et dans la zone environnante**
- **Impossibilité de bouger le genou**
- **Raideur subite du genou**

▶ CE QU'IL FAUT OBSERVER

- **Gonflement du genou**
- **Déformation du genou**
- **Peau pâle, froide et humide**

▶ CE QU'IL FAUT FAIRE

1 Aidez la victime à s'allonger en faisant bien attention à ne pas déplacer son genou. Si le sol est froid ou humide, étendez-la sur une couverture ou un vêtement. Soutenez-lui la tête, avec un coussin par exemple.
N'essayez pas de plier le genou ni d'étendre la jambe si le genou est plié.
Placez avec beaucoup de précautions un coussin ou un vêtement roulé sous le genou blessé afin de le soutenir en respectant la déformation.
Refroidissez-le également avec une poche de glace pour diminuer la douleur et le gonflement.

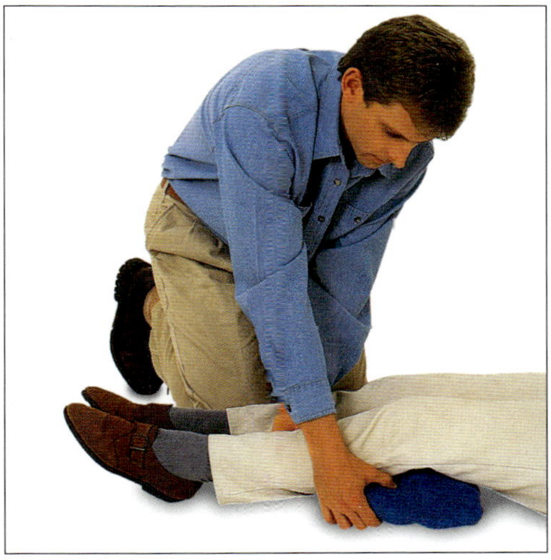

Appelez le 15 ou le 18 le plus rapidement possible.

2 Couvrez la victime afin de réduire les effets d'un éventuel état de choc : un blessé se refroidit vite.

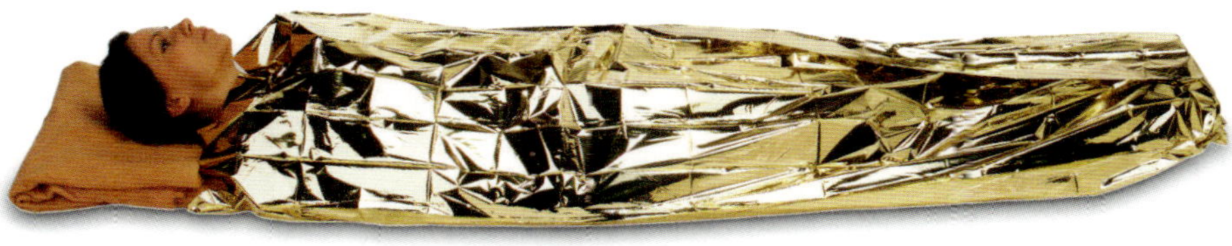

FRACTURE du nez

L'os du nez peut se briser facilement à la suite d'une chute ou d'un choc. La lésion est généralement très douloureuse. Elle doit être examinée au plus vite par un médecin.

► DE QUOI LA VICTIME SE PLAINT-ELLE ?

- **Douleur**
- **Difficultés à respirer par le nez**

► CE QU'IL FAUT OBSERVER

- **Déformation visible du nez**
- **Écoulement de sang ou d'un liquide clair**
- **Gonflement et modification de la couleur du nez**

► CE QU'IL FAUT FAIRE

1 Faites asseoir la victime. Si le nez est gonflé ou déformé, c'est qu'il est très probablement cassé. S'il saigne, demandez à la victime de pencher la tête en avant. Ne lui faites surtout pas pencher la tête en arrière !

2 Demandez à la victime d'appuyer sur la ou les narines qui saignent en penchant la tête en avant.

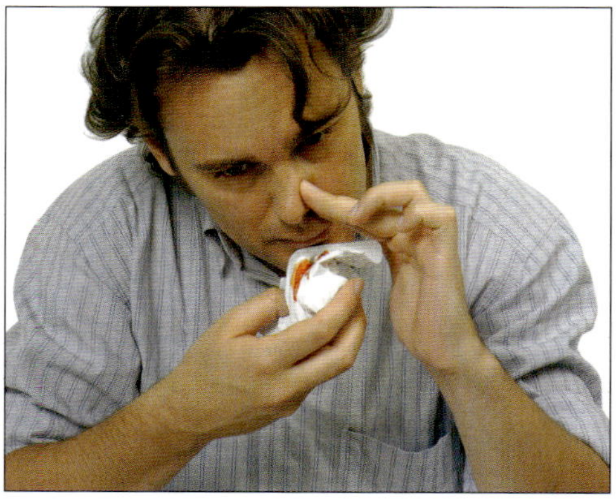

Accompagnez la victime chez un médecin ou à l'hôpital. Appelez le 15 si le saignement reste abondant.

FRACTURE du pied ou de l'orteil

Les traumatismes au pied ou aux orteils doivent toujours être pris au sérieux, car il est très difficile d'établir à première vue s'il s'agit d'une fracture ou d'une simple contusion. En attendant un examen médical approfondi, partez toujours du principe que c'est une fracture.

▶ DE QUOI LA VICTIME SE PLAINT-ELLE ?

- **Douleur au niveau de la zone lésée**
- **Sensation d'engourdissement**
- **Il lui est difficile ou impossible de bouger le pied ou les orteils**

▶ CE QU'IL FAUT OBSERVER

- **Gonflement de la zone lésée**
- **Modification de la couleur de la peau, hématome**

▶ CE QU'IL FAUT FAIRE

1 Aidez la victime à s'installer aussi confortablement que possible. Ne bougez pas le pied blessé. N'enlevez la chaussure que si elle fait souffrir la personne. En règle générale, elle protège plutôt le pied.

Appelez le 15 ou faites venir un médecin. Ne donnez rien à boire ou à manger à la victime : une anesthésie pourrait être nécessaire par la suite.

2 Ne bougez pas la jambe de la victime jusqu'à l'arrivée du médecin.

FUMÉE, intoxication

L'inhalation de grandes quantités de fumée lors d'un incendie peut avoir des conséquences graves, voire mortelles. En effet, la fumée ainsi inhalée peut entraîner des spasmes des voies respiratoires, rendant la respiration pénible et douloureuse. L'inhalation de fumée chaude peut aussi brûler les voies respiratoires. En cas d'incendie, l'inhalation des gaz toxiques contenus dans la fumée qui se dégage de la combustion de produits inflammables est aussi très nocive.

▶ CE QU'IL FAUT OBSERVER

- **Difficulté à respirer ou arrêt respiratoire**
- **Brûlures au visage, à la bouche, au nez**
- **Confusion mentale, épuisement, troubles du comportement**

▶ CE QU'IL FAUT FAIRE

1 Si la victime se trouve dans une pièce fermée, faites-lui respirer de l'air frais. Si elle est consciente, aidez-la à sortir sans vous exposer vous-même.

Appelez immédiatement le 18 depuis un poste situé hors de la zone de l'accident. Évitez de toucher à l'électricité.

2 Si la victime a perdu connaissance, traînez-la sur le sol en lieu sûr en la tirant par les pieds ou en par les aisselles selon la manière dont elle se présente. Ne prenez aucun risque et ne vous exposez pas à la fumée.
Si elle respire, placez-la en **position latérale de sécurité (voir. p. 17-18).**
Si elle ne respire plus, commencez les **manœuvres de réanimation (voir p. 19-23).**

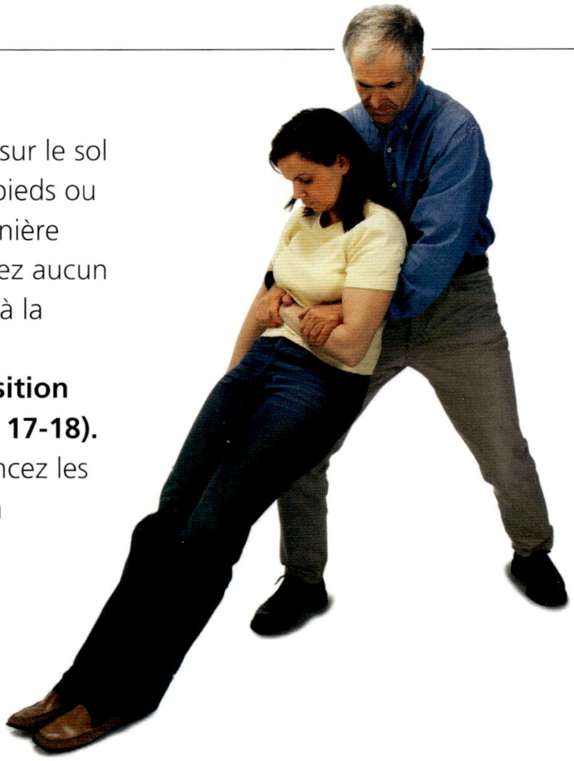

3 Si la victime est consciente, elle doit rester au repos en lieu sûr. Surveillez-la jusqu'à l'arrivée des secours.

Appelez le 15. La victime doit être examinée par un médecin, car l'inhalation de gaz toxiques peut avoir des conséquences graves.

GAZ, intoxication

L'une des intoxications les plus dangereuses est causée par le monoxyde de carbone (CO). Ce gaz est inodore et les premiers symptômes de l'intoxication sont difficiles à reconnaître. Il est produit par le moteur d'une voiture, mais peut aussi s'échapper d'une gazinière ou d'un chauffe-eau défectueux. Chaque année, cette intoxication est à l'origine de nombreux décès.

▸ DE QUOI LA VICTIME SE PLAINT-ELLE ?

- **Nausées et maux de tête**

▸ CE QU'IL FAUT OBSERVER

- **Agitation, confusion mentale ; la victime semble ivre**
- **Difficulté à respirer ou arrêt respiratoire**
- **Coloration inhabituelle de la peau (pâle ou rosée)**

▸ CE QU'IL FAUT FAIRE

1 Évitez de touchez à un interrupteur ou un appareil électrique : cela risquerait de provoquer une explosion. Si la victime se trouve dans une pièce fermée, ouvrez en grand toutes les portes et fenêtres, mais ne vous exposez pas au danger.

Appelez immédiatement le 15 ou le 18 depuis un poste situé hors de la zone contaminée.

2 Si la victime est consciente, aidez-la à quitter la pièce pour se rendre à l'air libre, laissez-la récupérer à l'air libre et restez auprès d'elle jusqu'à l'arrivée des secours. Surveillez toute évolution de son état général.

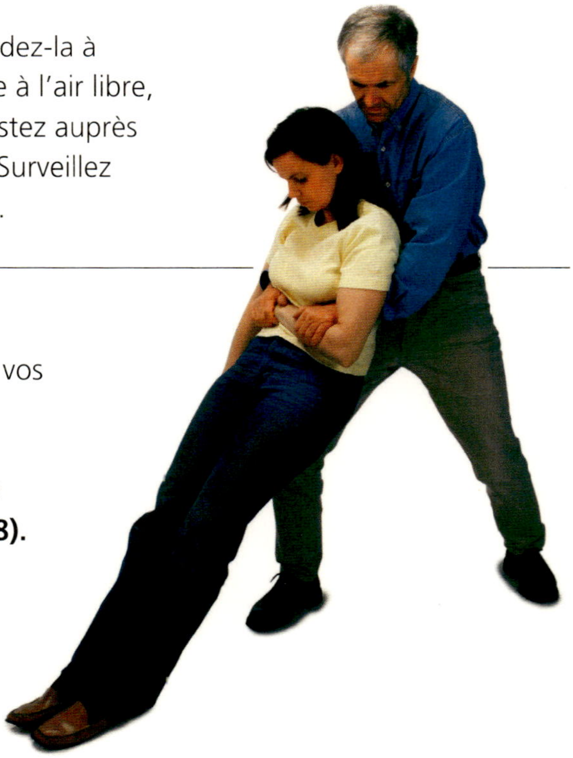

3 Si la victime est inconsciente, tirez-la en lieu sûr en passant vos bras sous ses bras pliés tout en maintenant ses poignets.
Elle respire ? Mettez-la en **position latérale de sécurité (voir p. 17-18).**
Elle ne respire pas ? Pratiquez la **réanimation cardiopulmonaire (voir p. 19-23).**

GELURES

Certaines parties du corps (les extrémités, en particulier) risquent de geler lorsqu'elles sont soumises à un froid extrême. **Évitez de frotter ou de masser la zone gelée et n'appliquez jamais de crème ou de pommade.**

▶ DE QUOI LA VICTIME SE PLAINT-ELLE ?

- **Insensibilité et difficulté à bouger la zone affectée**
- **Peau froide et durcie**

▶ CE QU'IL FAUT OBSERVER

- **Peau cireuse**
- **Peau froide et dure au toucher**
- **Peau blanchâtre, jaunâtre ou gris-bleutée**

▶ CE QU'IL FAUT FAIRE

1 Installez la victime dans un endroit abrité. Enlevez avec précaution les vêtements serrés, les chaussures et toutes les autres sources de gêne (montre-bracelet, par exemple).

Appelez le 15 ou le 18 le plus rapidement possible.

2 Il faut commencer par réchauffer progressivement la zone gelée, de préférence à la chaleur du corps. La victime peut se réchauffer les mains ou les doigts sous les aisselles, et le nez ou les oreilles avec les mains. Les gelures des pieds et des orteils nécessitent un traitement médical hospitalier.

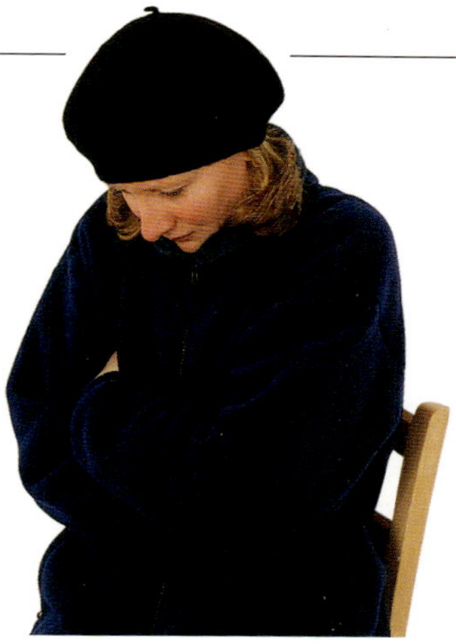

3 Couvrez chaudement la victime et faites-lui absorber une boisson chaude et sucrée. Si elle souffre également d'hypothermie, celle-ci est à traiter en priorité (voir p. 131).

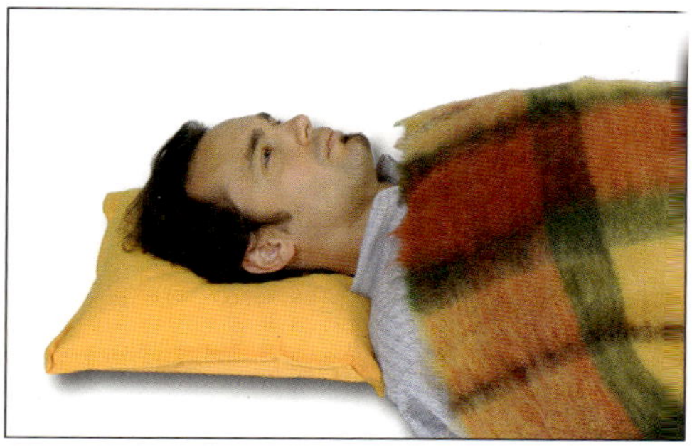

GENOU, traumatismes

Un traumatisme du genou peut se produire à la suite d'une simple chute, d'un accident de sport, d'un accident de voiture... La rotule est très souvent atteinte, et parfois aussi l'articulation qu'elle protège. Ce traumatisme s'accompagne fréquemment de lésions des ligaments.

▶ DE QUOI LA VICTIME SE PLAINT-ELLE ?

- **Douleurs au genou et dans la zone environnante**
- **Impossibilité de bouger le genou**
- **Raideur subite du genou**

▶ CE QU'IL FAUT OBSERVER

- **Gonflement du genou**
- **Déformation du genou**
- **Peau pâle, froide et humide**

▶ CE QU'IL FAUT FAIRE

1 Aidez la victime à s'allonger en faisant bien attention à ne pas déplacer son genou. Si le sol est froid ou humide, étendez-la sur une couverture ou un vêtement.
Soutenez-lui la tête, avec un coussin par exemple.
N'essayez pas de plier le genou ni d'étendre la jambe si le genou est plié.
Placez avec beaucoup de précautions un coussin ou un vêtement roulé sous le genou blessé afin de le soutenir en respectant la déformation.
Refroidissez-le également avec une poche de glace pour diminuer la douleur et le gonflement.

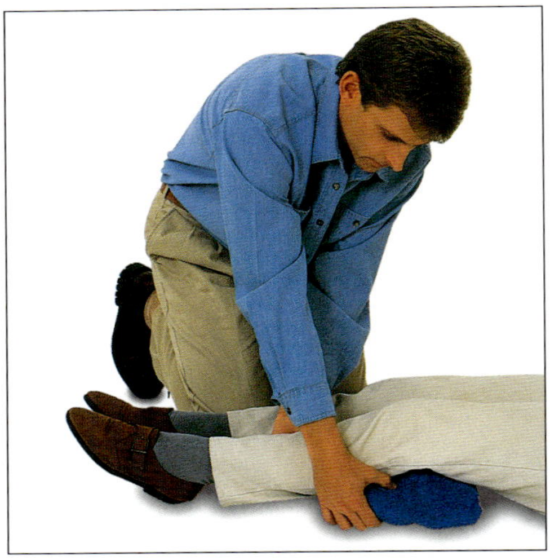

Appelez le 15 ou le 18 le plus rapidement possible.

2 Couvrez la victime afin de réduire les effets d'un éventuel état de choc : un blessé se refroidit vite.

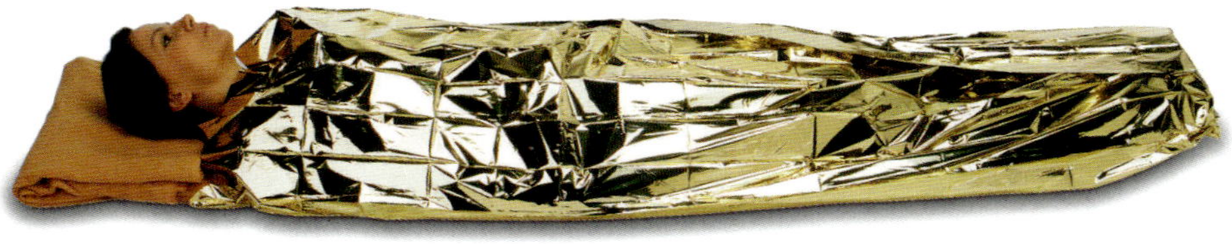

HANCHE, traumatismes

La plupart des traumatismes de la hanche – l'un des plus fréquents étant la fracture du col du fémur – affectent des personnes âgées, souvent à la suite d'une chute. La zone lésée est douloureuse. Ne déplacez pas la victime afin d'éviter toute aggravation.

► DE QUOI LA VICTIME SE PLAINT-ELLE ?

- **Douleurs plus ou moins intenses**
- **Impossibilité de marcher**

► CE QU'IL FAUT OBSERVER

- **Rotation du pied et du genou vers l'extérieur ; raccourcissement éventuel du membre concerné**
- **Peau pâle, froide et humide**

► CE QU'IL FAUT FAIRE

1 Demandez à la victime de rester allongée et de ne surtout pas bouger jusqu'à l'arrivée des secours.

Appelez le 15 ou le 18 le plus rapidement possible.

La victime doit rester allongée, sans bouger.

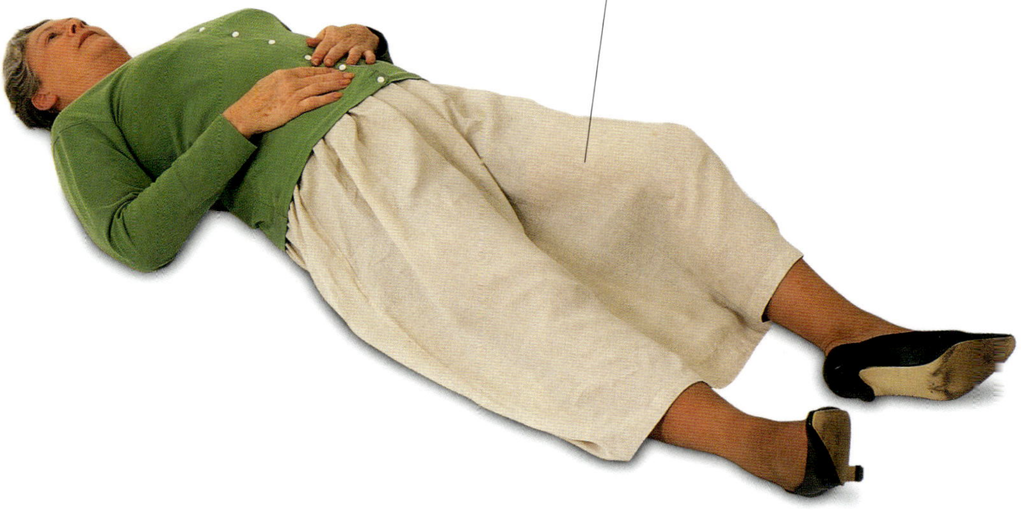

SUITE AU VERSO ►

2 Couvrez la victime : un blessé se refroidit très vite. Si le sol est froid ou humide, glissez avec précaution une couverture ou un autre matériau isolant sous la tête, le torse et la jambe indemne de la victime.
Évitez de déplacer ou de toucher la hanche atteinte.

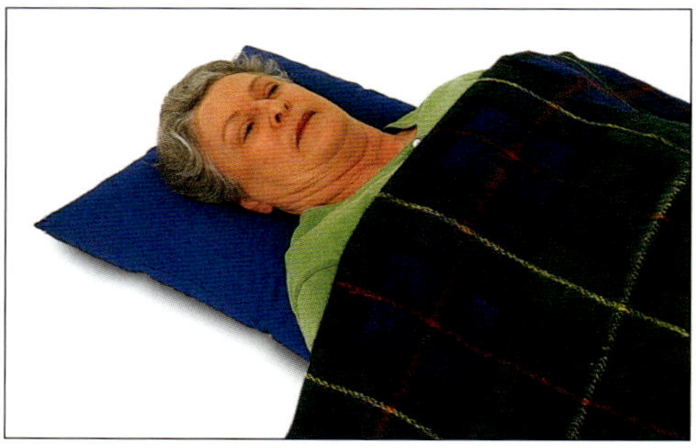

---

3 Restez auprès de la victime jusqu'à l'arrivée des secours. Ne donnez rien à boire ou à manger à la victime : une anesthésie pourrait être nécessaire par la suite.

L'OSTÉOPOROSE : CE QU'IL FAUT SAVOIR

L'ostéoporose est causée par une carence en calcium qui fait perdre leur densité aux os et les rend plus fragiles, facilitant ainsi les fractures.
L'ostéoporose touche avant tout des personnes âgées – principalement les femmes de plus de 65 ans. La main et l'articulation de la hanche sont particulièrement vulnérables. Même en cas d'absorption normale du calcium, les os peuvent se fragiliser et devenir plus friables.

■ Facteurs de risques

Le risque d'ostéoporose est accru par les facteurs suivants : tabagisme, consommation excessive d'alcool, prise régulière de certains médicaments, manque d'exercice physique.

■ Apport en calcium

Le calcium est indispensable à la croissance et à l'entretien des os. Les adultes doivent consommer au moins quatre produits laitiers (même au lait écrémé) par jour.

■ Apport en vitamine D

L'absorption du calcium par les os est facilitée par la vitamine D. Les rayons ultraviolets de la lumière solaire accélèrent ce processus. Il faut s'exposer au moins 15 minutes par jour à la lumière solaire naturelle ou prendre des comprimés de vitamine D.

■ Exercice physique

Les tractions que les muscles exercent sur les os lors de certains mouvements – notamment les exercices de gymnastique et de musculation – contribuent à leur solidification.

HÉMATOME

Un hématome peut apparaître à la suite d'un coup, d'une chute ou d'une collision. Le coup a pour effet de léser un ou plusieurs vaisseaux sanguins sous-cutanés : le saignement est visible à travers la peau. Au fur et à mesure qu'il est réabsorbé par les tissus, l'hématome passe par différents tons (bleu, violet, rouge et jaune).

▶ DE QUOI LA VICTIME SE PLAINT-ELLE ?

- **Douleurs dans la zone atteinte**
- **Sensation de pression sous la peau**

▶ CE QU'IL FAUT OBSERVER

- **Coloration bleuâtre tout autour de la zone lésée**
- **Gonflement de la zone atteinte**

▶ CE QU'IL FAUT FAIRE

1 Si l'hématome vient de se produire, appliquez sur la zone atteinte une poche de glace (voir p. 225) ou un coussin thermique afin de limiter le gonflement et la douleur. Interposez toujours un linge entre la peau et la poche de glace (ou le coussin thermique).

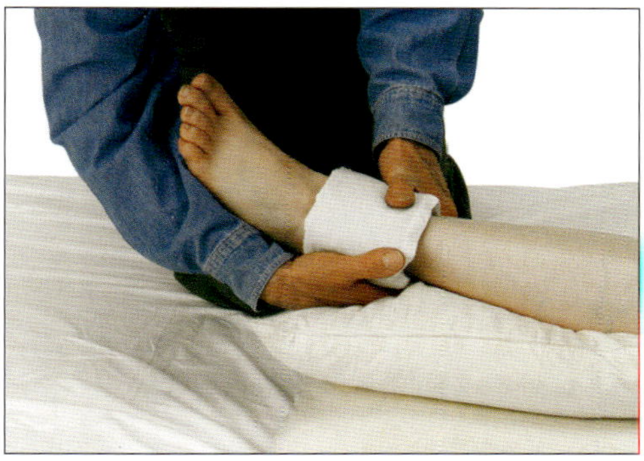

2 Réduisez le gonflement – dû au saignement dans les tissus – en surélevant la jambe à l'aide d'un coussin ou d'un vêtement plié. Fixez la poche de glace (ou le coussin thermique) sur la zone lésée avec une bande roulée élastique.

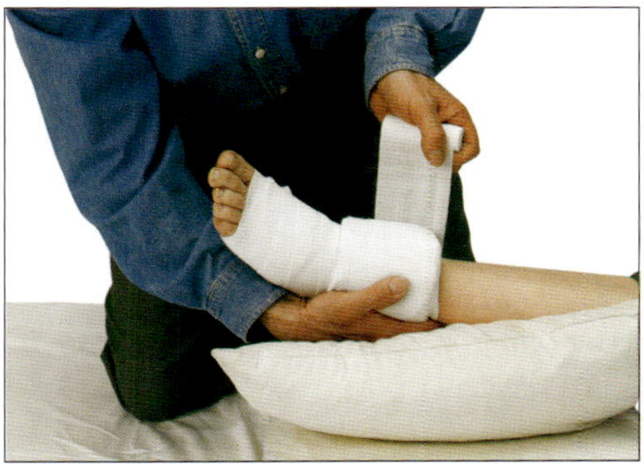

Prenez rendez-vous chez un médecin si l'hématome persiste ou devient très douloureux.

HÉMORRAGIE externe

Lorsqu'on se coupe, on appuie instinctivement sur la blessure afin d'arrêter le saignement et de soulager la douleur. Les premiers secours à apporter en cas d'hémorragie externe reposent sur le même principe. Appuyez directement votre main recouverte d'un linge propre sur la plaie, puis faites un pansement compressif. Surélevez le membre blessé, ce qui entraîne une diminution de la pression dans les vaisseaux sanguins lésés. Si la blessure continue à saigner, comprimez-la au moyen d'un second rembourrage (pansement surcompressif au-desssus du premier pansement).

► CE QU'IL FAUT FAIRE

1 Appuyez immédiatement sur la plaie avec la main (si possible recouverte d'un linge propre). Il est possible de laisser d'abord la victime appuyer elle-même sur la blessure, car, si elle garde son calme, elle est plus en mesure d'évaluer le degré de pression nécessaire pour arrêter l'hémorragie.

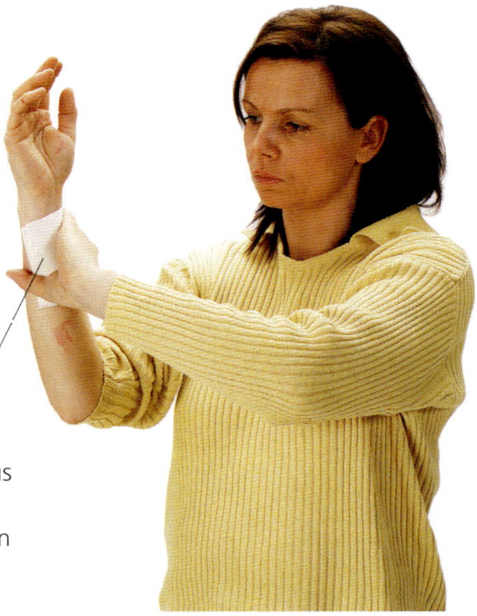

Surélevez si possible le membre lésé (au-dessus du niveau du cœur) afin de ralentir l'afflux sanguin vers la blessure.

2 Installez la victime en position allongée (elle pourrait s'évanouir et se blesser en tombant). Demandez-lui de surélever si possible le membre blessé, tout en continuant à maintenir la pression sur la plaie.

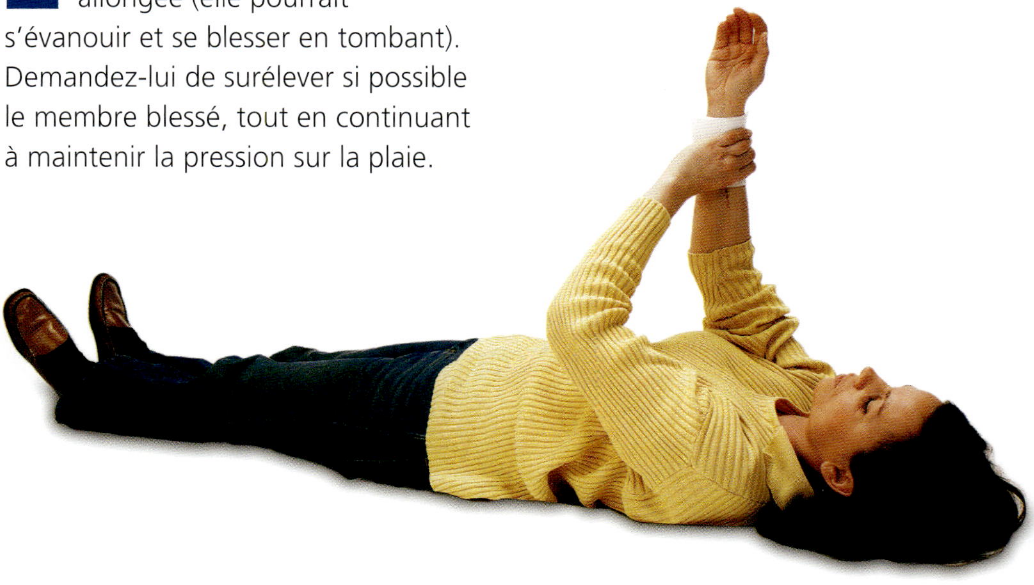

3 Afin de vous libérer pour appeler les secours, remplacez la pression manuelle par un pansement compressif (trousse de secours), qui permet d'appuyer sur la blessure.
Calez le membre blessé pour qu'il reste surélevé. Surélevez aussi légèrement les jambes de la victime et couvrez-la.

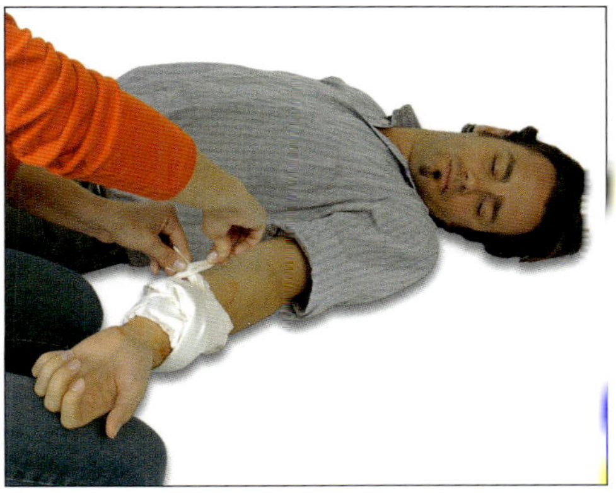

Appelez le 15 ou le 18 et décrivez précisément la situation.

HÉMORRAGIE externe

avec corps étranger

N'essayez pas d'enlever un corps étranger (morceau de verre, couteau...) incrusté dans une blessure : il contribue généralement à faire cesser l'hémorragie.

▶ CE QU'IL FAUT FAIRE

1 Rapprochez fermement les bords de la plaie (effet de compression latéral).

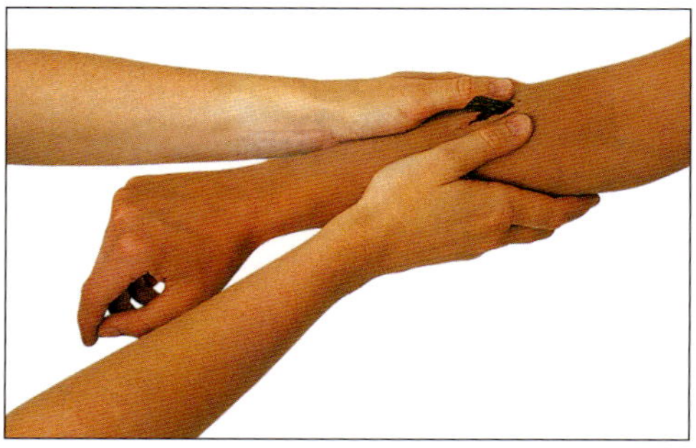

2 Faites un pansement de chaque côté du corps étranger à l'aide de deux coussinets de compresses stériles.

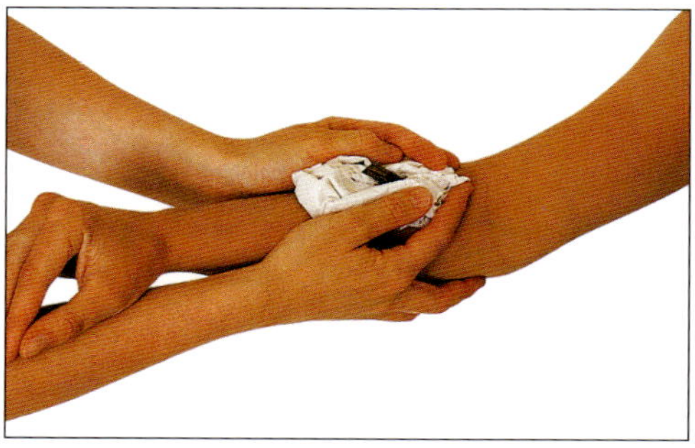

3 Fixez ces deux coussinets avec une bande roulée ou quelques sparadraps, en veillant à ce que le corps étranger ne subisse aucune pression.

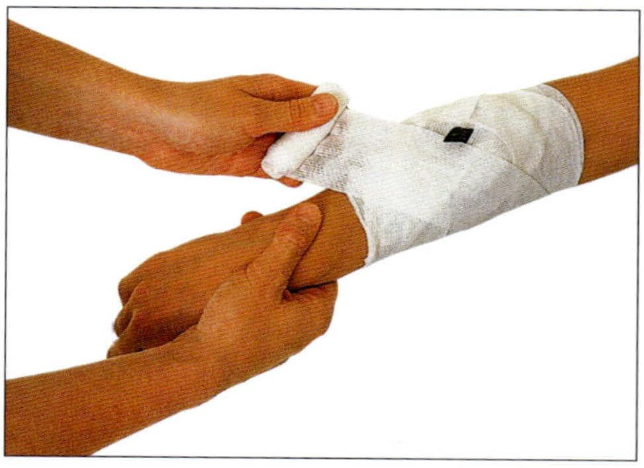

■ Si c'est un membre qui saigne, surélevez-le toujours avec précaution en le faisant reposer sur un coussin ou une couverture roulée.

Appelez le 15 ou le 18 le plus rapidement possible. Le corps étranger doit être enlevé en milieu hospitalier avec les plus grandes précautions afin de ne pas endommager davantage les tissus. Par ailleurs, il faut veiller à prévenir toute infection.

Une hémorragie interne est une perte sanguine à l'intérieur du corps. Appelez immédiatement les secours si la victime a été recemment blessée ou si elle souffre d'une maladie susceptible d'entraîner une hémorragie interne. Par définition, celle-ci n'est pas visible, mais, outre certains symptômes, il peut se produire un écoulement de sang par un orifice naturel qui permette d'en soupçonner la présence (voir tableau ci-dessous).

▶ DE QUOI LA VICTIME SE PLAINT-ELLE ?

- **Paroi abdominale parfois douloureuse et sensible**
- **Nausées et/ou vomissements**
- **Sensation croissante de soif et de froid**

▶ CE QU'IL FAUT OBSERVER

- **Peau pâle, froide et humide**
- **Pouls faible et de plus en plus rapide**
- **Respiration accélérée et superficielle (détresse respiratoire)**

SIGNES VISIBLES D'UNE HÉMORRAGIE INTERNE

Le sang s'écoule par un orifice naturel

PARTIE DU CORPS	LÉSION/MALADIE	SYMPTÔME
Oreille	Fracture de la base du crâne Lésion du conduit auditif ou du tympan	Sang et liquide de couleur claire Sang frais (rouge vif)
Nez	Fracture de la base du crâne Lésion du nez	Sang et liquide de couleur claire Sang frais (rouge vif)
Bouche	Fracture de la mâchoire ou lésion de la bouche	Sang frais (rouge vif)
Poumon	Lésion du poumon ou des voies aériennes supérieures	Expectoration d'un sang mousseux rouge clair, détresse respiratoire croissante
Estomac	Ulcère de l'estomac ou de l'œsophage	Vomissements rouge ou brun foncé ou selles noires
Intestins	Lésion intestinale	Selles noires
Rectum	Hémorroïdes	Sang frais (rouge vif)
Reins	Lésion rénale ou calculs rénaux	Urine rouge ou avec des traces de sang
Vessie	Lésion de l'appareil urinaire	Traces de sang dans l'urine, urine rougie

SUITE AU VERSO ▶

▶ CE QU'IL FAUT FAIRE

1 Installez la victime aussi confortablement que possible. En général, elle choisit d'instinct la position allongée.
Si elle se trouve à l'air libre, isolez-la du sol grâce à une couverture ou à un autre matériau isolant.
Placez un coussin ou une serviette de toilette roulée sous la tête de la victime pour qu'elle se sente mieux.

Appelez le 15 ou le 18 au plus vite. La victime doit être hospitalisée immédiatement.

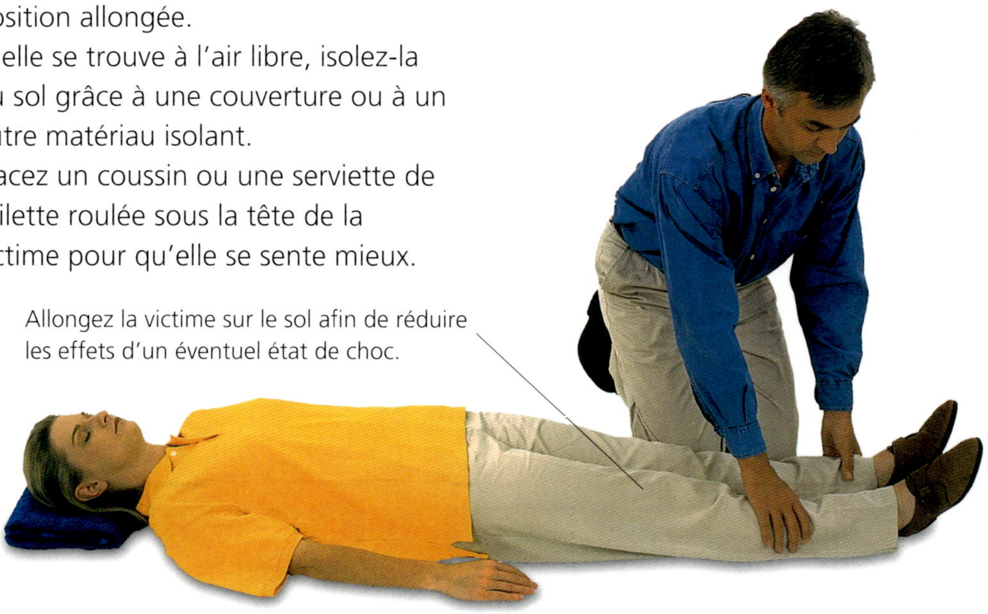

Allongez la victime sur le sol afin de réduire les effets d'un éventuel état de choc.

2 Recouvrez la victime avec un vêtement ou une couverture. Demandez-lui de bouger le moins possible pour ne pas risquer d'aggraver la détresse circulatoire.

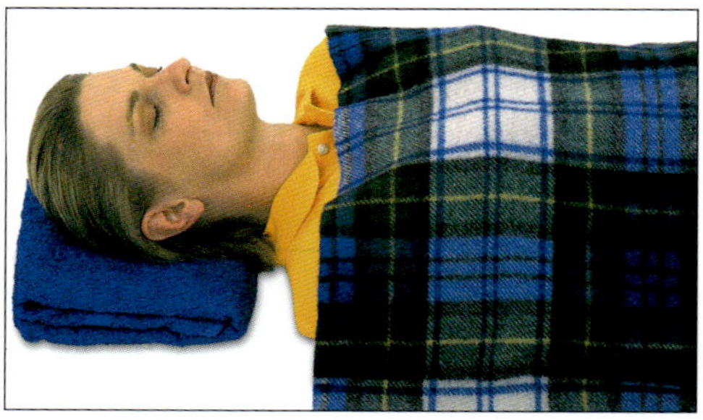

3 Réconfortez la victime. Observez l'évolution de son état. Vérifiez à intervalles réguliers si elle présente des signes de détresse circulatoire (sensation de soif, de froid, pâleur) ou si son pouls s'accélère*.
En cas de saignements du nez ou de la bouche, allongez la victime sur le côté.
Si elle perd conscience, mais respire, placez-la en **position latérale de sécurité** **(voir p. 17-18).**
En cas d'arrêt respiratoire, commencez la **réanimation cardiopulmonaire** **(voir p. 19-23).**

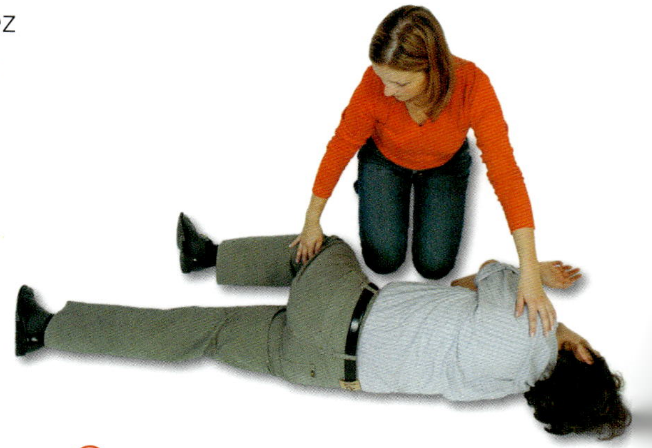

Ne donnez pas à boire à la victime.

**Ne prenez le pouls que si vous êtes formé à le faire.*

HYPOTHERMIE (adulte)

On parle d'hypothermie lorsque la température du corps tombe au-dessous de 35 °C lors d'une exposition prolongée au froid (noyade ou accident en montagne, par exemple). En cas d'hypothermie, la respiration et le rythme cardiaque diminuent et peuvent s'arrêter, entraînant la mort.

▶ DE QUOI LA VICTIME SE PLAINT-ELLE ?

- **Sensation de froid**
- **Perte de sensibilité au niveau du visage, des doigts et des oreilles**
- **Difficultés à marcher et à se mouvoir**
- **Épuisement**

▶ CE QU'IL FAUT OBSERVER

- **Frissons (faible hypothermie)**
- **État de confusion**
- **Problèmes de coordination des mouvements**
- **Apathie, somnolence**
- **Inconscience**
- **Respiration lente, voire imperceptible**

▶ CE QU'IL FAUT FAIRE

1 Allongez la victime dans un endroit protégé. Réchauffez-la progressivement : commencez par lui procurer des vêtements secs puis enveloppez-la dans une couverture sèche, l'idéal étant d'utiliser une couverture de survie, surface dorée à l'extérieur.
Si la victime est parfaitement consciente, donnez-lui une boisson chaude ou tiède.

Appelez immédiatement le 15 ou le 18.

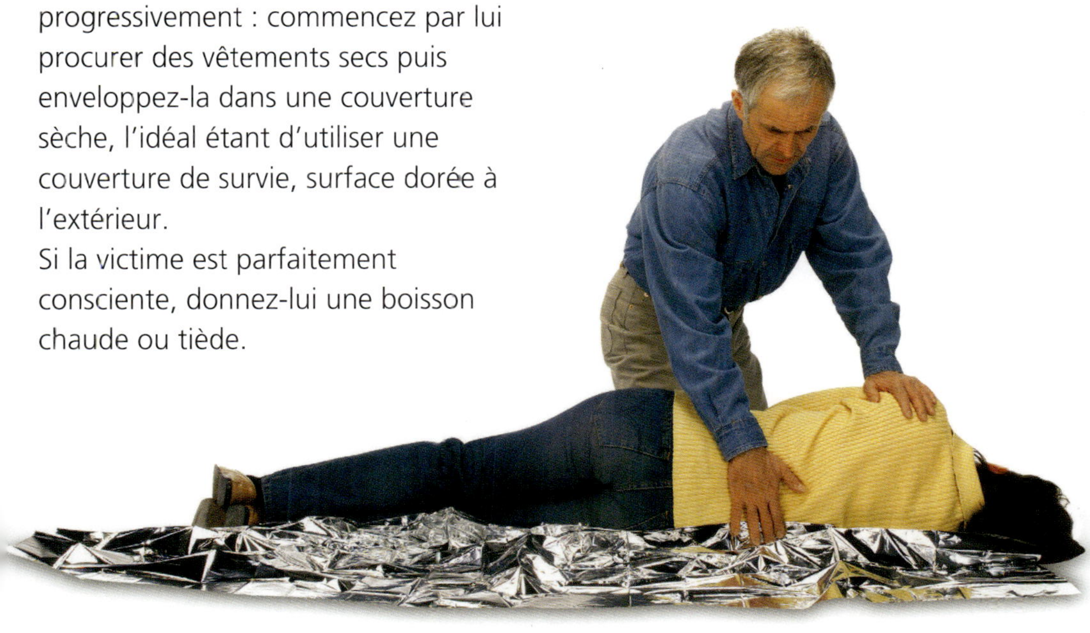

SUITE AU VERSO ▶

2 La victime doit rester allongée et il faut éviter les manipulations.
Ne lui donnez pas un bain chaud : un réchauffement trop rapide est néfaste pour l'organisme.
L'important est que la température du corps reste constante.

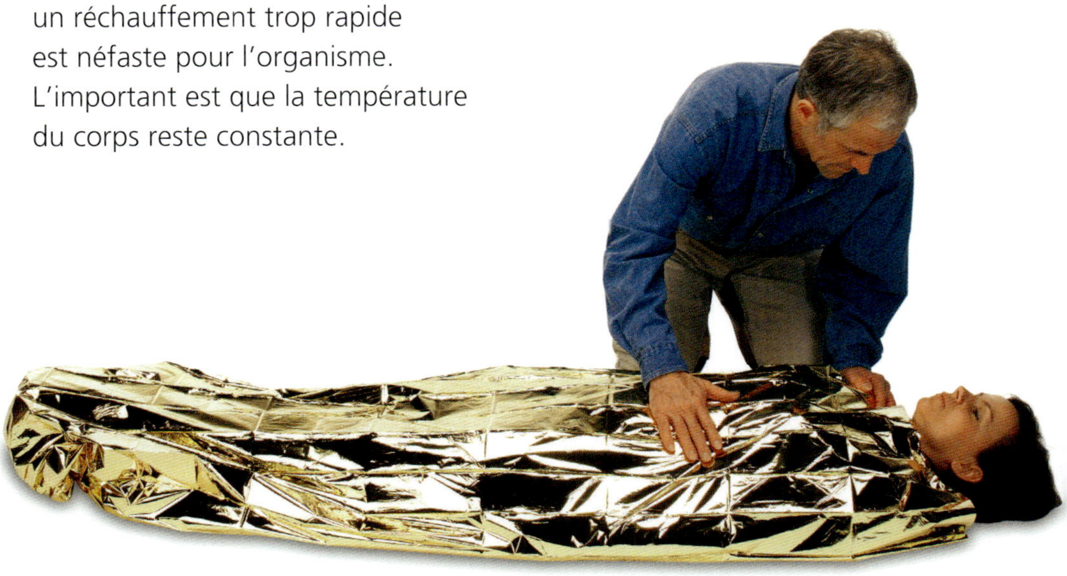

3 En attendant l'arrivée des secours, vérifiez régulièrement l'état de conscience et la respiration de la victime ainsi que tout changement d'état.
Si elle perd connaissance, mais qu'elle respire encore, placez-la en **position latérale de sécurité (voir p. 17-18).**
Si elle ne respire plus, effectuez les **gestes de réanimation cardiopulmonaire (voir p. 19-23).**

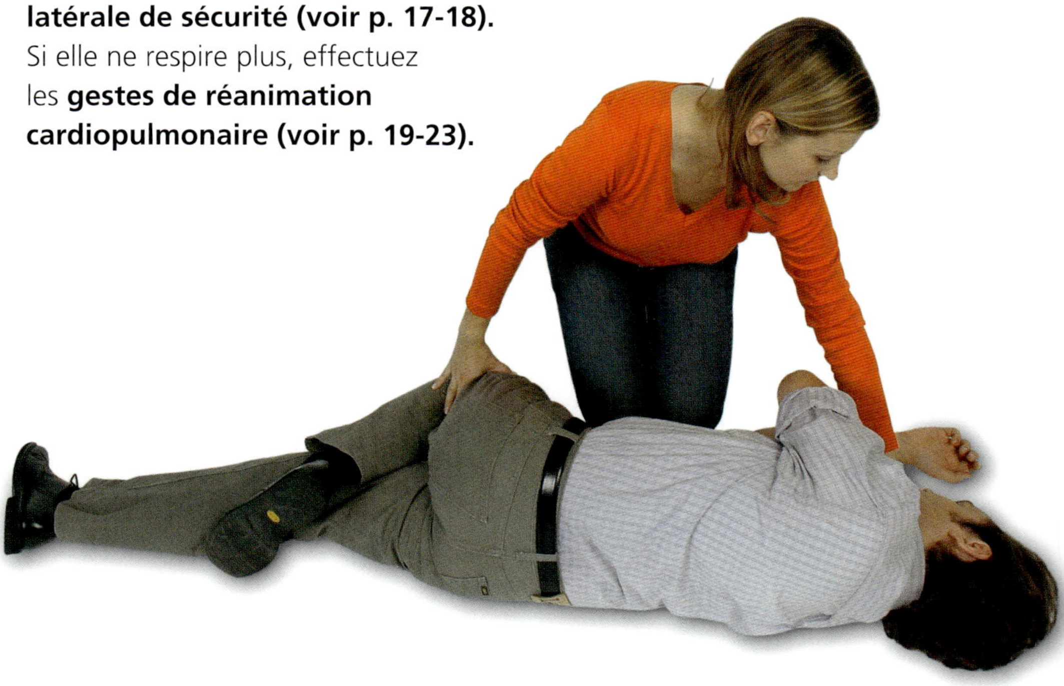

HYPOTHERMIE (enfant)

L'hypothermie survient rapidement chez les enfants de moins de 1 an, car leur système de régulation thermique n'est pas encore bien formé. Les enfants plus âgés peuvent présenter une hypothermie après avoir joué longtemps à l'extérieur par temps froid et humide. Attention ! Les enfants souffrant d'hypothermie peuvent avoir un aspect tout à fait normal (joues roses, peau fraîche). Dans ce cas, il convient de rechercher la présence des autres symptômes.

▶ CE QU'IL FAUT OBSERVER

- **Apathie inhabituelle, somnolence, fatigue**
- **Perte de l'appétit et de la soif**
- **Frissons**
- **Respiration lente**
- **Pâleur, peau sèche**

▶ CE QU'IL FAUT FAIRE

1 Mettez l'enfant à l'abri, mais pas à proximité d'une source de chaleur (radiateur, feu de cheminée…). Changez-le si ses habits sont humides. Réchauffez-le en le recouvrant de vêtements chauds et d'une couverture.
Ne lui donnez pas de bain chaud : un réchauffement trop rapide est néfaste pour l'organisme.

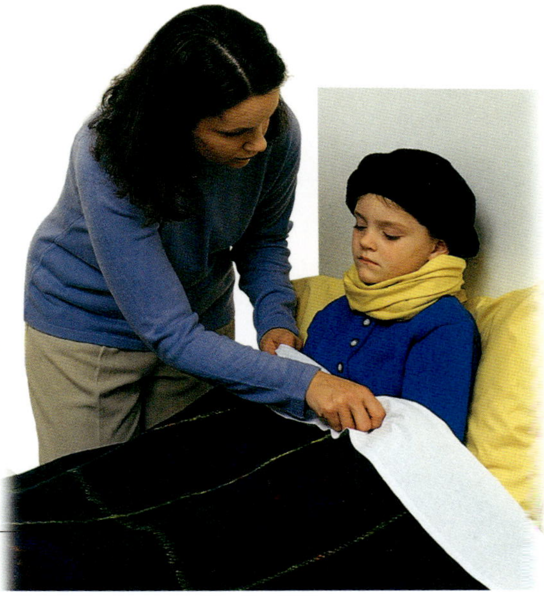

Recouvrez l'enfant d'une couverture et de vêtements chauds.

2 Proposez à l'enfant une boisson chaude et sucrée, et réconfortez-le.

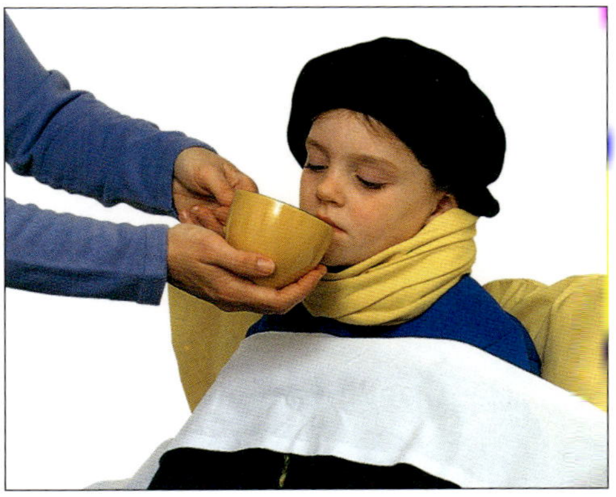

Appelez le pédiatre ou, en son absence, le 15. Une hospitalisation peut être nécessaire.

L'inhalation de grandes quantités de fumée lors d'un incendie peut avoir des conséquences graves, voire mortelles. En effet, la fumée ainsi inhalée peut entraîner des spasmes des voies respiratoires, rendant la respiration pénible et douloureuse. L'inhalation de fumée chaude peut aussi brûler les voies respiratoires. En cas d'incendie, l'inhalation des gaz toxiques contenus dans la fumée qui se dégage de la combustion de produits inflammables est aussi très nocive.

▶ CE QU'IL FAUT OBSERVER

- **Difficulté à respirer ou arrêt respiratoire**
- **Brûlures au visage, à la bouche, au nez**
- **Confusion mentale, épuisement, troubles du comportement**

▶ CE QU'IL FAUT FAIRE

1 Si la victime se trouve dans une pièce fermée, faites-lui respirer de l'air frais. Si elle est consciente, aidez-la à sortir sans vous exposer vous-même.

Appelez immédiatement le 18 depuis un poste situé hors de la zone de l'accident. Évitez de toucher à l'électricité.

2 Si la victime a perdu connaissance, traînez-la sur le sol en lieu sûr en la tirant par les pieds ou les aisselles selon la manière dont elle se présente. Ne prenez aucun risque et ne vous exposez pas à la fumée.
Si elle respire, placez-la en **position latérale de sécurité (voir p. 17-18).**
Si elle ne respire plus, commencez les **manœuvres de réanimation (voir p. 19-23).**

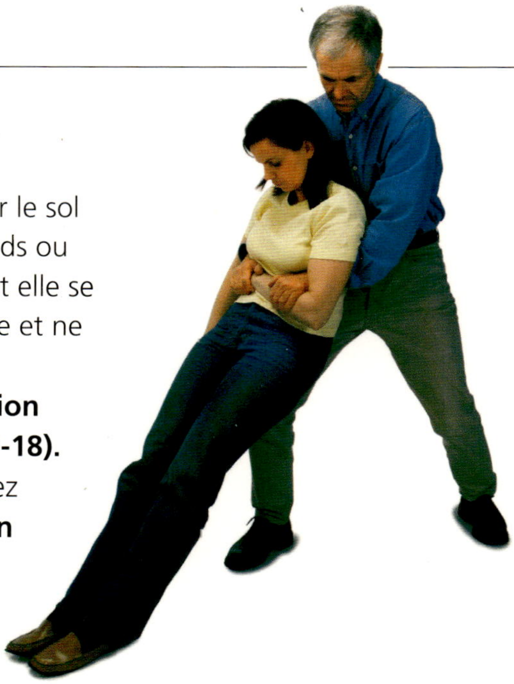

3 Si la victime est consciente, elle doit rester au repos en lieu sûr. Surveillez-la jusqu'à l'arrivée des secours.

Appelez le 15. La victime doit être examinée par un médecin, car l'inhalation de gaz toxiques peut avoir des conséquences graves.

L'inconscience résulte d'une altération du fonctionnement cérébral à la suite d'une maladie, d'un traumatisme ou d'un manque d'oxygène. Elle peut avoir d'autres causes : alcool ou drogue, intoxication au monoxyde de carbone. Si la victime ne réagit pas à la parole ou au toucher, c'est qu'elle a perdu connaissance.

▶ CE QU'IL FAUT OBSERVER

- **Circonstances de l'accident : chute sur la tête, coup à la tête (y compris avec un objet), etc.**
- **Absence de réactions à la parole ou au toucher**

▶ CE QU'IL FAUT FAIRE

1 Parlez d'une voix forte à la victime : « Ouvrez les yeux ! Serrez-moi la main ! » Si elle ne réagit pas, c'est qu'elle est inconsciente.

2 Une main sur le front de la victime, l'autre sous le menton, faites basculer doucement sa tête en arrière.
Approchez votre oreille tout près du visage de la victime et vérifiez si vous entendez un bruit de respiration ou voyez la poitrine se soulever.

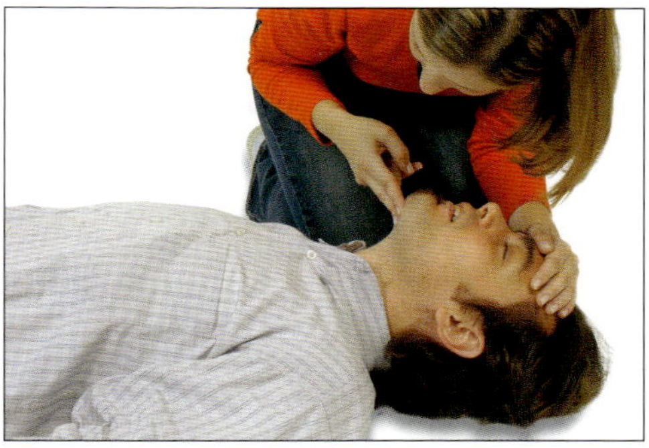

Appelez ou faites appeler le 15 ou le 18 le plus rapidement possible.

La personne respire : position latérale de sécurité

1 Rapprochez délicatement les jambes de la victime.
• Écartez le bras qui est de votre côté à angle droit par rapport à son corps et pliez le coude, paume de la main tournée vers le ciel.
• Paume contre paume, attrapez l'autre main de la victime et placez le dos de cette main contre son oreille. Gardez cette position.

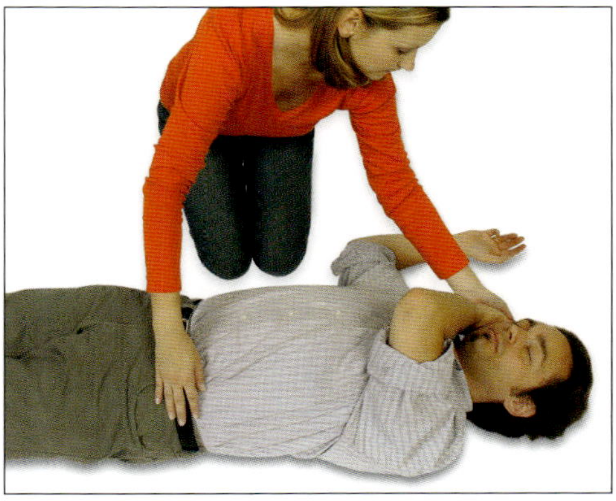

SUITE AU VERSO ▶

2 De l'autre main, saisissez la jambe opposée à vous derrière le genou et repliez-la, pied au sol.
- Faites rouler lentement le corps de la victime en tirant sur le genou tout en tenant toujours sa main contre son oreille.

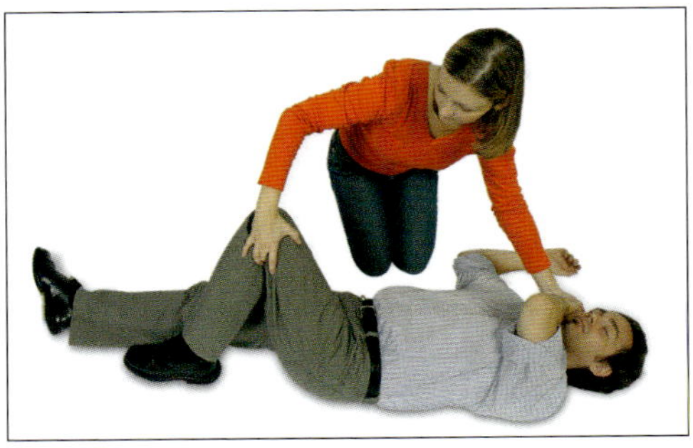

3 Retirez votre main de sous la tête de la victime tout en maintenant son coude pour ne pas faire bouger la tête.
- Ajustez la jambe pliée de sorte que la hanche et le genou soient à angle droit et viennent, en prenant appui sur le sol, stabiliser la victime.

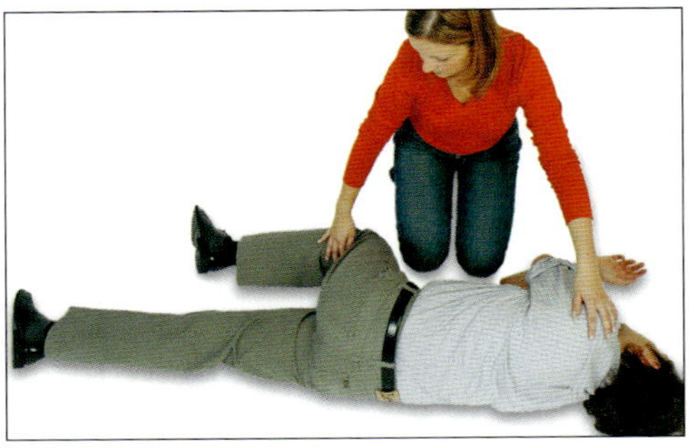

4 Basculez légèrement la tête de la victime en arrière.
- Ouvrez-lui la bouche sans faire bouger sa tête.
- Couvrez-la.

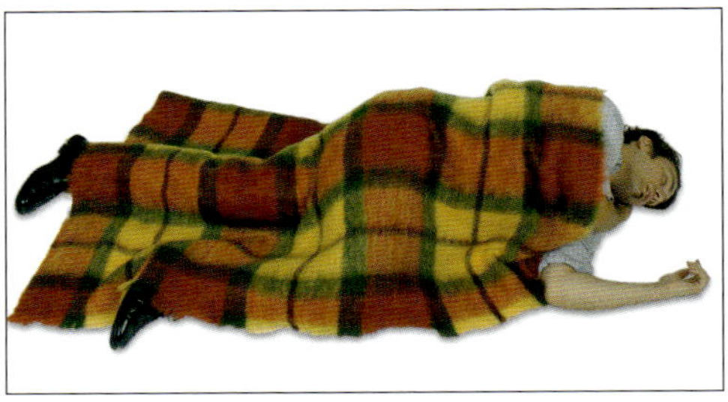

La personne ne respire pas : réanimation cardiopulmonaire

1 Si la victime ne respire pas, commençez immédiatement la **réanimation cardiopulmonaire :** bouche-à-bouche ou bouche-à-nez associé au massage cardiaque **(voir p. 19-23).**

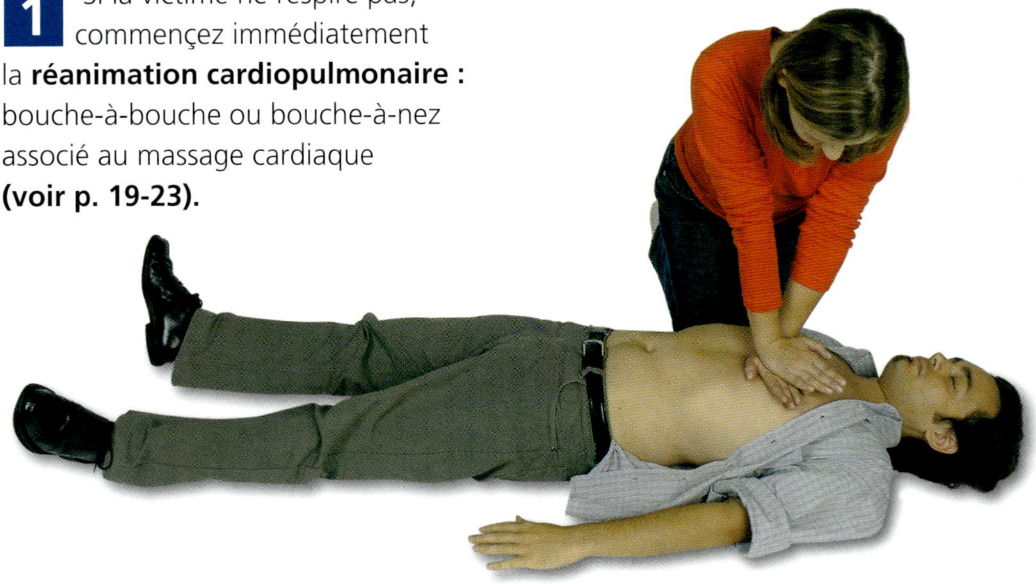

2 Vérifiez à nouveau si vous perceve z le pouls* ou constatez des signes de vie (toux, déglutition, mouvements).
Si la victime ne respire pas, mais qu'elle présente des signes de vie, continuez à pratiquer la ventilation artificielle (15 insufflations par minute, une toutes les 4 secondes).

**Ne vérifiez le pouls que si vous avez été formé pour le faire.*

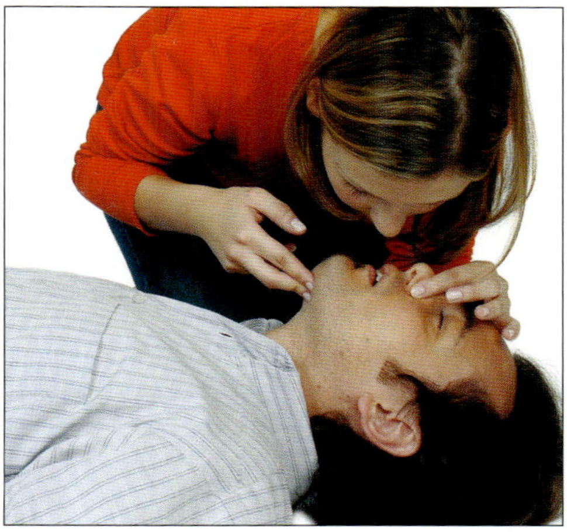

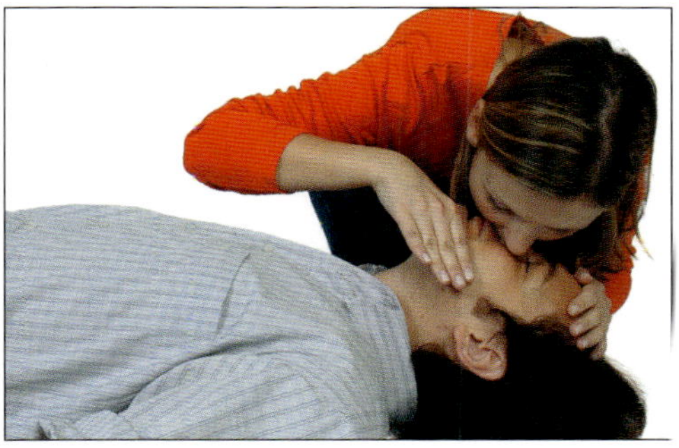

Pendant le bouche-à-nez, on maintient la bouche de la victime fermée.

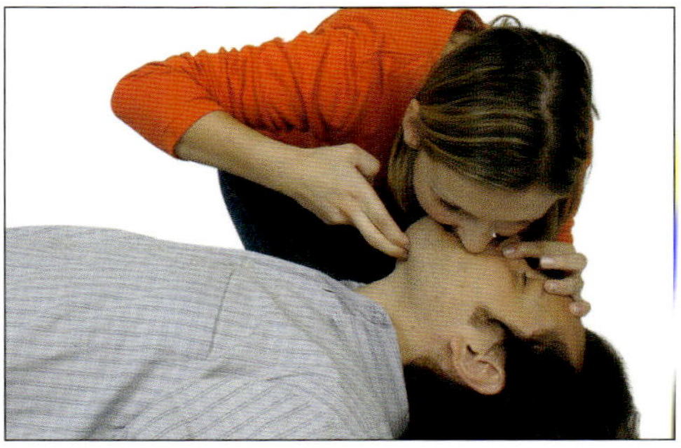

Pendant le bouche-à-bouche, on pince fermement le nez de la victime avec deux doigts.

---

3 Si vous ne constatez aucun signe de vie, poursuivez la réanimation au même rythme (15 massages cardiaques pour 2 insufflations) jusqu'à ce que la victime ait repris conscience ou jusqu'à l'arrivée des secours. Si vous êtes à bout de forces, faites-vous relayer.

Vous pouvez aussi adopter un rythme de 30 massages cardiaques pour 2 insufflations.

INFARCTUS

La plupart des infarctus du myocarde sont provoqués par un caillot sanguin qui bouche l'une des artères coronaires, chargées d'approvisionner le cœur en sang. Un secours médical très rapide peut permettre une guérison complète.

▶ DE QUOI LA VICTIME SE PLAINT-ELLE ?

- **Douleurs lancinantes dans la région du sternum (impression d'avoir la poitrine serrée dans un étau). Ces douleurs peuvent irradier vers le bras, le cou ou la mâchoire.**
- **Difficulté à respirer**
- **Nausées**

▶ CE QU'IL FAUT OBSERVER

- **Pâleur ; la peau est froide et humide au toucher**
- **Essoufflement**
- **Frissons, agitation**

▶ CE QU'IL FAUT FAIRE

1 Aidez la victime à s'installer confortablement, avec le tronc surélevé. Incitez-la à se reposer, car cela atténue les douleurs. La plupart des victimes préfèrent s'asseoir sur une chaise ou s'adosser à un appui. Ne donnez pas à boire à la victime, y compris des boissons excitantes (thé, café, alcool), ne lui proposez pas une cigarette.

Appelez immédiatement le 15 ou le 18.

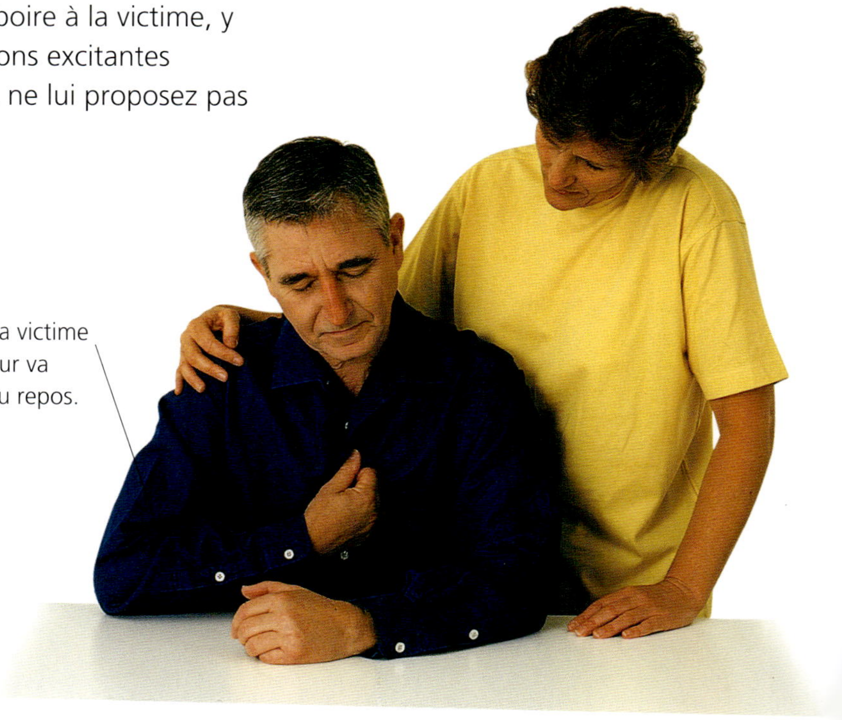

Expliquez à la victime que la douleur va disparaître au repos.

2 Si la victime fait un malaise, allongez- la et vérifiez sa respiration et son pouls*.
Soyez prêt à la **réanimer** si nécessaire **(voir p. 19-23).**

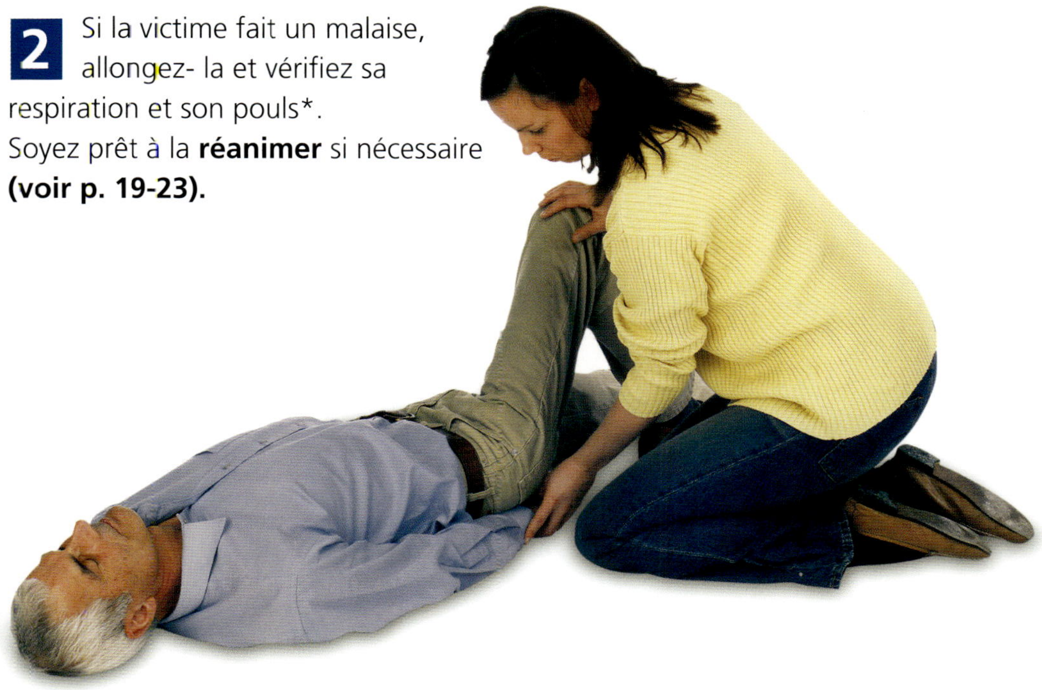

3 Si la victime est consciente et a sur elle ses médicaments contre les douleurs cardiaques, aidez-la à les prendre. Vérifiez le pouls carotidien* et surveillez attentivement toute évolution de l'état de la victime. Contrariétés et efforts physiques sont à éviter.

**Ne vérifiez le pouls que si vous êtes formé à le faire.*

FACTEURS DE RISQUE

■ **Tension artérielle trop élevée**
Une tension élevée peut entraîner une obstruction des vaisseaux sanguins. Il est donc essentiel de procéder à un contrôle régulier de sa tension artérielle.

■ **Tabagisme**
La nicotine provoque un rétrécissement des vaisseaux sanguins et une hausse de la tension artérielle : le cœur est obligé de faire davantage d'efforts.

■ **Excès de cholestérol**
L'absorption d'aliments riches en graisses saturées entraîne un rétrécissement des vaisseaux sanguins. Il est donc préférable de consommer des huiles et des graisses non saturées.

■ **Surcharge pondérale**
Un excès de poids oblige le cœur à travailler davantage, ce qui fait monter la tension artérielle.

■ **Manque d'activité physique**
Un cœur en bonne santé a besoin de faire des efforts de temps à autre pour bénéficier d'une meilleure oxygénation. Des sports tels que la marche à pied, la bicyclette ou la natation ont un effet stimulant sur l'activité cardiaque et pulmonaire.

INTOXICATION par contact

Certains insecticides et désherbants, certains produits d'entretien, mais aussi certaines substances contenues dans les champignons ou dans les feuilles et les fruits peuvent provoquer une intoxication par contact avec la peau.

▶ DE QUOI LA VICTIME SE PLAINT-ELLE ?

- **Éruption cutanée et démangeaisons au point de contact**
- **Douleur modérée à forte au point de contact**
- **Nausées, maux de tête, vertiges**

▶ CE QU'IL FAUT OBSERVER

- **Rougeurs sur la peau, cloques, éruption cutanée**
- **Agitation**

▶ CE QU'IL FAUT FAIRE

1 Si la personne sait qu'elle a été en contact avec une substance toxique, elle doit retirer immédiatement tout vêtement imprégné. Placez les vêtements souillés dans un sac en plastique. Rincez abondamment la partie du corps en contact avec le produit toxique.

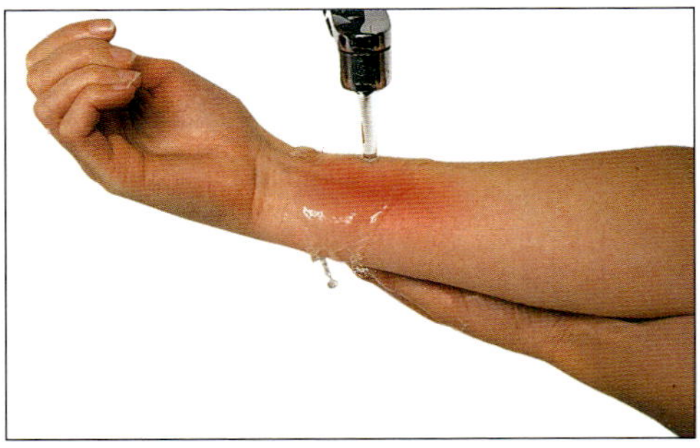

2 Si la personne ignore si elle a été en contact avec une substance toxique, passez en revue ses occupations des dernières heures.

Appelez immédiatement le 15. N'enduisez jamais la peau de crème ou de lotion apaisante sans conseil médical. Continuez d'arroser la partie atteinte jusqu'à l'arrivée des secours.

3 Si la victime perd connaissance et qu'elle respire, placez-la en **position latérale de sécurité** **(voir p. 17-18).**
Si elle ne respire plus, commencez la **réanimation cardiopulmonaire** **(voir p. 19-23).**

INTOXICATION par ingestion

Les enfants en bas âge sont particulièrement exposés. Outre les produits d'entretien, qu'il faut absolument placer hors de portée des petites mains, les insecticides, les herbicides, le pétrole désaromatisé et les médicaments sont les produits le plus fréquemment ingérés.

▶ DE QUOI LA VICTIME SE PLAINT-ELLE ?

- **Nausées**
- **Douleurs à l'estomac**
- **Sensation de brûlure interne**

▶ CE QU'IL FAUT OBSERVER

- **Vomissements**
- **Agitation, convulsions**
- **Lésions de la zone buccale et pharyngée**
- **Maux de ventre**
- **Apathie ou perte de connaissance**
- **Vertiges ou hallucinations**
- **Présence d'emballages vides, baies, parties de végétaux ou de champignons à proximité de la victime**

▶ CE QU'IL FAUT FAIRE

1 Si vous ignorez la nature du produit toxique, vous devez d'abord vous protéger. Si la victime est consciente, demandez-lui quel produit ou quelle plante elle a avalé, depuis combien de temps et en quelle quantité.

2 En cas de rougeurs ou de douleurs dans la bouche et le pharynx, dites à la victime de se rincer abondamment la bouche. **Ne la faites ni boire ni vomir.**

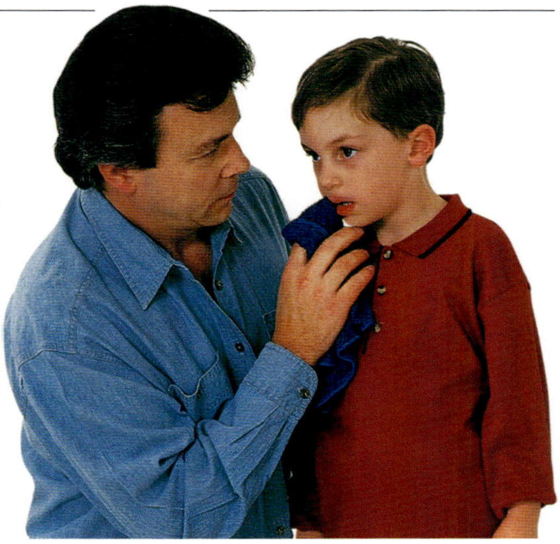

SUITE AU VERSO ▶

3 Si la victime perd connaissance et qu'elle respire, placez-la en **position latérale de sécurité (voir p. 17-18).**
Si elle ne respire plus, commencez la **réanimation cardiopulmonaire (voir p. 19-23).**

Appelez immédiatement le 15. Donnez toutes les informations utiles sur la nature de la substance ingérée ainsi qu'un échantillon de ce que la personne a vomi, le cas échéant.

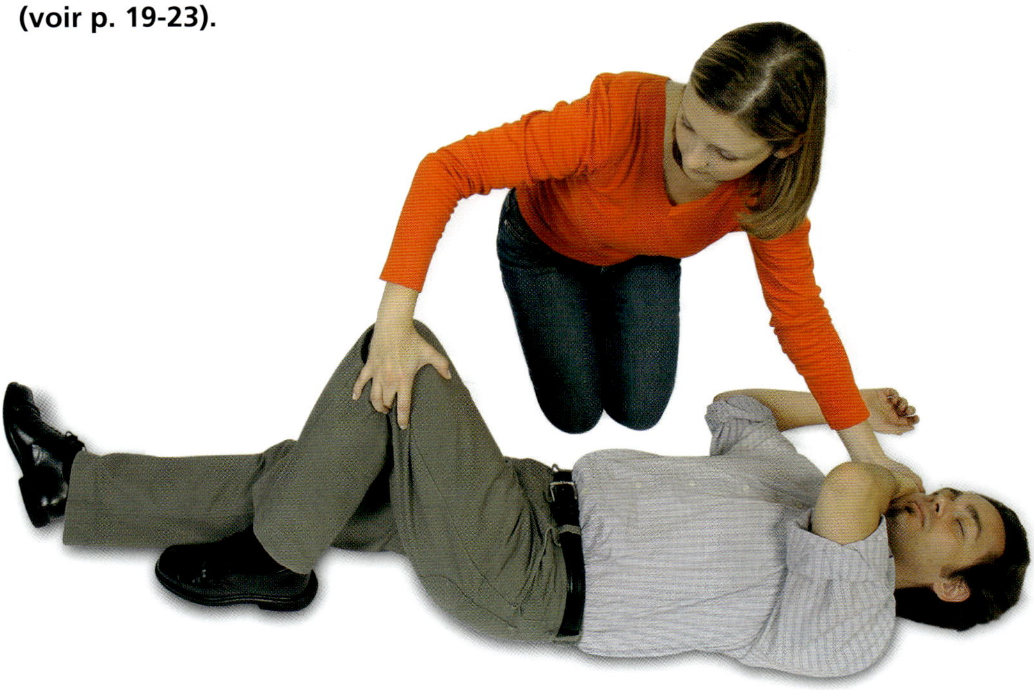

CONSEILS POUR ÉVITER LES INTOXICATIONS

- Les enfants âgés de 1 à 4 ans sont les plus exposés au risque d'intoxication. Ne laissez aucun produit toxique à leur portée.
- Dans la maison, les produits dangereux doivent être conservés en hauteur et si possible sous clef.
- Même règle pour les médicaments, qui doivent toujours être rangés hors de portée des enfants – y compris pendant la durée d'un traitement.
- Conservez les produits chimiques dans leur emballage d'origine. Ne retirez jamais les étiquettes et ne transvasez jamais un produit d'entretien dans un autre flacon, ni dans aucun récipient habituellement destiné à recevoir de la nourriture ou de la boisson.
- Ne mélangez jamais deux produits d'entretien. Conservez-les sous clef.
- Respectez la durée et la fréquence de prise des médicaments telles qu'elles ont été prescrites par le médecin.
- Rapportez les médicaments périmés ou dont vous n'avez plus besoin à la pharmacie.

De très nombreux végétaux courants contiennent des substances toxiques dont l'effet va du simple urticaire à la mort. Les enfants sont les plus exposés aux intoxications en raison de leur fragilité et de leur propension à mettre à la bouche tout ce qui est brillant et coloré. Voici une liste (non exhaustive) des plantes et champignons les plus toxiques de nos régions. Rappelons que peu de champignons sont comestibles : la plupart sont toxiques à des degrés divers et il est vivement recommandé de ne pas les mélanger et de faire vérifier votre cueillette par votre pharmacien.

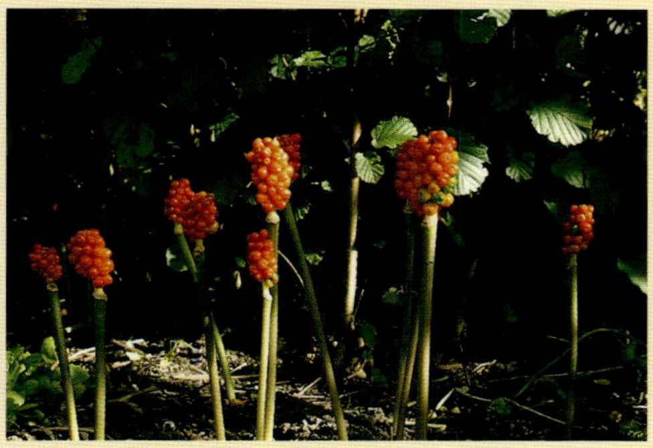

ARUM TACHETÉ *(Arum maculatum)*
Cette plante à rhizome pousse dans les sols humides et calcaires des sous-bois et les recoins incultes des jardins. Ses feuilles vert foncé, tachetées de brun rougeâtre, sont en forme de fer de lance, et ses fleurs (mai à fin juin) produisent des grappes de baies rouges. Toute la plante est toxique et provoque un gonflement des lèvres et des muqueuses de la bouche, de la gorge et du larynx ; extinction de voix, salivation excessive, vomissements, augmentation du pouls, crampes ; dans les cas les plus graves, coma mortel.

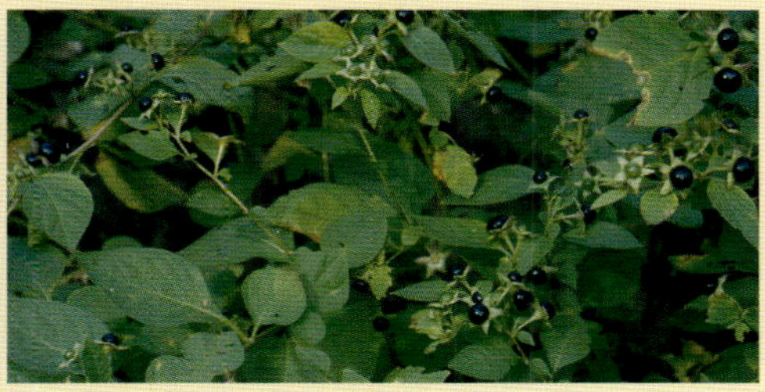

BELLADONE *(Atropa belladona)*
Les grosses baies noires et luisantes, juteuses et assez sucrées de la belladone sont très tentantes. La plante buissonnante, de 70 cm à 1,50 m de haut, est très présente dans les bois et haies des sols calcaires. L'ingestion des fruits comme du reste de la plante provoque de graves troubles digestifs, cardiaques et respiratoires accompagnés de délires et d'hallucinations, souvent mortels.

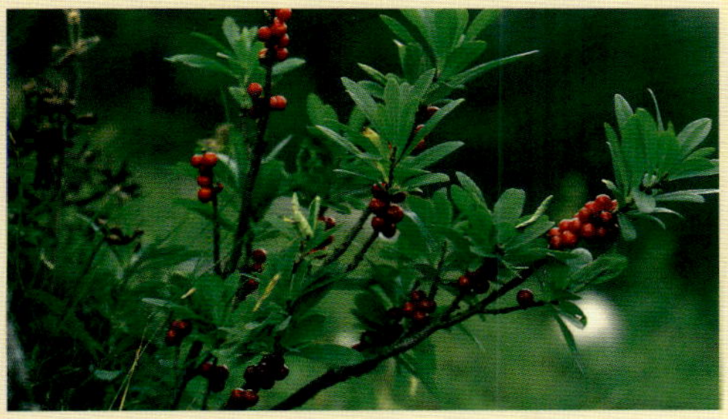

BOIS-JOLI *(Daphne mezereum)*
Les fleurs roses de cet arbrisseau (également appelé bois-gentil) apparaissent entre février et avril, avant les feuilles. Il est absent de l'Ouest, des Cévennes et du littoral méditerranéen et pousse plutôt dans les zones ombragées. L'écorce et les baies rouges sont toxiques. Leur ingestion entraîne des difficultés à déglutir, de forts maux de tête et de ventre, des nausées et des diarrhées sanguinolentes.

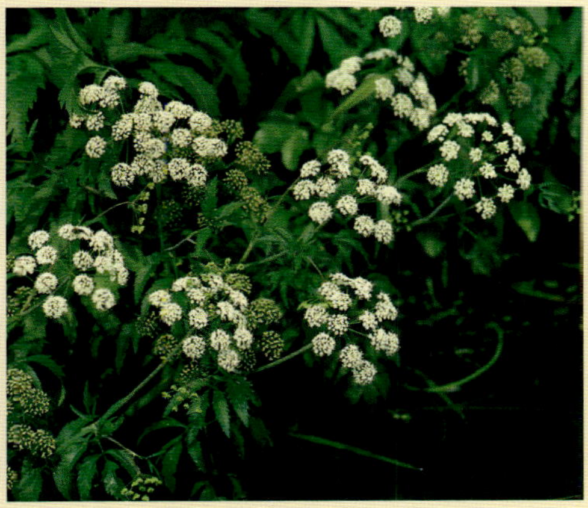

CIGUË VIREUSE *(Cicuta virosa)*
Cette grande plante à tige glabre (comme toutes les ciguës) aime les milieux humides. On peut la confondre avec la carotte sauvage en raison de ses grandes ombelles blanches (juin à août). Ses petits fruits arrondis, sa grosse racine creuse et cloisonnée, qui laisse exsuder un suc blanc jaunâtre à l'odeur désagréable, sont toxiques – comme le reste de la plante. D'autres espèces de ciguës, au feuillage plus découpé, fréquentes sur le bord des chemins, notamment du midi de la France, sont tout aussi toxiques. La substance active, la cicutoxine, provoque des brûlures dans la bouche, des nausées et vomissements et des convulsions potentiellement mortelles.

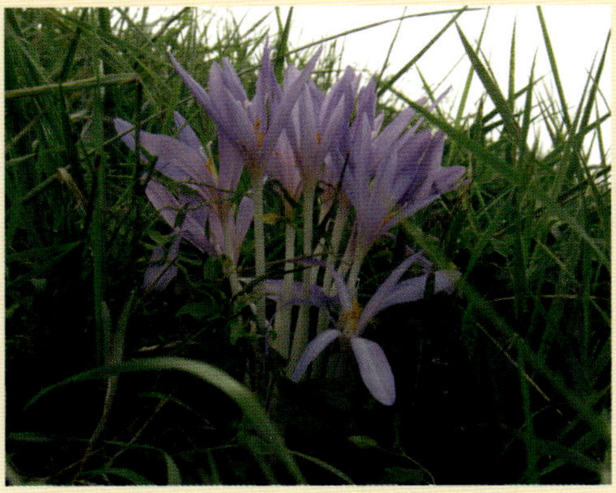

COLCHIQUE *(Colchicum autumnale)*
Ce bulbe vivace, à l'état sauvage dans les prairies mais parfois aussi cultivé, donne de très jolies fleurs lilas en automne suivies, au printemps, par des feuilles et des fruits ; la variété *C. vernale* fleurit au printemps. Tous les colchiques sont extrêmement toxiques. L'ingestion de n'importe quelle partie de la plante ou du suc de celle-ci provoque des troubles digestifs, cardiovasculaires, nerveux et respiratoires généralement très graves du fait de la présence de puissants alcaloïdes. Le colchique ressemble beaucoup au crocus mais possède six étamines (contre trois pour ce dernier).

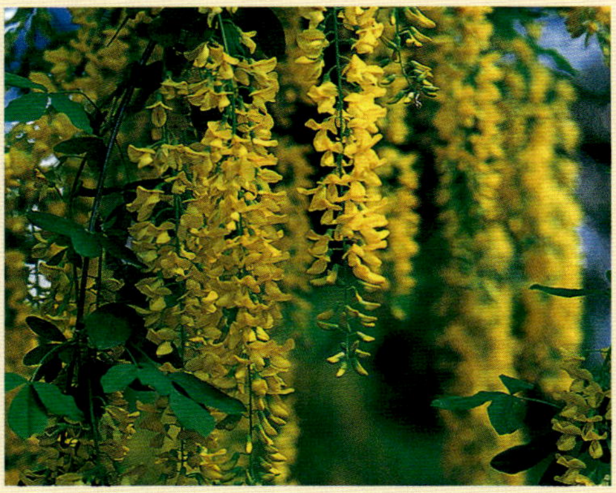

CYTISE AUBOUR *(Laburnum anagyroides)*
Cet arbre, également appelé faux-ébénier, produit vers la fin du printemps de grandes grappes de fleurs jaunes à l'attirante odeur sucrée. Toutes les parties de la plante sont toxiques, mais plus particulièrement l'écorce et les graines vertes. Ces dernières contiennent un alcaloïde qui, ingéré, provoque des vomissements, des nausées, des douleurs abdominales, une transpiration et une salivation excessives, ainsi qu'une grande pâleur. Dans les cas les plus graves, la victime peut perdre conscience, être prise de crampes et de troubles circulatoires. Le seul élagage des branches peut provoquer une irritation de la peau.

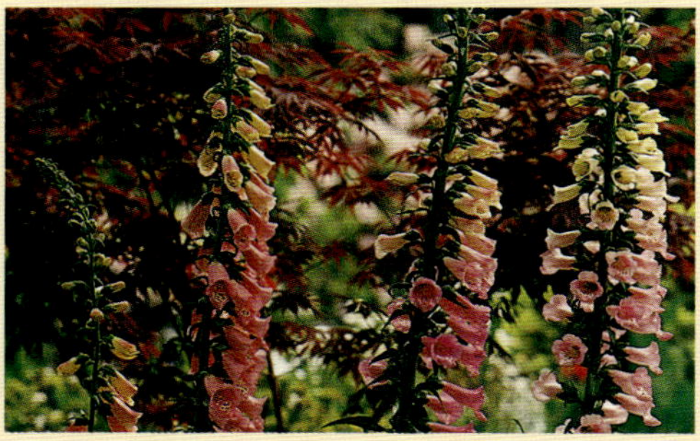

DIGITALES *(Digitalis sp.)*
Les digitales, dont il existe deux variétés sauvages sous nos climats, la digitale pourpre *(Digitalis purpurea)* et la digitale jaune *(Digitalis lutea)*, sont très toxiques. Elles contiennent plusieurs substances, dont la digitaline, qui peuvent entraîner la mort. Les premiers signes d'intoxication sont des nausées, des vomissements et des maux de ventre. Ensuite peuvent apparaître des troubles du rythme cardiaque, des problèmes de vision et des hallucinations.

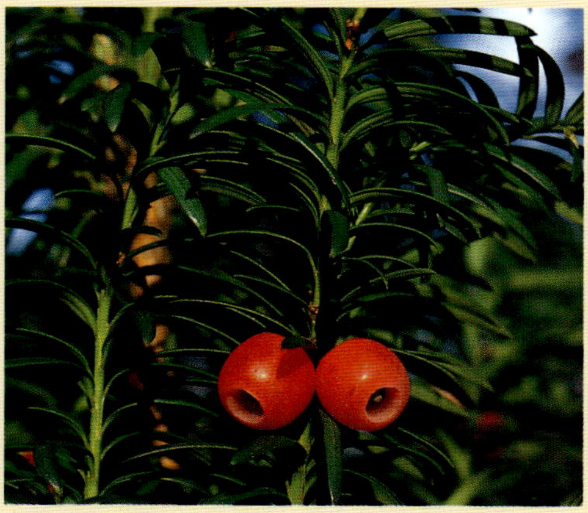

IF COMMUN *(Taxus baccata)*
Cet arbre à feuillage persistant affectionne les bois sur les terrains calcaires et est fréquemment utilisé pour les haies. Toutes les parties vertes ainsi que la graine de son fruit rouge vif sont extrêmement toxiques, voire mortelles pour l'être humain comme pour les animaux. Seuls les oiseaux peuvent consommer les graines sans risque et les lapins semblent immunisés contre les toxines contenues dans les aiguilles et l'écorce. Chez l'être humain, l'intoxication se manifeste par des nausées, des vomissements, des maux de ventre, une diarrhée et, dans les cas les plus graves, par des pertes de conscience et une tachycardie pouvant entraîner la mort.

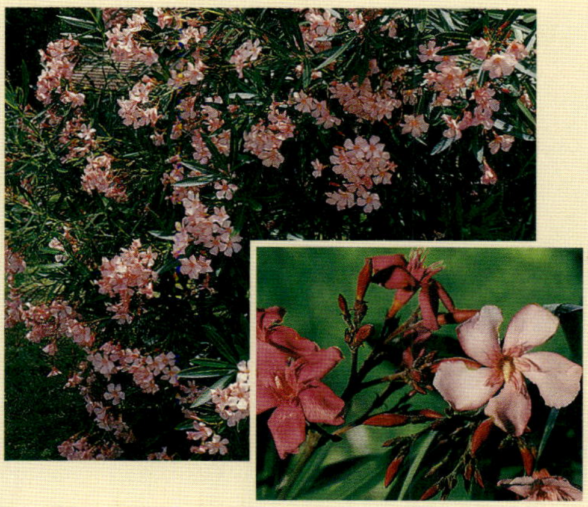

LAURIER ROSE *(Nerium oleander)*
Le laurier rose est un petit arbre à feuilles persistantes et lancéolées originaire des pays de la Méditerranée, aux fleurs roses ou blanches. Les branches et les feuilles du laurier rose sont très toxiques non seulement lorsqu'on les avale, mais aussi lorsque l'on respire la fumée que dégage la combustion de ces arbustes, qui contient des vapeurs toxiques. L'ingestion de cette plante entraîne de violents troubles digestifs et cardiaques. L'ingestion d'une seule feuille peut être mortelle.

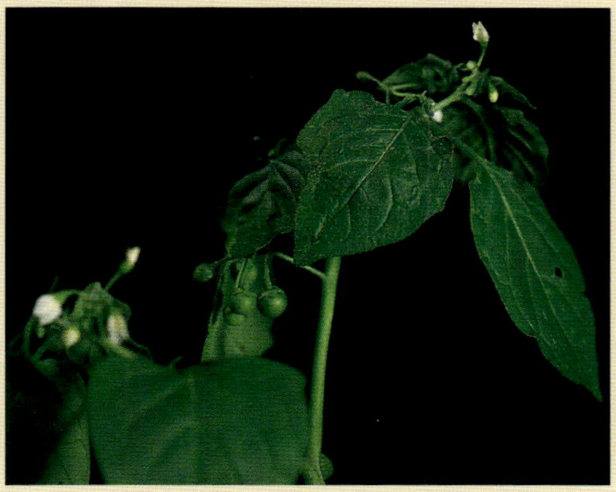

MORELLE COMMUNE *(Solanum nigrum)*
Cette mauvaise herbe apparaît de juillet à octobre dans les champs et les jardins. Elle donne de petites fleurs blanches suivies de baies noires (parfois vertes) de la taille d'un petit pois. Toutes les parties de la plante contiennent de la saponine et de la solanine, des substances toxiques. À l'ingestion, elles provoquent des irritations de la gorge, des vomissements et des maux de ventre. Dans les cas les plus graves, on observe une forte agitation, des hallucinations et des convulsions.

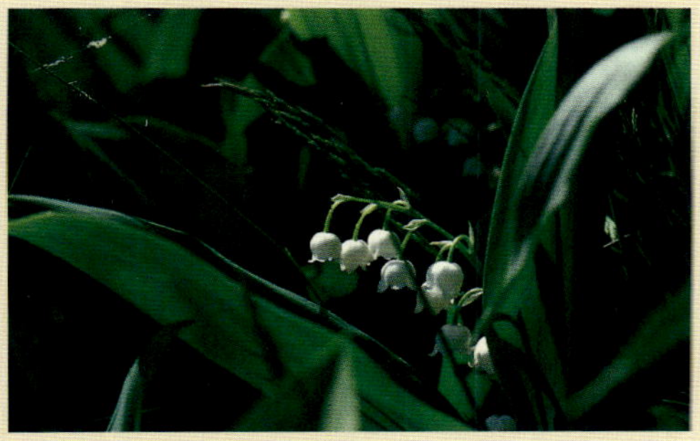

MUGUET *(Convallaria majalis)*
Le muguet est une plante herbacée donnant des fleurs blanches en forme de clochette. Cette plante contient des substances extrêmement dangereuses utilisées pour traiter les maladies de cœur. Les parties les plus toxiques sont les tiges et les baies rouges. Les enfants sont les plus touchés par les intoxications au muguet, qui provoquent des nausées, des vomissements, de la diarrhée, des vertiges, des crampes et des troubles du rythmes cardiaque pouvant entraîner la mort.

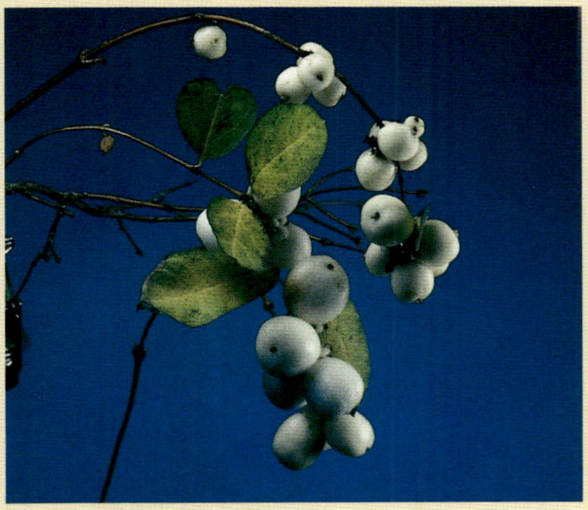

SYMPHORINE *(Symphoricarpos rivularis)*
Parmi les 17 espèces environ que compte ce genre, la variété à baies blanches est la plus répandue sous nos climats. La floraison dure du printemps à l'automne et les fruits, des baies blanches ou rose pâle, apparaissent entre août et septembre et sont visibles une bonne partie de l'hiver. La manipulation des baies (et des autres parties de l'arbuste) est urticante et irritante pour les yeux. L'ingestion entraîne nausées et vomissements.

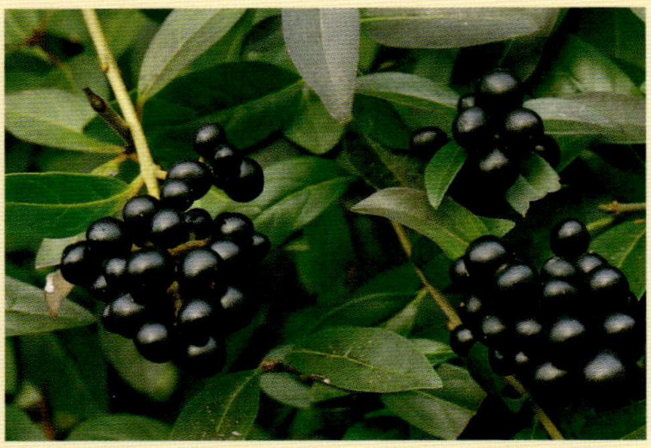

TROÈNE COMMUN *(Ligustrum vulgare)*
Le troène commun fait partie de la familles des oléacées. Ses fleurs blanches ou jaunes dégagent une odeur forte et un peu désagréable. Les fruits du troène sont des baies noires ou bleu foncé, consommées en hiver par les oiseaux, mais qui contiennent des substances toxiques provoquant maux de ventre et vomissements, tout comme les fleurs et les feuilles. Le troène est pourtant très utilisé dans les haies, notamment des espaces publics, et est abondant dans les sous-bois en terrain calcaire.

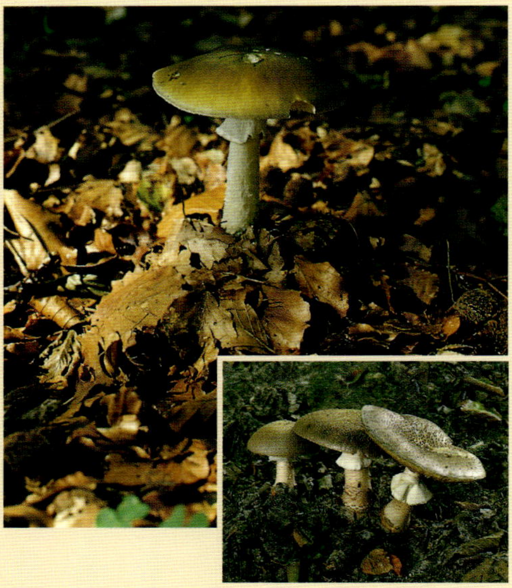

AMANITE PHALLOÏDE *(Amanita phalloides,* en haut). Avec son chapeau en forme de parapluie, jaune verdâtre strié de fibrilles grises, l'amanite phalloïde est le champignon le plus dangereux d'Europe. Ses toxines provoquent une dégénérescence du foie et des reins. À la cueillette, il dégage une forte odeur douceâtre. On le rencontre de juillet aux gelées dans les forêts de feuillus et de conifères. Sa répartition géographique est très large : plaine, montagne ou sous les pins maritimes du littoral, sur sol argileux comme sablonneux. Des risques de confusion existent avec les russules et les tricholomes.
Tout aussi commune dès la fin de l'été et en automne dans les sous-bois de feuillus, l'amanite panthère *(Amanita pantherina,* en bas), au chapeau brun moucheté de blanc et au pied blanc pelucheux, est presque aussi dangereuse. Sa chair sent un peu le radis.

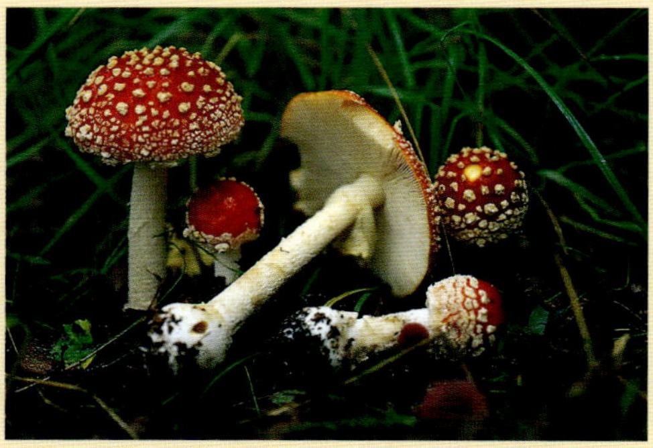

AMANITE TUE-MOUCHES *(Amanita muscaria)*
Ce champignon si souvent représenté dans les livres d'enfants apparaît en automne. Il renferme des produits toxiques – et hallucinogènes – essentiellement concentrés dans le chapeau. Il est d'autant plus dangereux que l'on ne connaît pas exactement tous ses effets toxiques. Son ingestion n'a pratiquement aucune conséquence sur certains sujets et induit des hallucinations ou un effet euphorisant chez d'autres. Toutefois, un certain nombre de décès ont été signalés suite à son ingestion.

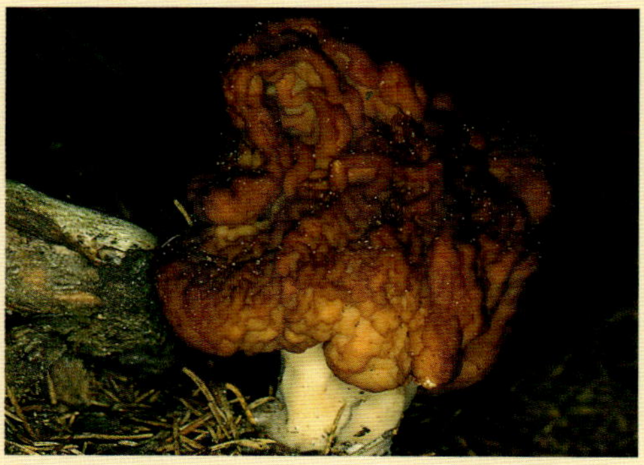

GYROMITRE *(Gyromitra esculenta)*
Ce champignon au chapeau bosselé et sinueux, bistre à brun, et au pied court et épais, de teinte blanchâtre, pousse au printemps, de la fin mars à juin, sur les terrains sablonneux, principalement sous les pins. Il peut être confondu avec le pied-de-mouton. Il contient des substances dont on n'a pas déterminé avec précision les effets toxiques, mais dont on sait qu'elles peuvent entraîner la mort.

Lorsque l'on est exposé à la fumée provenant de la combustion de certaines substances, les gaz toxiques contenus dans ces fumées provoquent une irritation des muqueuses des voies respiratoires et des poumons et peuvent aussi passer dans le sang.
Attention, le monoxyde de carbone (chauffe-eau mal réglé, moteur de voiture...) ne provoque aucune fumée et est inodore ; mais ses conséquences sont identiques.

▶ DE QUOI LA VICTIME SE PLAINT-ELLE ?

- **Maux de tête et nausées**
- **Vertiges, agitation, état d'ébriété**
- **Difficultés ou arrêt respiratoires**
- **Couleur anormale de la peau, qui devient pâle, bleuâtre ou rosâtre (intoxication au monoxyde de carbone)**

▶ CE QU'IL FAUT FAIRE

1 Évitez de touchez à un interrupteur ou un appareil électrique : cela risquerait de provoquer une explosion. Si la victime se trouve dans une pièce fermée, ouvrez en grand toutes les portes et fenêtres, mais ne vous exposez pas au danger.

Appelez immédiatement le 15 ou le 18 depuis un poste situé hors de la zone contaminée.

2 Si la victime est consciente, aidez-la à quitter la pièce pour se rendre à l'air libre, laissez-la récupérer à l'air libre et restez auprès d'elle jusqu'à l'arrivée des secours. Surveillez toute évolution de son état général.

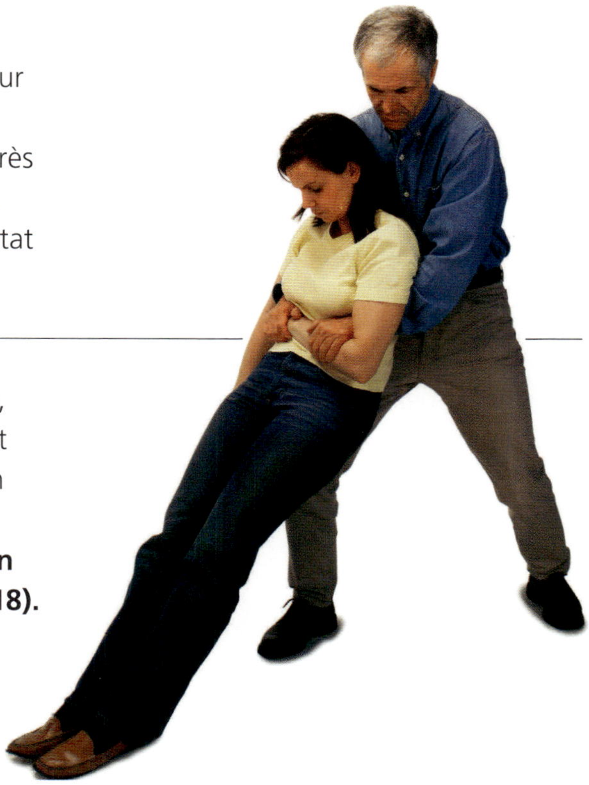

3 Si la victime est inconsciente, tirez-la en lieu sûr en passant vos bras sous ses bras pliés tout en maintenant ses poignets .
Elle respire ? Mettez-la en **position latérale de sécurité (voir p. 17-18).**
Elle ne respire pas ? Pratiquez la **réanimation cardiopulmonaire (voir p. 19-23).**

IVRESSE

La consommation excessive d'alcool nécessite une aide médicale. Si la victime est consciente, vous devez lui conseiller de consulter un médecin dans les plus brefs délais. Vous ne pouvez toutefois pas l'y contraindre.

► CE QU'IL FAUT OBSERVER

- **Discours incohérent**
- **Démarche chancelante, perte de la coordination**
- **Manque d'entrain ou agressivité**
- **Dilatation ou rétrécissement des pupilles**
- **Perte de connaissance partielle ou totale**

► CE QU'IL FAUT FAIRE

1 Si la victime est inconsciente ou dans un état de conscience fortement altéré, placez-la en **position latérale de sécurité (voir p. 17-18).** Veillez à ce que son visage soit tourné vers le sol, de façon à éviter toute obstruction des voies respiratoires en cas de vomissement.

Appelez immédiatement le 15 ou le 18.

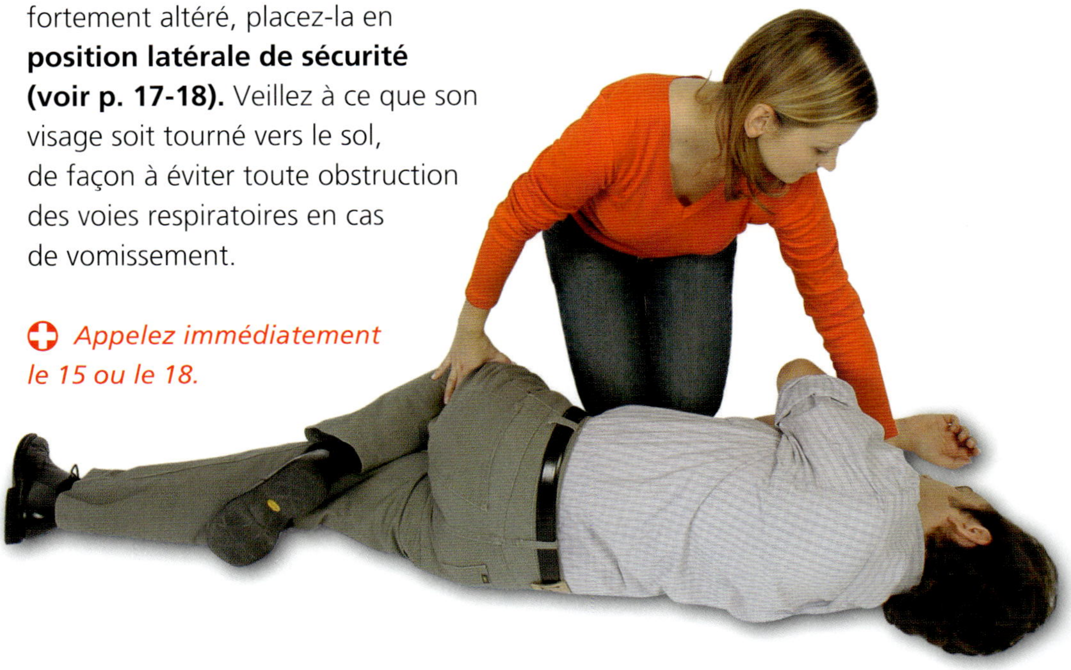

2 En cas d'arrêt respiratoire, effectuez immédiatement les **gestes de réanimation (voir p. 19-23).**

La jambe est parcourue d'innombrables muscles, tendons et ligaments qui risquent d'être facilement endommagés. Lorsque ses tissus se remplissent de sang (hématome) à la suite d'un traumatisme (accident sportif tels que déchirure musculaire ou claquage), ils deviennent durs ou granuleux au toucher.

▶ DE QUOI LA VICTIME SE PLAINT-ELLE ?

- **Douleurs dans la zone atteinte**
- **Incapacité partielle à bouger le membre blessé**

▶ CE QU'IL FAUT OBSERVER

- **Gonflement de la zone atteinte**
- **Tissus granuleux au toucher**
- **Sensibilité extrême de la zone blessée**

▶ CE QU'IL FAUT FAIRE

1 Si le traumatisme vient de se produire, en attendant des soins médicaux ultérieurs, appliquez sur la lésion une poche de glace (voir p. 225) ou un coussin thermique afin de réduire le gonflement et la douleur. Il faut toujours interposer un linge entre la peau et la poche de glace (ou le coussin thermique).

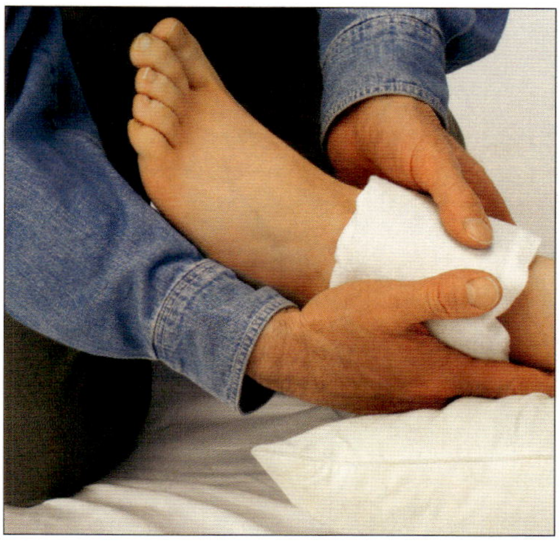

2 Limitez le gonflement (dû au saignement dans les tissus) en surélevant la jambe à l'aide d'un coussin ou de vêtements roulés. Fixez la poche de glace (ou le coussin thermique) sur la zone blessée avec une bande élastique peu serrée.

Appelez le 15 ou le 18.
La victime doit être conduite à l'hôpital pour y subir des examens complémentaires (radios...).

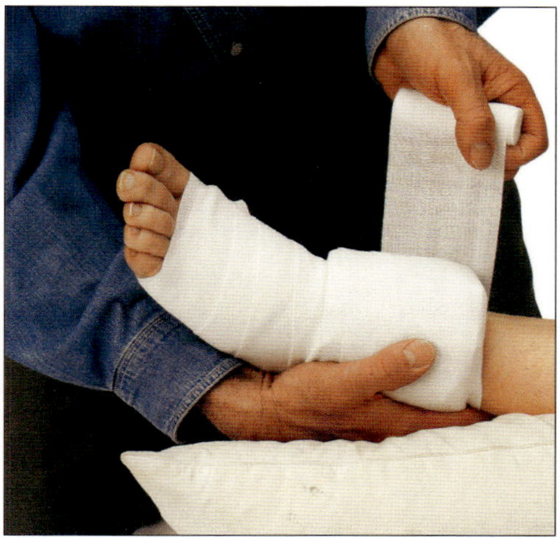

JAMBE, fracture

Une fracture de la jambe – jambe est ici pris au sens courant, soit le membre inférieur tout entier – est toujours susceptible de s'aggraver, car, en cas de déplacement, des nerfs ou des vaisseaux sanguins risquent d'être endommagés. La victime souffre beaucoup. Il existe aussi un risque d'état de choc, surtout quand il s'agit d'une fracture du fémur.

▶ DE QUOI LA VICTIME SE PLAINT-ELLE ?

- **Douleurs vives dans la zone de la fracture**
- **Impossibilité de bouger la jambe**
- **Sensation de froid ou état d'angoisse consécutive à un état de choc**

▶ CE QU'IL FAUT OBSERVER

- **Déformation de la jambe**
- **Gonflement de la jambe**
- **Hématome possible**
- **En cas de fracture du fémur : gonflement (comparez avec le volume de la cuisse indemne), position anormale ou aspect inhabituel de la jambe atteinte (rotation vers l'extérieur ou raccourcissement)**
- **Peau pâle, froide et humide**

Si le gonflement, l'hématome et l'aspect de la peau ne sont pas visibles (vêtements non déchirés), n'essayez pas de déshabiller la victime.

▶ CE QU'IL FAUT FAIRE

1 Laissez le blessé allongé, position dans laquelle on le trouve le plus souvent. S'il souffre de blessures ouvertes, couvrez-les d'un pansement stérile.
N'essayez pas de déplacer la jambe, cela risquerait de provoquer des douleurs inutiles et d'entraîner des complications.

Appelez le 15 ou le 18 le plus rapidement possible.

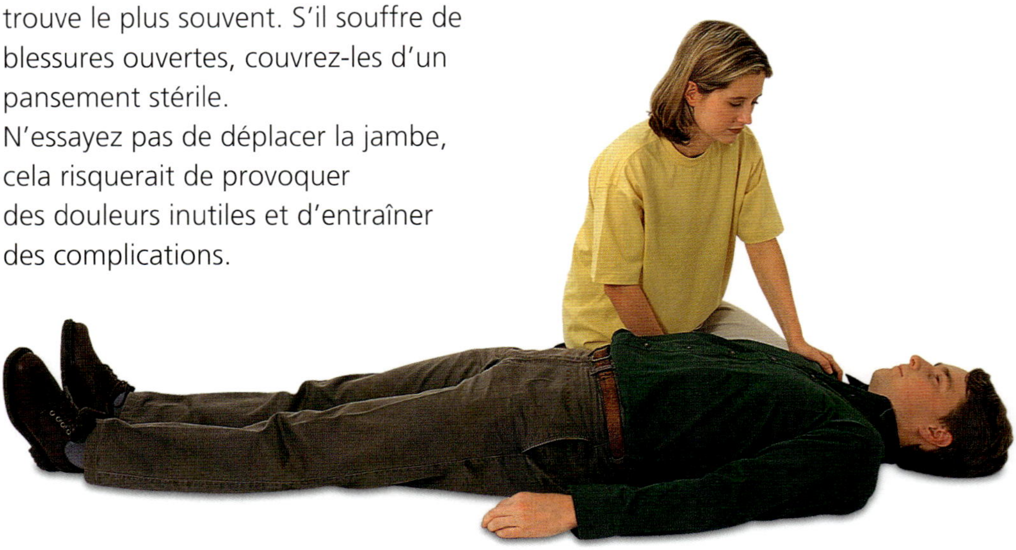

2 Recouvrez la victime avec une couverture ou un vêtement. Si le sol est froid ou humide, glissez une couverture (ou un autre matériau isolant) sous sa tête et son torse, en veillant à ne pas déplacer les membres inférieurs. Ne lui donnez rien à boire ou à manger : une anesthésie pourrait être nécessaire par la suite.

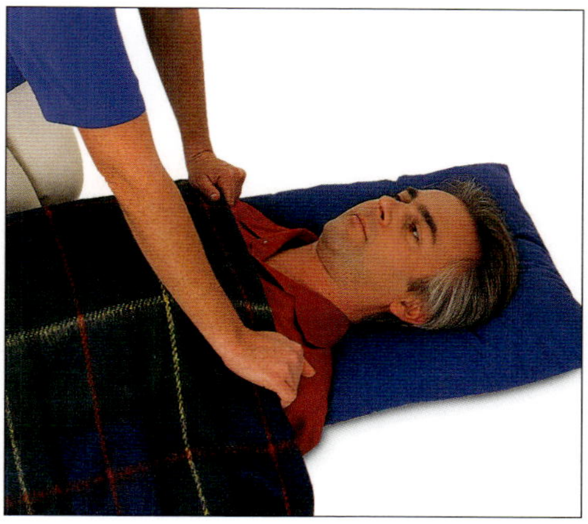

L M

LARYNGITE

La laryngite est une affection des voies respiratoires qui touche surtout les nourrissons et les très jeunes enfants. Elle est provoquée par une inflammation des voies respiratoires supérieures (trachée et larynx) qui entraîne leur gonflement. Les crises surviennent souvent pendant la nuit.

▶ CE QU'IL FAUT OBSERVER

- **Toux rauque et aboyante**
- **Respiration sifflante, notamment à l'inspiration**
- **Difficulté à reprendre la respiration suite aux crises de toux**
- **Épuisement en raison d'une toux ininterrompue**
- **Coloration gris-bleu de la peau (visage, lèvres, extrémités des doigts)**
- **Température corporelle dépassant les 38 °C**
- **L'enfant tient à rester assis tout droit pour retrouver sa respiration**

▶ CE QU'IL FAUT FAIRE

1 Rassurez l'enfant et soutenez-lui le dos avec des coussins pour l'aider à se tenir droit en position assise.

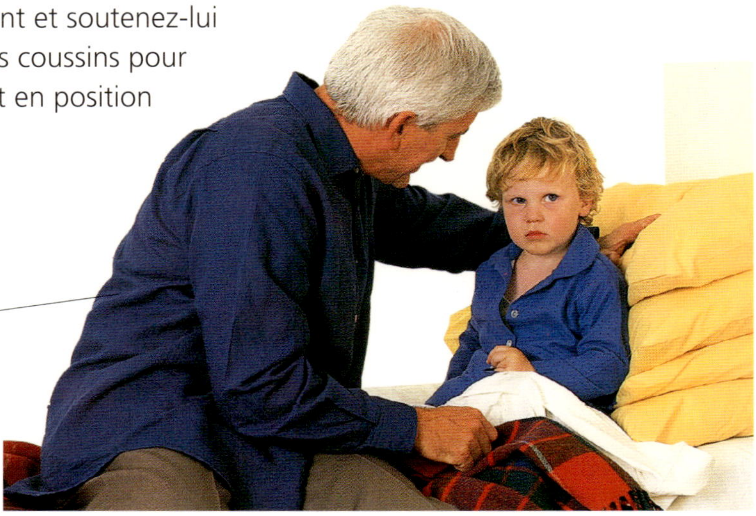

Les symptômes de la crise sont très angoissants pour l'enfant. Efforcez-vous de le rassurer.

2 La vapeur d'eau permet de lutter contre l'inflammation et le gonflement des muqueuses. Conduisez l'enfant à l'air libre s'il fait très sec chez vous (l'air est plus humide dehors) ou dans la salle de bains. Laissez couler de l'eau très chaude dans le lavabo pendant un bon moment. Attention à ne pas brûler l'enfant.

Appelez sans tarder le 15 si l'état de la victime ne s'améliore pas très rapidement.

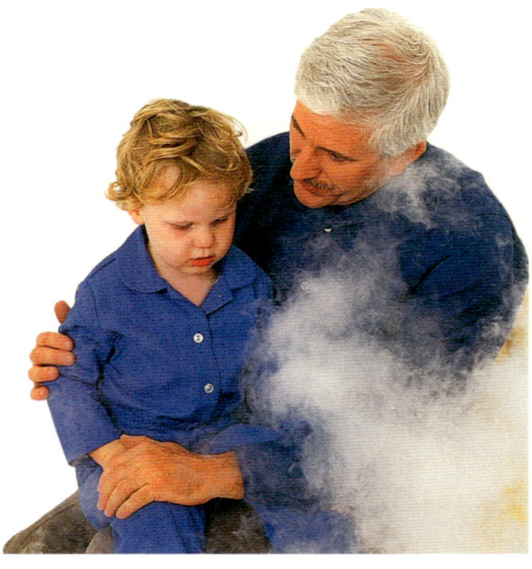

LUXATION

Une luxation est le déplacement d'une articulation, l'os allant parfois jusqu'à sortir de sa cavité après une chute ou un faux mouvement. Elle peut entraîner des complications lorsque les nerfs et les vaisseaux sanguins locaux sont touchés. Une fracture peut aussi s'accompagner d'une luxation : il faut donc traiter cette dernière comme une fracture jusqu'à ce que la victime soit examinée par un médecin.

▶ DE QUOI LA VICTIME SE PLAINT-ELLE ?

- **Impossibilité de bouger la partie atteinte**
- **Forte douleur à l'articulation**
- **Sensation d'engourdissement de la partie atteinte**
- **Fourmillements lorsqu'un nerf est pincé**

▶ CE QU'IL FAUT OBSERVER

- **Déformation et gonflement visibles au niveau de l'articulation**

▶ CE QU'IL FAUT FAIRE

1 La partie atteinte doit être soutenue de façon à apaiser la douleur.
En cas de luxation de l'épaule, du bras ou du coude, installez la victime en position assise face à une table et soutenez son bras par un coussin ou un gros dictionnaire, par exemple. Évitez toute manipulation.

La victime doit être examinée par un médecin et radiographiée au plus vite. Appelez le 15 ou le 18.

2 En cas de luxation du genou, laissez la victime dans la position la plus confortable pour elle et évitez toute manipulation jusqu'à l'arrivée des secours.

MÂCHOIRE, traumatismes

Les traumatismes à la mâchoire sont généralement provoqués par un choc ou un coup violent contre la mâchoire ou l'os de la pommette. Les voies respiratoires peuvent être encombrées par du sang ou des dents arrachées, ce qui risque d'entraîner des difficultés respiratoires. Toute luxation ou fracture de la mâchoire peut s'accompagner d'une lésion de la tête ou de la nuque.

▶ DE QUOI LA VICTIME SE PLAINT-ELLE ?

- **Douleur localisée à l'endroit du traumatisme**
- **Douleurs en bougeant la mâchoire ou en avalant**
- **Difficultés d'élocution**

▶ CE QU'IL FAUT OBSERVER

- **Salivation importante**
- **Déformation de la mâchoire**
- **Gonflement et hématomes**
- **Déplacement de dents**
- **Plaie à l'intérieur de la bouche**
- **Salive sanglante**

▶ CE QU'IL FAUT FAIRE

1 **Si la victime est consciente,** faites-la asseoir la tête penchée en avant, afin de permettre à la salive et au sang de s'écouler de la bouche. Faites-lui cracher tout le sang qu'elle a dans la bouche pour éviter les vomissements. Demandez-lui d'immobiliser sa mâchoire en la soutenant avec ses deux mains et d'éviter de parler.

Appelez le 15 ou le 18.

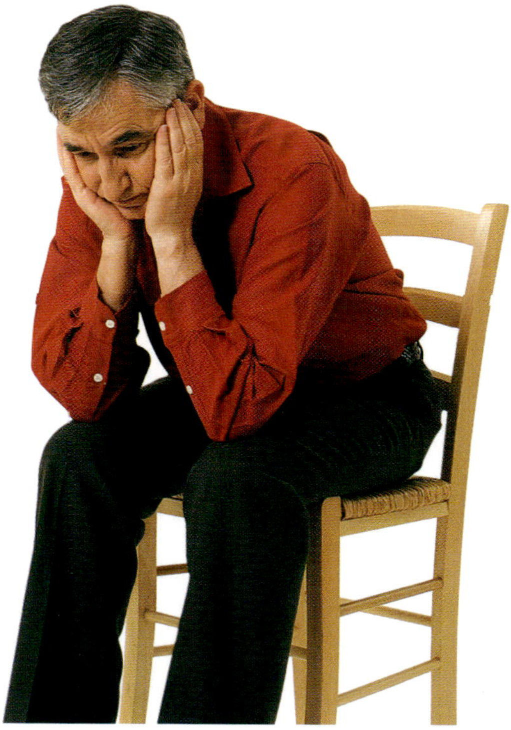

2 En cas de **saignement abondant** de la bouche, placez la victime en **position latérale de sécurité** **(voir p. 17-18)** pour qu'elle n'avale pas son sang.

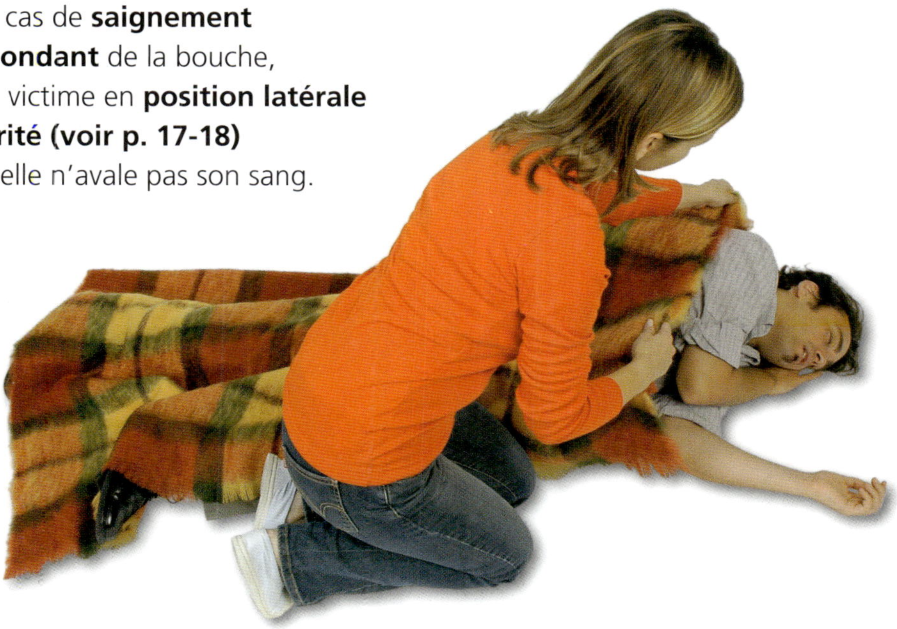

3 **Si la victime est inconsciente,** placez-la en **position latérale de sécurité** **(voir p. 19-23).**
Si le sol est froid ou humide, glissez avec précaution une couverture ou un vêtement sous le torse et les membres de la victime : un blessé se refroidit vite. Couvrez-la.
Ne lui donnez rien à boire ou à manger : une anesthésie pourrait être nécessaire par la suite.

Une couverture ou un vêtement empêchera la victime de se refroidir.

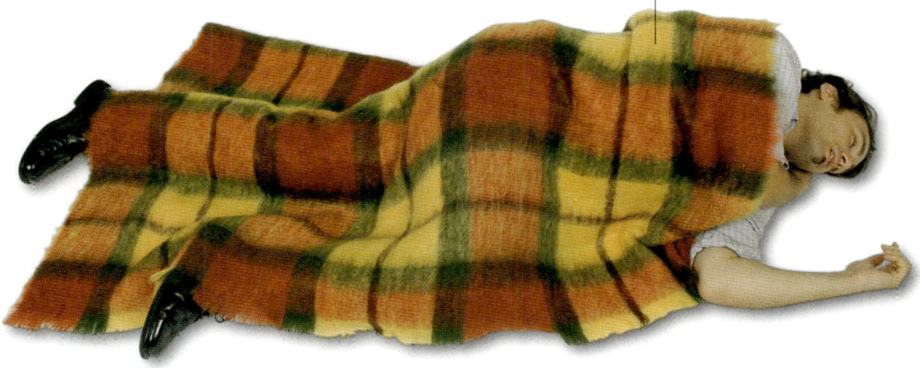

MAIN ET DOIGT, traumatismes

Très douloureuses, les blessures de la main et des doigts peuvent entraîner une invalidité permanente faute de soins médicaux immédiats. En plus des fractures, les lésions les plus fréquentes sont les contusions, les entorses et les luxations. Elles seront traitées de façon identique.

► DE QUOI LA VICTIME SE PLAINT-ELLE ?

- **Douleurs vives**
- **Impossibilité de bouger la main ou le doigt**

► CE QU'IL FAUT OBSERVER

- **Gonflement et modification de la couleur de la peau**

► CE QU'IL FAUT FAIRE

1 **S'il y a une plaie,** posez un pansement à l'aide d'une bande de gaze pour arrêter l'hémorragie. Maintenez la main blessée en position surélevée.

Appelez votre médecin ou le 15.

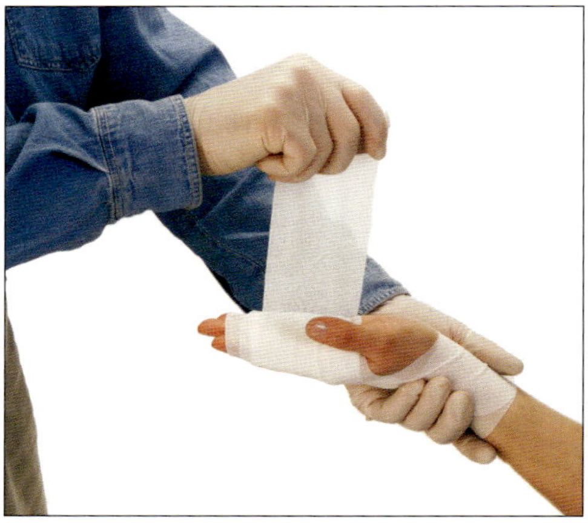

2 **S'il n'y a pas de plaie,** appliquez une poche de glace ou une compresse froide sur la lésion pour limiter le gonflement et calmer la douleur.
Ne tentez jamais de remettre en place un os luxé (saillie de l'os visible)

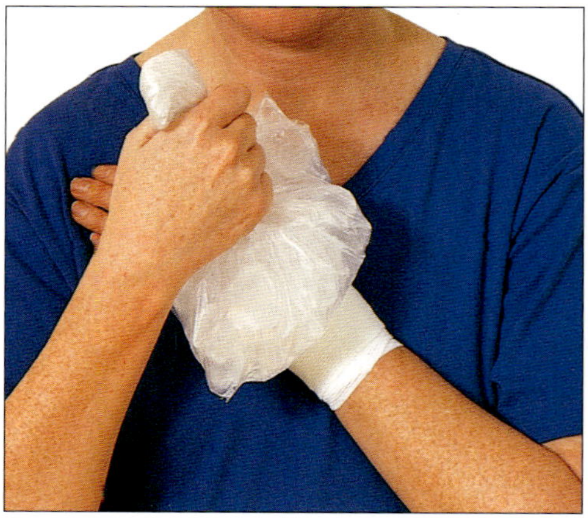

3 Pour immobiliser le membre et maintenir la main traumatisée en position plus élevée que le bras, retournez le vêtement (pull over, veste) porté par la personne, ou mettez avec précaution le bras en écharpe (voir p. 220).

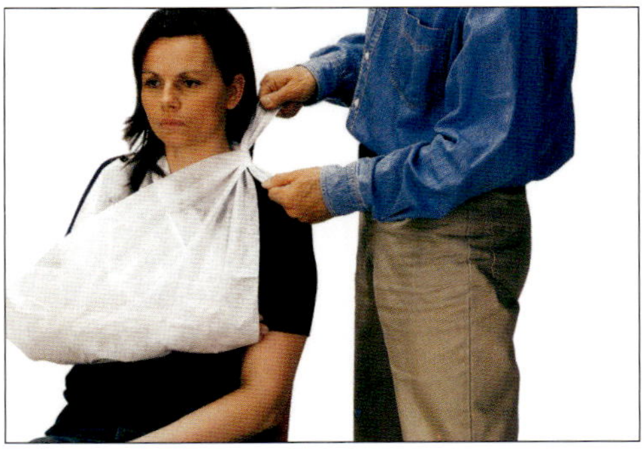

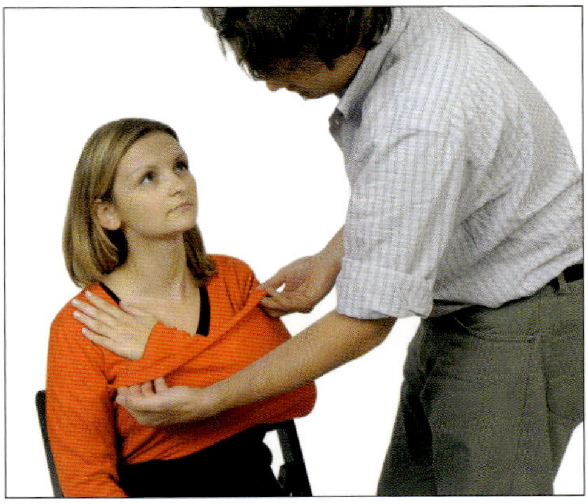

4 Si un seul doigt est touché, il est possible de le solidariser par une bande avec les doigts voisins pour l'immobiliser et réduire la douleur.
Accompagnez la victime chez un médecin ou à l'hôpital.

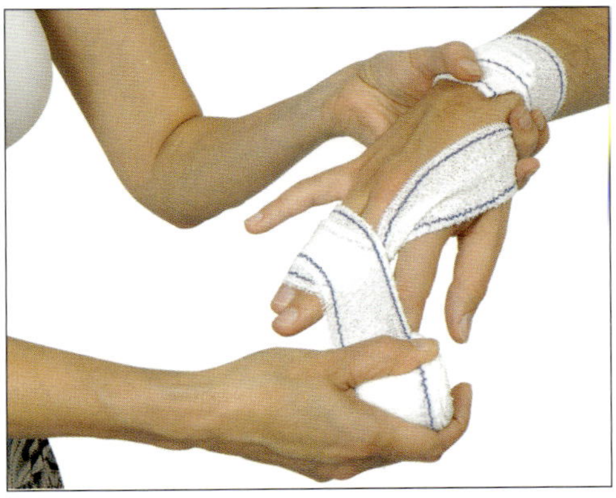

Accompagnez la victime chez un médecin ou à l'hôpital.

MÉDUSES, brûlure

Les méduses possèdent des tentacules dotés de capsules contenant un venin qui se libère au contact de la peau, provoquant brûlures et démangeaisons. Les conséquences peuvent être plus graves si la victime est allergique au venin ou s'il s'agit d'une espèce tropicale, beaucoup plus dangereuse que celles des côtes européennes.

▶ DE QUOI LA VICTIME SE PLAINT-ELLE ?

- **Irritation de la peau**
- **Fortes démangeaisons, sensation de brûlure**
- **Gonflement, apparition de vésicules**
- **En cas de contact avec les yeux, douleur vive, sensation de brûlure**
- **En cas d'allergie : nausées, vomissements, crampes musculaires, gêne respiratoire, confusion mentale**

▶ CE QU'IL FAUT OBSERVER

- **Rougeurs ou taches sur la peau, parfois entourées d'une marque rouge**
- **Autres traces de contact**

▶ CE QU'IL FAUT FAIRE

1 Aidez la victime à sortir de l'eau et installez-la au calme. Dissuadez-la de se gratter, car cela ne ferait qu'intensifier les démangeaisons. Rincez la plaie avec de l'eau de mer (pas avec de l'eau douce).

Appelez immédiatement le 15 ou le 18 si la victime souffre de douleurs insupportables, si elle est allergique ou si vous observez des symptômes d'envenimation grave (gêne respiratoire, par exemple).

2 Mettez du sable sur la plaie et laissez le sécher. Grattez-le ensuite doucement pour enlever les cellules urticantes encore présentes sur la peau. Appliquez une poche de glace si une douleur persiste.
Ne mettez pas de vinaigre sur la plaie – il est efficace avec certaines espèces de méduses, mais dangereux avec d'autres.

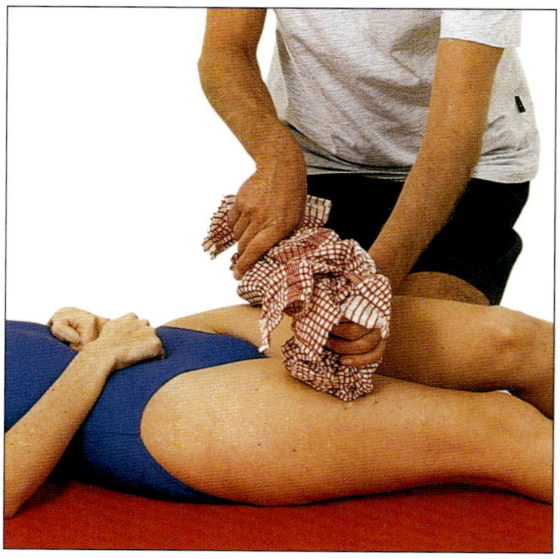

Si les yeux sont atteints, la victime doit éviter de se les frotter et consulter immédiatement un médecin.

MORSURE (chien, chat, cheval)

Les chiens, les chats et les chevaux sont à l'origine de la plupart des morsures. Les victimes sont souvent des enfants ou des personnes âgées. Les morsures lèsent la peau et les tissus sous-jacents. Si elles ne sont pas rapidement soignées, elles peuvent provoquer des infections. En cas de morsure, il faut donc toujours prendre un conseil médical. Le médecin prescrira parfois un vaccin antitétanique, un traitement antibiotique et, s'il existe un risque de rage, il administrera un sérum.

▸ CE QU'IL FAUT FAIRE

Risque de rage

1 Si vous pensez possible que l'animal soit atteint de la rage, lavez immédiatement la blessure à grande eau avec du savon liquide ou du liquide vaisselle : la plupart des germes seront neutralisés.

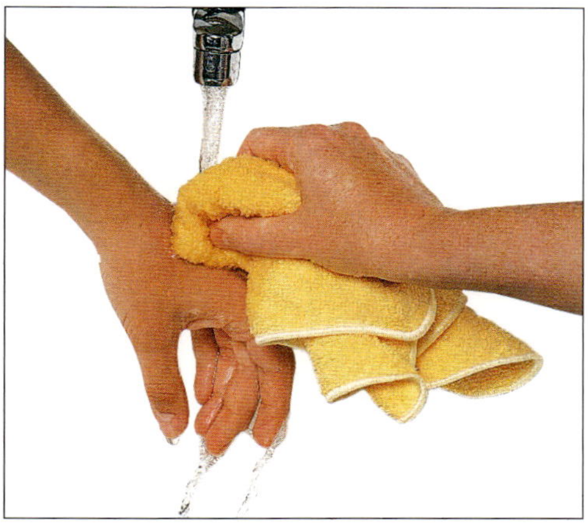

La victime doit recevoir des soins médicaux immédiats.
Si l'animal est identifié, il faut le faire examiner par un vétérinaire.

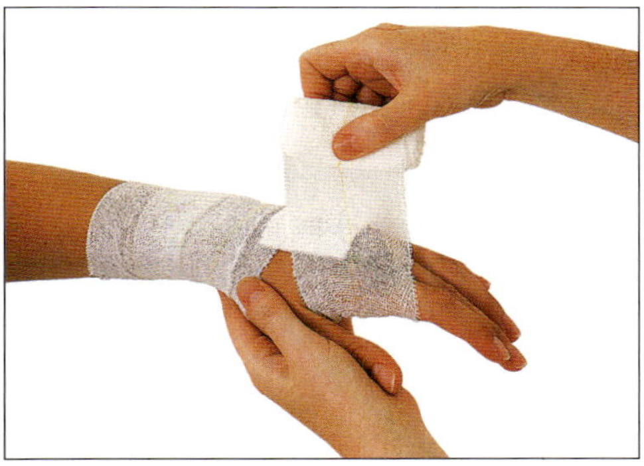

Blessure importante

1 Si les tissus cutanés sont endommagés et que la plaie saigne, **arrêtez l'hémorragie (voir p. 11),** puis utilisez un pansement compressif (trousse de secours) ou faites un pansement compressif que vous fixerez à l'aide d'une bande.

Toute morsure doit être examinée par un médecin en raison du risque possible d'infection.

N O

NEZ, corps étranger

Lorsqu'un enfant a introduit un corps étranger dans l'une de ses narines, il peut en résulter une lésion qui doit être traitée rapidement par un médecin pour éviter une infection ou d'éventuelles complications.

▶ DE QUOI LA VICTIME SE PLAINT-ELLE ?

- **Douleurs**
- **Difficultés à respirer par le nez**

▶ CE QU'IL FAUT OBSERVER

- **Saignement de nez ou écoulement de mucosités nasales**

▶ CE QU'IL FAUT FAIRE

1 Faites asseoir l'enfant (sur vos genoux, par exemple). Examinez ses narines avec une lampe de poche pour y rechercher le corps étranger.

Recherchez la présence d'un corps étranger dans le nez avec une lampe de poche.

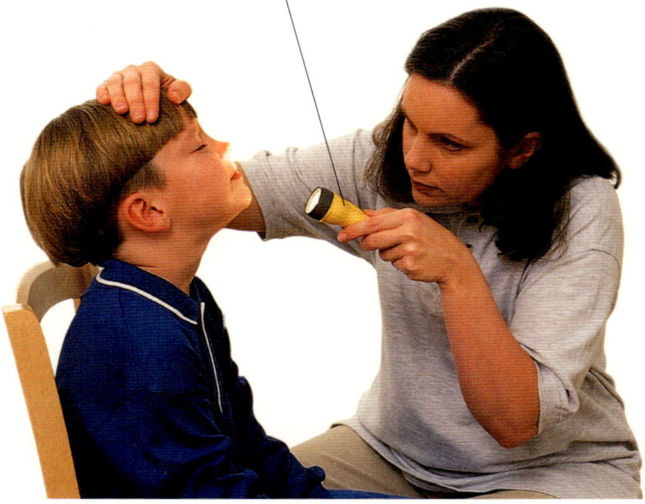

En cas de corps étranger : accompagnez la victime le plus vite possible chez le pédiatre ou aux urgences.

2 Ne tentez pas de retirer vous-même le corps étranger, car cela risquerait d'accroître la douleur et d'aggraver la lésion. Un médecin dispose de tous les instruments nécessaires.
Ne donnez rien à boire ou à manger à la victime : une anesthésie pourrait être nécessaire par la suite.

NEZ, saignements

Les narines sont parcourues de multiples petits vaisseaux sanguins, dont certains se trouvent juste sous la surface de la peau. Quand ces vaisseaux sont lésés, le sang s'écoule des narines. Par ailleurs, un choc ou un coup violent sur le crâne peut également provoquer l'écoulement d'un sang à l'aspect dilué ; ce signe est beaucoup plus préoccupant, car il témoigne d'une fuite du liquide céphalorachidien, qui baigne habituellement le cerveau. En cas de coup très violent susceptible d'entraîner un traumatisme crânien, il faut impérativement appeler les secours.

▶ CE QU'IL FAUT OBSERVER

- **Saignement de nez**
- **Accumulation de sang à l'arrière de la gorge**

▶ CE QU'IL FAUT FAIRE

1 S'il n'y a pas eu traumatisme, demandez à la personne de s'asseoir et de pencher légèrement la tête en avant pour que le sang ne s'écoule pas dans la gorge, ce qui pourrait occasionner des vomissements.
Faites-lui appuyer fermement sur la narine qui saigne.

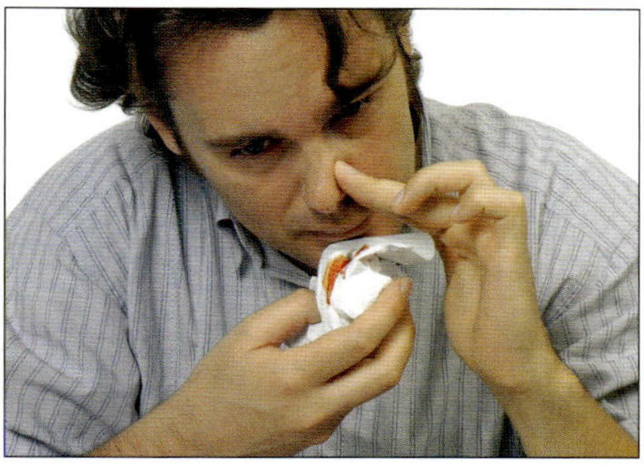

2 Appliquez éventuellement une poche de glace (voir p. 225) sur la base de la narine qui saigne. Renouvelez-la dès qu'elle est tiède.

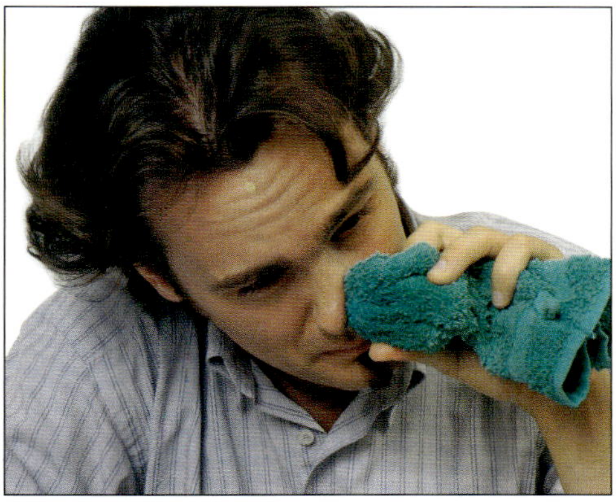

Si le saignement ne s'arrête pas, emmenez la victime voir un médecin ou appelez le 15.

NEZ, traumatismes

L'os du nez peut se briser facilement à la suite d'une chute ou d'un choc. La lésion est généralement très douloureuse. Elle doit être examinée au plus vite par un médecin.

▶ DE QUOI LA VICTIME SE PLAINT-ELLE ?

- **Douleur**
- **Difficultés à respirer par le nez**

▶ CE QU'IL FAUT OBSERVER

- **Déformation visible du nez**
- **Écoulement de sang ou d'un liquide clair**
- **Gonflement et modification de la couleur du nez**

▶ CE QU'IL FAUT FAIRE

1 Faites asseoir la victime. Si le nez est gonflé ou déformé, c'est qu'il est très probablement cassé. S'il saigne, demandez à la victime de pencher la tête en avant. Ne lui faites surtout pas pencher la tête en arrière !

---

2 Demandez à la victime d'appuyer sur la ou les narines qui saignent en penchant la tête en avant.

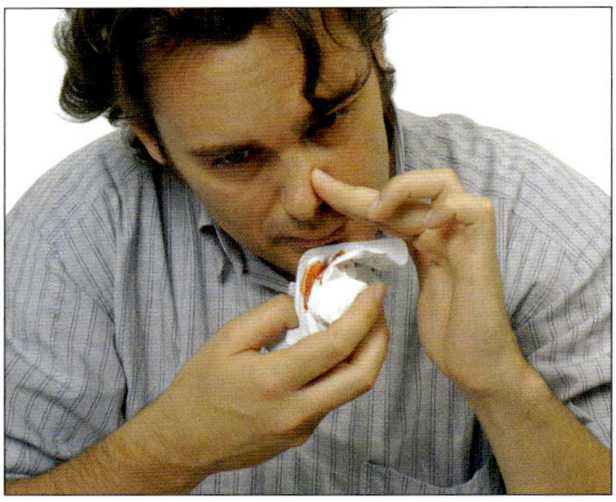

Accompagnez la victime chez un médecin ou à l'hôpital. Appelez le 15 si le saignement ne diminue pas d'intensité.

La noyade est l'un des accidents mortels les plus fréquents.
La rapidité des secours peut être décisive pour sauver une vie humaine.
La toute première chose à faire est de sortir la victime de l'eau,
sans mettre sa propre vie en danger.

▶ CE QU'IL FAUT OBSERVER

- **Personne qui paraît surnager avec difficulté**
- **Enfant qui flotte, la tête dans l'eau**
- **Une fois la victime sortie de l'eau : peau pâle ou bleuâtre, marquée de taches ; respiration bruyante ; inconscience, voire arrêt respiratoire**

▶ CE QU'IL FAUT FAIRE

1 Ramenez la victime le plus vite possible sur la terre ferme, sans vous mettre en danger.

Appelez immédiatement le 15 ou le 18.

2 Ne perdez pas de temps à essayer d'évacuer l'eau des poumons de la victime. L'eau ne pénètre pas si aisément dans les poumons et, lorsque c'est le cas, il est impossible de l'évacuer rapidement.

3 Vérifiez l'état de conscience de la victime et sa respiration (voir p. 16).
Si elle est inconsciente et ne respire plus, pratiquez les gestes de la **réanimation cardiopulmonaire** – bouche-à-bouche et massage cardiaque **(voir p. 19-23).**

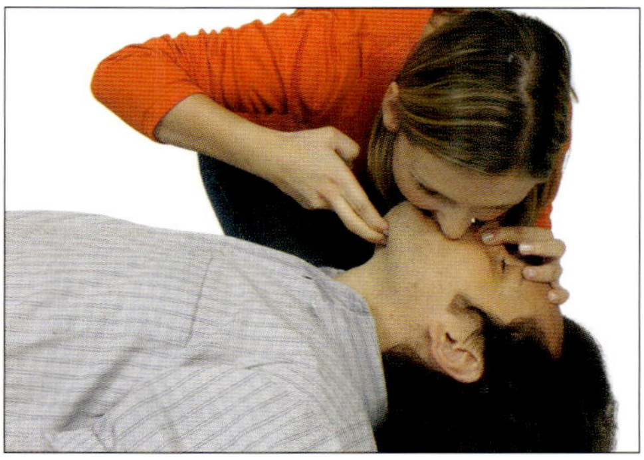

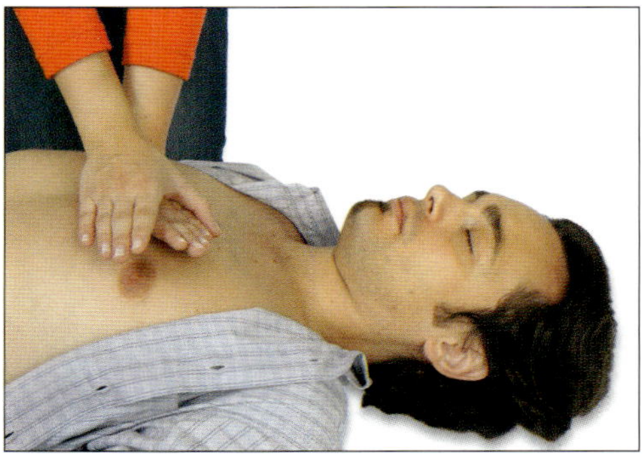

SUITE AU VERSO ▶

4 Si la victime est inconsciente, mais qu'elle respire, placez-la en **position latérale de sécurité** afin qu'elle ne risque pas de s'étouffer si elle régurgite **(voir p. 17-18)**. Laissez l'eau, la salive ou les vomissures s'écouler de la bouche. La victime doit rester allongée sur le côté, même après avoir repris connaissance.

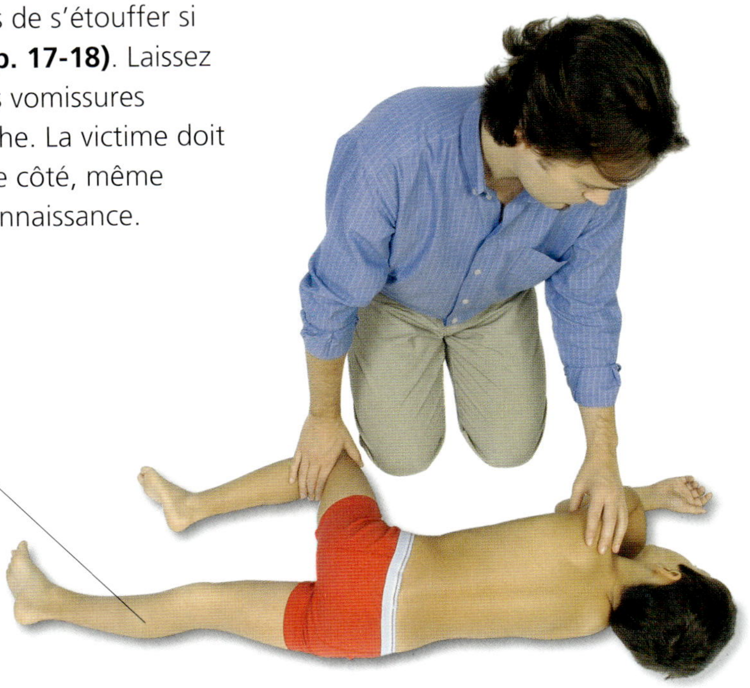

Laissez la victime allongée sur le côté, y compris lorsqu'elle sera revenue à elle.

---

5 Couvrez la victime. Vérifiez régulièrement la respiration et l'état de conscience de la victime jusqu'à l'arrivée des secours.

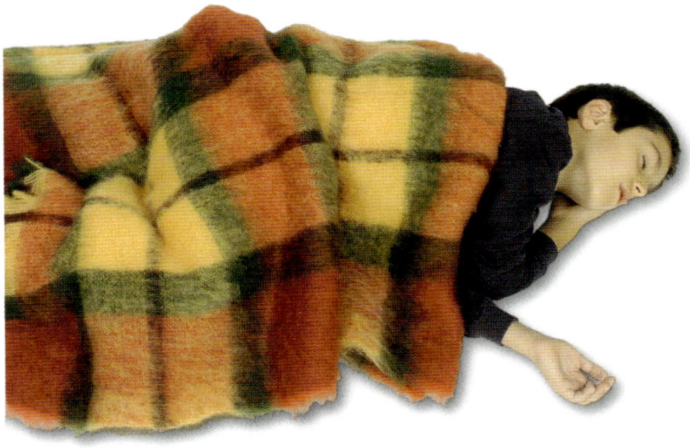

Même si la victime semble avoir bien récupéré, un examen médical est indispensable afin d'éviter toute complication ultérieure.

Les yeux peuvent subir de graves lésions lorsqu'ils sont exposés à une forte chaleur ou à des substances corrosives. Certains produits chimiques risquent d'entraîner des lésions irréversibles s'ils ne sont pas immédiatement dilués et enlevés de la surface de l'œil.

▶ DE QUOI LA VICTIME SE PLAINT-ELLE ?

- **Douleur intense**
- **Sensation d'avoir un corps étranger**
- **Sensibilité extrême à la lumière directe**
- **Perte de vision momentanée**

▶ CE QU'IL FAUT OBSERVER

- **Spasmes des paupières qui empêchent l'œil de s'ouvrir et rendent la gravité de la blessure difficile à évaluer**
- **Rougeur et larmoiement**

▶ CE QU'IL FAUT FAIRE

1 Maintenez l'œil sous l'eau courante et tiède (20 °C environ), jusqu'à diminution de la douleur. Rincez à partir de l'intérieur de l'œil vers l'extérieur, en vérifiant que l'eau coule bien sous la paupière.

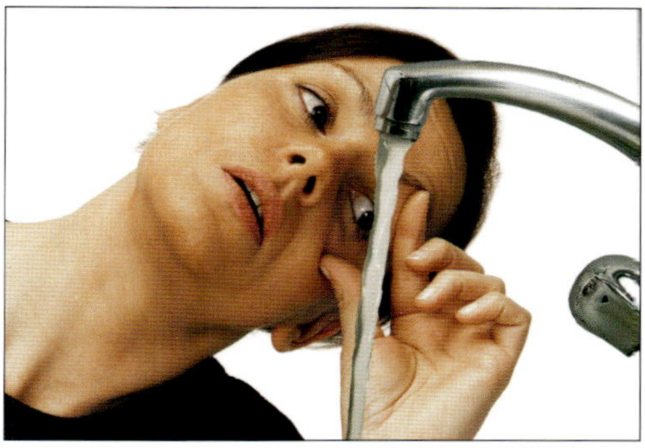

---

2 Si les spasmes empêchent la victime d'ouvrir les paupières, écartez-les de façon à faire couler l'eau sous les deux paupières de l'œil atteint. Une fois que la douleur a disparu, posez sur l'œil un pansement stérile ou une compresse d'œil, que vous fixerez à l'aide d'un bandage étroit.

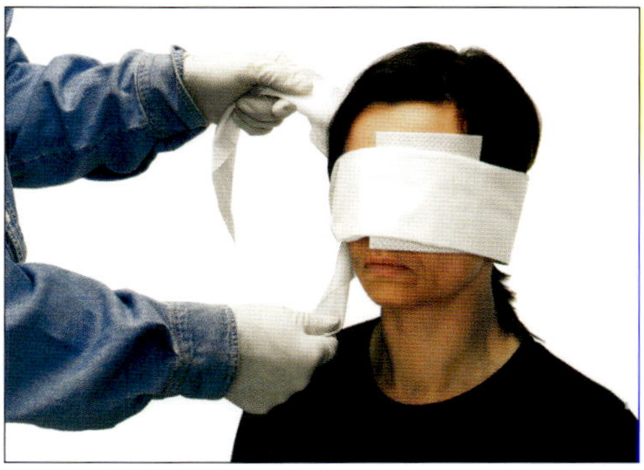

Appelez le 15. Si vous êtes dans un lieu isolé, accompagnez la victime à l'hôpital le plus proche en lui rinçant l'œil le plus souvent possible (utilisez une bouteille, par exemple).

ŒIL, corps étranger

Un corps étranger dans l'œil peut provoquer une infection et, dans le pire des cas, des troubles irréversibles de la vue. Vous pouvez enlever une poussière ou une saleté ; en revanche, un corps étranger incrusté dans l'œil exige une consultation médicale de toute urgence.

► DE QUOI LA VICTIME SE PLAINT-ELLE ?

- **Douleurs à l'œil**
- **Sensation d'avoir un corps étranger**
- **Démangeaisons**
- **Baisse d'acuité visuelle**

► CE QU'IL FAUT OBSERVER

- **Rougeur de l'œil**
- **Larmoiement important**

► CE QU'IL FAUT FAIRE

1 Demandez à la victime de ne pas se frotter l'œil. En revanche, laissez-la cligner de l'œil : les larmes peuvent aider à évacuer le corps étranger. Asseyez la victime face à la lumière. Placez-vous derrière elle et écartez doucement ses paupières entre le pouce et l'index. Dites-lui de tourner les yeux dans toutes les directions pour vous permettre de localiser le corps étranger.

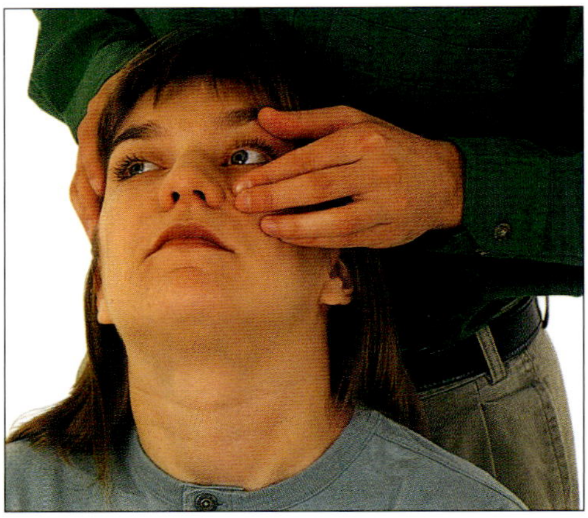

2 S'il s'agit d'une poussière ou d'une saleté, essayez de la retirer avec le coin humecté d'un mouchoir propre ou d'une bande stérile. Faites-la glisser doucement vers le coin de l'œil.

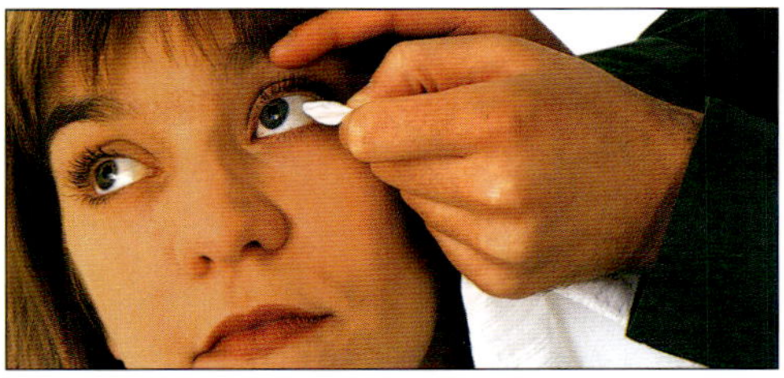

3 Si vous ne parvenez pas à retirer la poussière ou la saleté, rincez l'œil à l'eau tiède.

S'il s'agit d'un corps étranger impossible à retirer, recouvrez les deux yeux de la victime avec un linge propre et accompagnez-la chez un ophtalmologue.

La victime présente

- des saignements (particulièrement après un traumatisme crânien)
- de violentes douleurs
- une perte brutale de l'audition

OUI →

CE SONT DES SIGNES DE GRAVITÉ
Vous devez absolument avoir un médecin en ligne pour qu'il vous conseille sur la conduite à suivre (médecin traitant ou, en son absence, le 15)

NON ↓

La victime présente

- des bourdonnements dans les oreilles
- des vertiges
- des nausées
- de la fièvre
- des maux de tête

OUI →

CE SONT DES SIGNES ASSOCIÉS DE MOINDRE GRAVITÉ
Appelez votre médecin traitant

NON ↓

SURVEILLEZ LA PERSONNE PENDANT 24 HEURES.
Si l'un des signes mentionnés ci-dessus apparaît, appelez votre médecin traitant.

OVERDOSE

La prise excessive de drogue nécessite une aide médicale. Si la victime est consciente, vous devez lui conseiller de consulter un médecin dans les plus brefs délais. Vous ne pouvez toutefois pas l'y contraindre.

▶ CE QU'IL FAUT OBSERVER

- **Discours incohérent**
- **Démarche chancelante, perte de la coordination**
- **Manque d'entrain ou agressivité**
- **Dilatation ou rétrécissement des pupilles**
- **Perte de connaissance partielle ou totale**

▶ CE QU'IL FAUT FAIRE

1 Si la victime est inconsciente ou dans un état de conscience fortement altéré, placez-la en **position latérale de sécurité** **(voir p. 17-18)**. Veillez à ce que son visage soit tourné vers le sol, de façon à éviter toute obstruction des voies respiratoires en cas de vomissement.

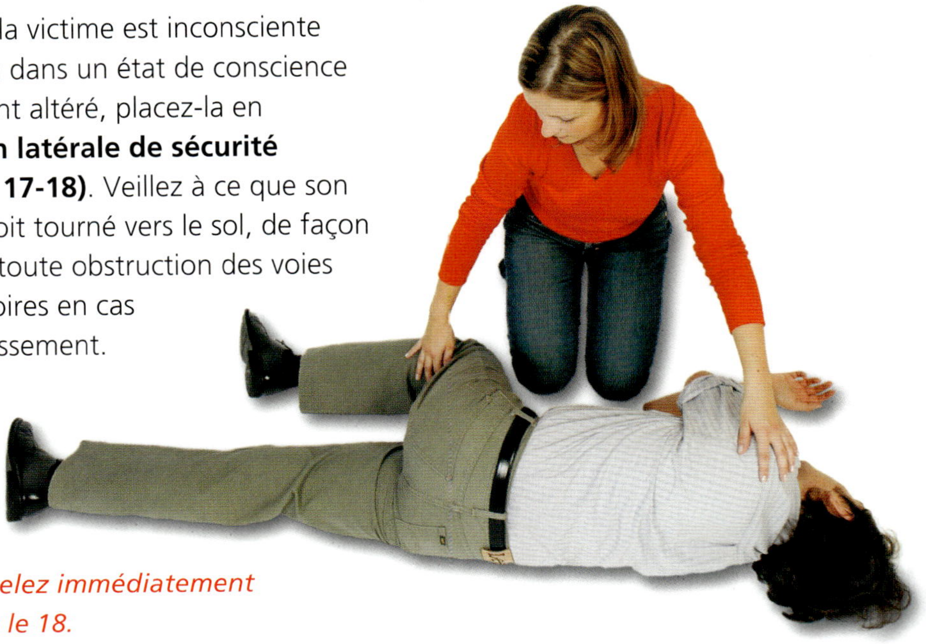

Appelez immédiatement le 15 ou le 18.

---

2 En cas d'arrêt respiratoire, effectuez immédiatement les **gestes de réanimation** **(voir p. 19-23)**.

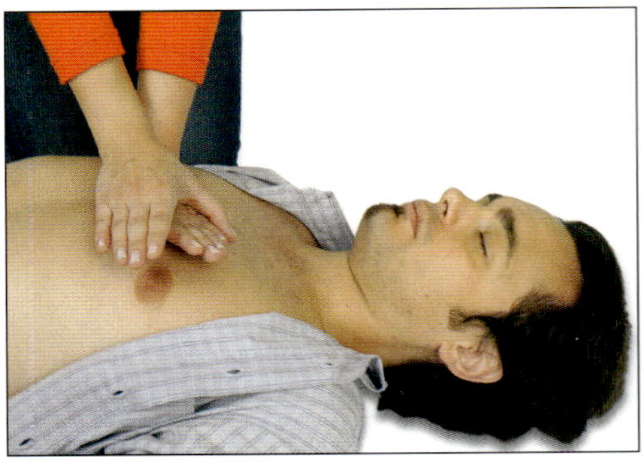

PERTE DE CONNAISSANCE

La perte de connaissance résulte d'une altération du fonctionnement cérébral à la suite d'une maladie, d'un traumatisme ou d'un manque d'oxygène. Elle peut avoir d'autres causes : alcool ou drogue, intoxication au monoxyde de carbone. Si la victime ne réagit pas à la parole ou au toucher, c'est qu'elle a perdu connaissance.

▶ CE QU'IL FAUT OBSERVER

- **Circonstances de l'accident : chute sur la tête, coup à la tête (y compris avec un objet), etc.**
- **Absence de réactions à la parole ou au toucher**

▶ CE QU'IL FAUT FAIRE

1 Parlez d'une voix forte à la victime : « Ouvrez les yeux ! Serrez-moi la main ! » Si elle ne réagit pas, c'est qu'elle est inconsciente.

---

2 Une main sur le front de la victime, l'autre sous le menton, faites basculer doucement sa tête en arrière.
Approchez votre oreille tout près du visage de la victime et vérifiez si vous entendez un bruit de respiration ou voyez la poitrine se soulever.

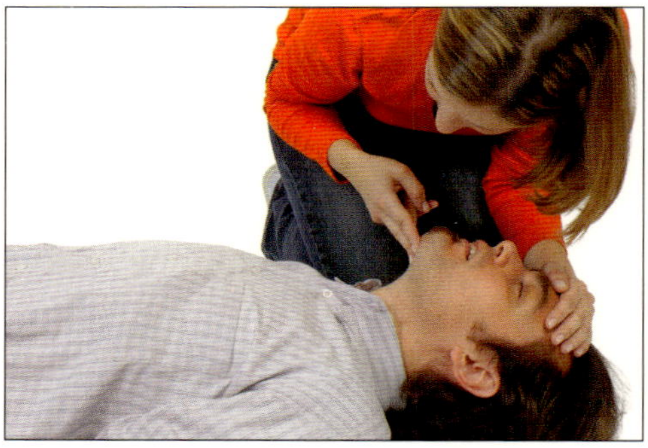

Appelez ou faites appeler le 15 ou le 18 le plus rapidement possible.

La personne respire : position latérale de sécurité

1 Rapprochez délicatement les jambes de la victime.
• Écartez le bras qui est de votre côté à angle droit par rapport à son corps et pliez le coude, paume de la main tournée vers le ciel.
• Paume contre paume, attrapez l'autre main de la victime et placez le dos de cette main contre son oreille. Gardez cette position.

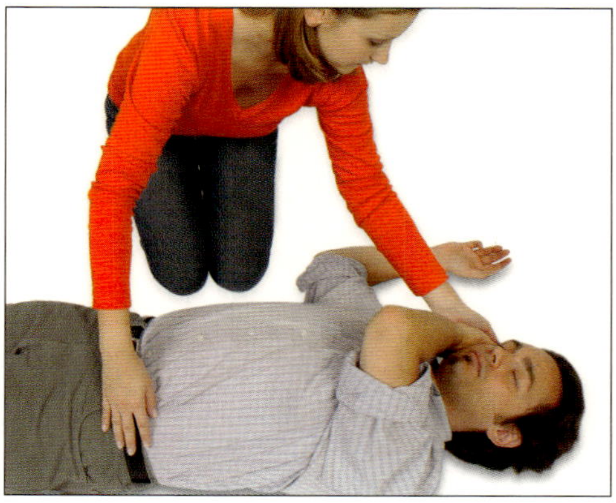

2 De l'autre main, saisissez la jambe opposée à vous derrière le genou et repliez-la, pied au sol.

• Faites rouler lentement le corps de la victime en tirant sur le genou tout en tenant toujours sa main contre son oreille.

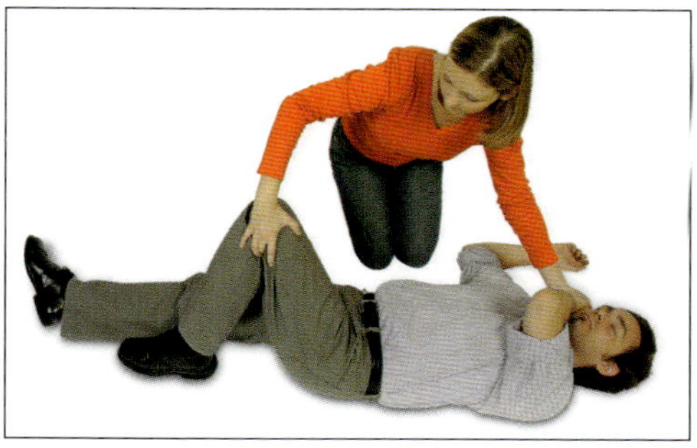

3 Retirez votre main de sous la tête de la victime tout en maintenant son coude pour ne pas faire bouger la tête.

• Ajustez la jambe pliée de sorte que la hanche et le genou soient à angle droit et viennent, en prenant appui sur le sol, stabiliser la victime.

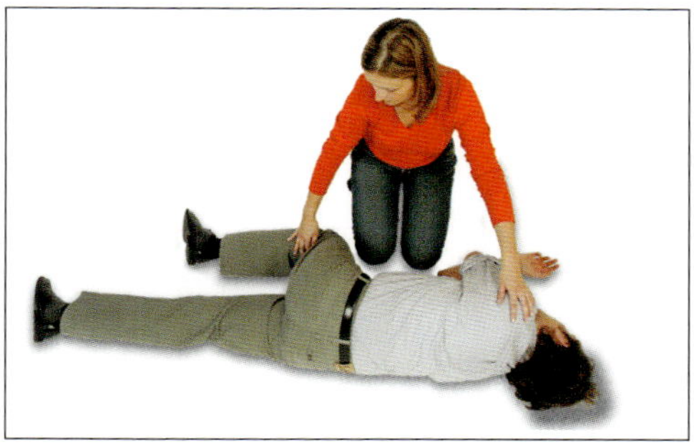

4 Basculez légèrement la tête de la victime en arrière.

• Ouvrez-lui la bouche sans faire bouger sa tête.

• Couvrez-la.

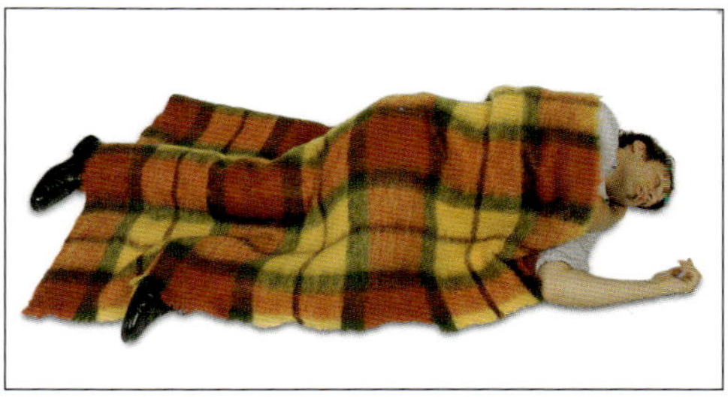

La personne ne respire pas : réanimation cardiopulmonaire

1 Si la victime ne respire pas, commençez immédiatement la **réanimation cardiopulmonaire :** bouche-à-bouche ou bouche-à-nez associé au massage cardiaque **(voir p. 19-23).**

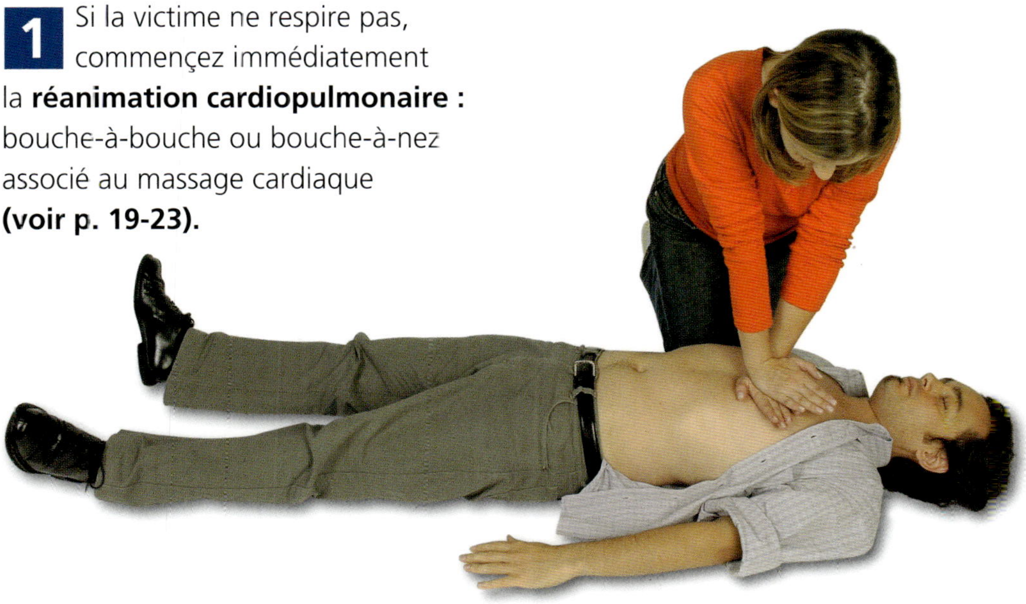

SUITE AU VERSO ►

2 Vérifiez à nouveau si vous percevez le pouls* ou constatez des signes de vie (toux, déglutition, mouvements).
Si la victime ne respire pas, mais qu'elle présente des signes de vie, continuez à pratiquer la ventilation artificielle (15 insufflations par minute (une toutes les 4 secondes).

**Ne vérifiez le pouls que si vous avez été formé pour le faire.*

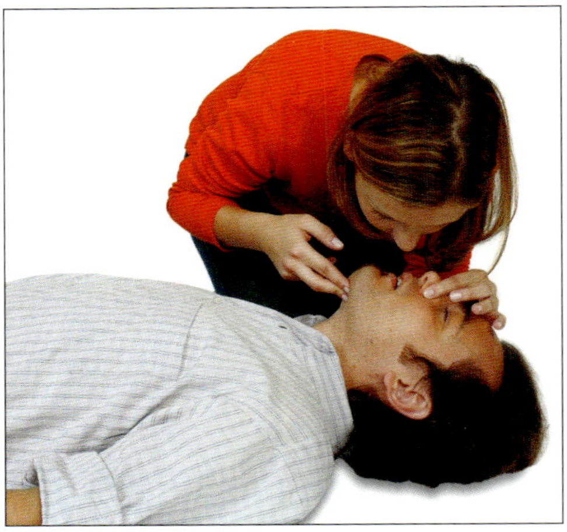

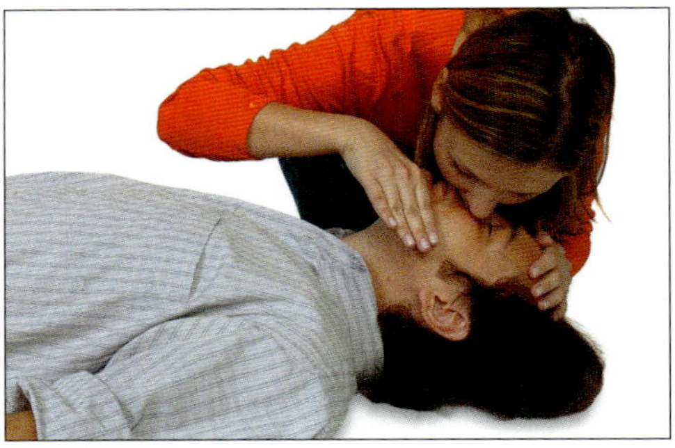

Pendant le bouche-à-nez, on maintient la bouche de la victime fermée.

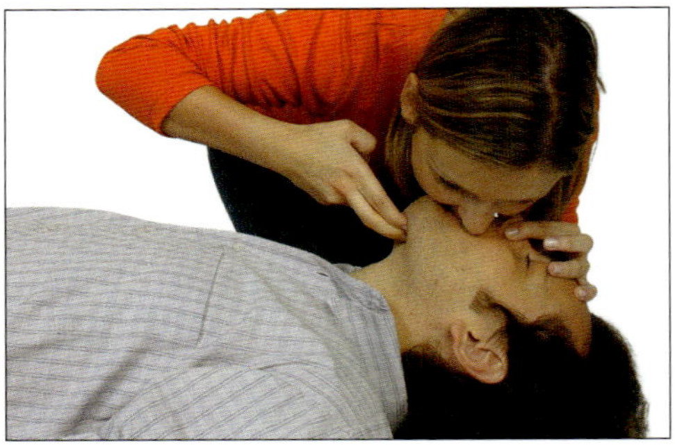

Pendant le bouche-à-bouche, on pince fermement le nez de la victime avec deux doigts.

---

3 Si vous ne constatez aucun signe de vie, poursuivez la réanimation au même rythme (15 massages cardiaques pour 2 insufflations) jusqu'à ce que la victime ait repris conscience ou jusqu'à l'arrivée des secours. Si vous êtes à bout de forces, faites-vous relayer.

Vous pouvez aussi adopter un rythme de 30 massages cardiaques pour 2 insufflations.

PIED ET ORTEILS, fracture

Les traumatismes au pied ou aux orteils doivent toujours être pris au sérieux, car il est très difficile d'établir à première vue s'il s'agit d'une fracture ou d'une simple contusion. En attendant un examen médical approfondi, partez toujours du principe que c'est une fracture.

▶ DE QUOI LA VICTIME SE PLAINT-ELLE ?

- **Douleur au niveau de la zone lésée**
- **Sensation d'engourdissement**
- **Il lui est difficile ou impossible de bouger le pied ou les orteils**

▶ CE QU'IL FAUT OBSERVER

- **Gonflement de la zone lésée**
- **Modification de la couleur de la peau, hématome**

▶ CE QU'IL FAUT FAIRE

1 Aidez la victime à s'installer aussi confortablement que possible. Ne bougez pas le pied blessé. N'enlevez la chaussure que si elle fait souffrir la personne. En règle générale, elle protège plutôt le pied.

Appelez le 15 ou faites venir un médecin. Ne donnez rien à boire ou à manger à la victime : une anesthésie pourrait être nécessaire par la suite.

---

2 Ne bougez pas la jambe de la victime jusqu'à l'arrivée du médecin.

PIQÛRE D'INSECTE (abeille et guêpe)

Parfois très douloureuses, les piqûres d'abeilles et de guêpes sont généralement inoffensives, sauf si la victime souffre d'une allergie (risque de choc anaphylactique grave). Contrairement à la guêpe, qui peut être très agressive et piquer plusieurs fois de suite, l'abeille laisse son dard planté dans la peau avec sa glande à poison.

► DE QUOI LA VICTIME SE PLAINT-ELLE ?

- **Douleur immédiate au point de piqûre**
- **Démangeaisons**
- **Gonflement de la gorge (réaction allergique)**
- **Difficultés à respirer (réaction allergique)**

► CE QU'IL FAUT OBSERVER

- **Rougeur et gonflement autour de la piqûre**
- **Gonflement et éruption cutanée du visage, en particulier dans la zone des sourcils (réaction allergique)**
- **Vomissements (réaction allergique)**
- **Respiration sifflante (réaction allergique)**

► CE QU'IL FAUT FAIRE

1 S'il s'agit d'une piqûre d'abeille, enlevez immédiatement le dard avec une pince à épiler.
N'appuyez pas sur la glande à poison (fixée au dard) pour éviter de faire pénétrer davantage le venin.
Aidez la victime à trouver une position confortable.
Dans la mesure du possible, surélevez la partie atteinte.

2 Préparez si possible une poche de glace afin de soulager la douleur (voir p. 225). Ne posez pas la poche directement sur la piqûre, mais enveloppez-la dans un torchon.

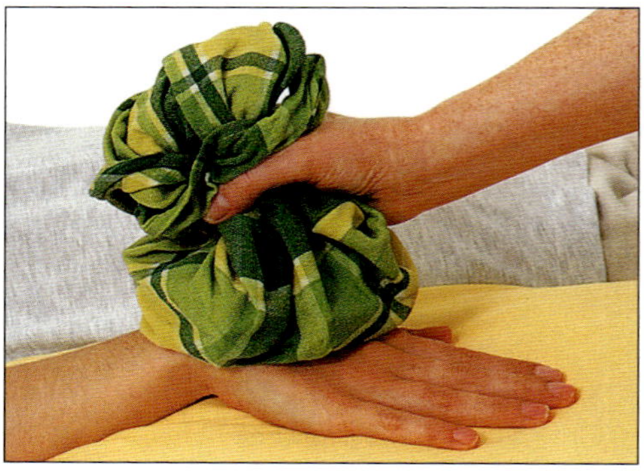

3 Désinfectez ensuite la piqûre avec un antiseptique.

Appelez le 15 ou le 18 en cas de réactions allergiques : difficultés subites à respirer, état de choc (paleur, transpiration, sensation de faiblesse), gonflement de la gorge ou du visage, en particulier autour des yeux, etc.

Les tiques sont de minuscules parasites qui sucent le sang de leur victime. Elles s'enfoncent sous la peau et y injectent une salive qui empêche le sang de se coaguler. La piqûre risque d'être dangereuse lorsque cette salive contient une bactérie – *Borrelia burgdoferi* – qui est responsable de la maladie de Lyme. Cette maladie provoque des paralysies et des troubles articulaires. Les conséquences peuvent être particulièrement graves lorsqu'il s'agit d'un enfant et/ou que la maladie n'a pas été décelée à temps.

▶ DE QUOI LA VICTIME SE PLAINT-ELLE ?

- **La piqûre de tique est indolore et peut passer inaperçue.**

▶ CE QU'IL FAUT OBSERVER

- **Un point noir est enfoncé plus ou moins profondément dans la peau : c'est la tique. Plus elle est gorgée de sang, plus elle est grosse.**

▶ CE QU'IL FAUT FAIRE

1 Attrapez la tique au ras de la peau avec un tire-tiques (ou une pince à épiler). Essayez de la retirer entièrement, sans laisser la tête enfoncée sous la peau. Prenez garde à ne pas écraser l'insecte, ce qui permettrait à d'autres bactéries de pénétrer dans l'organisme.
Pour enlever une tique, n'employez ni alcool, ni essence, ni colle liquide.

Appelez le 15 ou le 18 en cas de réaction allergique.

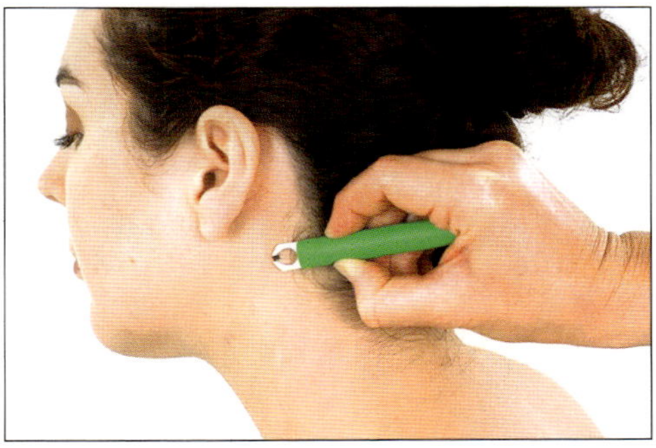

2 Vérifiez que d'autres tiques ne sont pas fixées sur le corps de la victime.

Consultez un médecin afin d'exclure tout risque d'infection ou de transmission de la maladie de Lyme, à plus forte raison si une plaque rouge apparaît sur la zone de la piqûre.

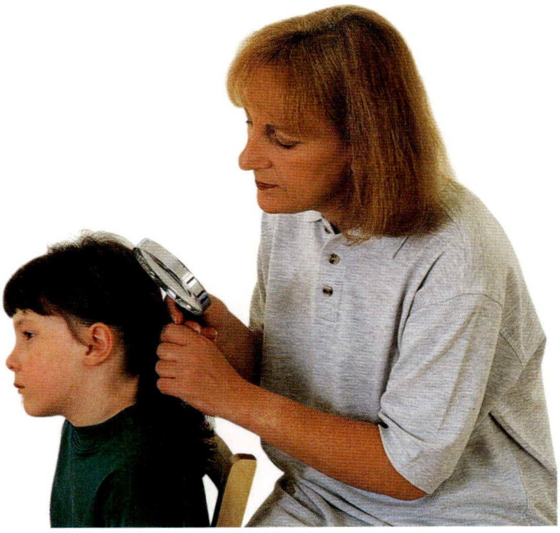

Dans nos régions, peu d'espèces d'insectes piquent ou mordent et, pour la plupart, leur venin n'est pas dangereux, sauf en cas d'allergie. En cas de piqûre unique, appliquez une poche de glace pour soulager la douleur. Vous pouvez aussi plonger la partie atteinte dans de l'eau très chaude (45-50 °C, soit à la limite du supportable) car la chaleur détruit les venins. En cas de piqûres multiples ou proches des voies respiratoires (gorge, bouche, cou) ou d'allergie grave, appelez immédiatement les secours.

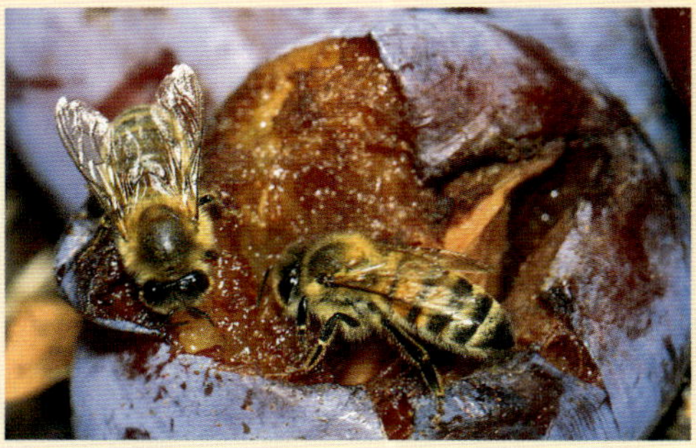

ABEILLE *(Apis mellifica)*
Les abeilles, qui vivent en colonies, se défendent au moyen d'un dard creux relié à une glande à poison. Après avoir piqué, l'abeille s'envole à nouveau. Le dard, muni de crochets, demeure fiché dans la plaie avec sa glande à poison, et l'abeille ne tarde pas à mourir. Bien que douloureuse, la piqûre d'une abeille est généralement inoffensive. Elle ne présente un danger que pour les sujets allergiques au venin, et/ou en cas de piqûres multiples.

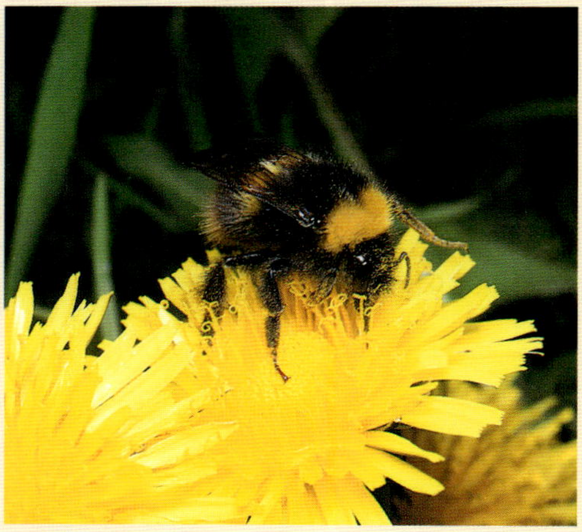

BOURDON *(Bombus sp.)*
Les bourdons sont des insectes trapus et velus qui, à l'instar des abeilles, vivent en colonies. Un essaim de bourdons est néanmoins beaucoup moins important et le nid généralement souterrain. La plupart des insectes meurent à l'automne. Seules les jeunes reines survivent à l'hiver et fondent une nouvelle colonie au printemps suivant. Les bourdons, dont il existe environ 20 espèces européennes, peuvent piquer eux aussi ; mais ils ne le font que s'ils se sentent menacés. Contrairement au dard de l'abeille, celui du bourdon est lisse et ne demeure pas planté dans la peau après la piqûre.
Les conséquences d'une piqûre de bourdon sont identiques à celles d'une piqûre d'abeille.

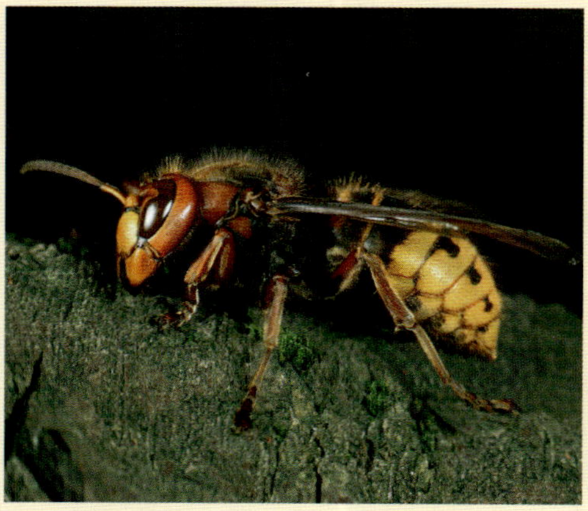

FRELON *(Vespa crabo)*
Le frelon est la plus grosse des guêpes européennes. La femelle mesure de 2,5 à 5 cm de long (reine). Ces insectes vivent en colonies et bâtissent leur nid à partir de fibres de bois mastiquées, le plus souvent dans des cavités d'arbres. Les frelons sont extrêmement utiles car ils se nourrissent principalement d'autres insectes, notamment de moustiques. Comme leur poison contient une grande quantité d'acétylcholine, leur piqûre est très douloureuse. Contrairement à une opinion largement répandue, la piqûre de frelon n'est pas plus dangereuse que celle de l'abeille ou des autres espèces de guêpes.

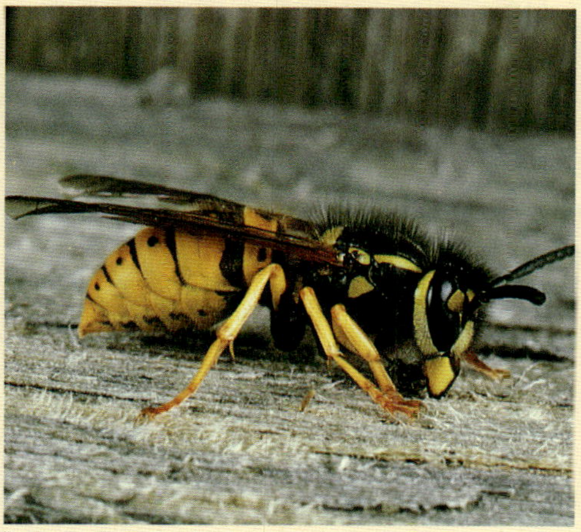

GUÊPE COMMUNE *(Vespula vulgaris)*
Beaucoup d'espèces de guêpes présentes dans les régions climatiques modérées sont des insectes sociaux vivant en colonies. Elles bâtissent des nids faits de fines alvéoles de papier grâce aux fibres de bois qu'elles ont malaxées avec leur salive. Ces nids se trouvent en pleine nature, mais aussi dans des granges ou des greniers. Si les guêpes se sentent menacées aux abords de leur nid, elles peuvent attaquer en grand nombre. Très douloureuses, leurs piqûres risquent d'être mortelles en cas d'attaque massive, surtout pour les sujets allergiques à leur venin. Contrairement aux abeilles, les guêpes peuvent piquer plusieurs fois de suite : leur dard est dépourvu de crochets et ne reste donc pas planté dans la peau.

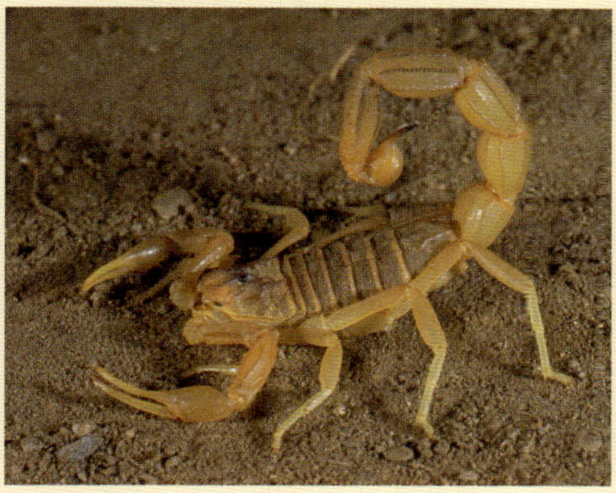

SCORPIONS *(Scorpionidés)*
Cet animal aux allures d'écrevisse possède un sac à venin alimentant le dard au bout de sa queue, qu'il recourbe en l'air quand il attaque. Il n'existe que 5 espèces de scorpions en Europe, deux d'entre elles – le scorpion domestique et le scorpion européen – étant les plus présentes au bord de la Méditerranée dans les pierres, les vieux murs et autres endroits secs et chauds. Le scorpion domestique, au corps noir de 3 à 4 cm, est inoffensif pour l'homme. En revanche, la piqûre du scorpion européen (ci-contre), au corps jaune d'environ 8 cm, est douloureuse et dangereuse pour les enfants.

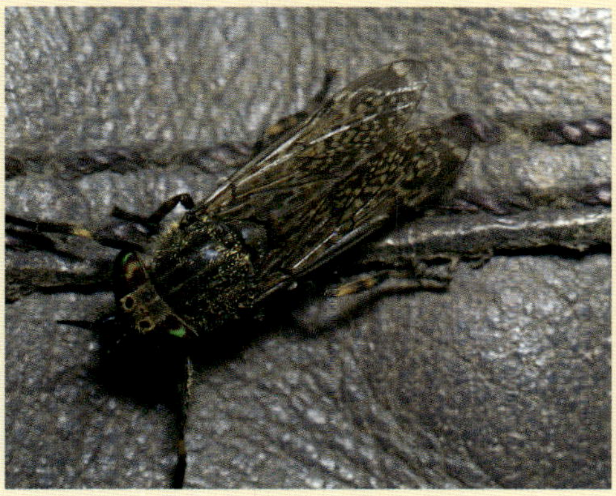

TAON DES PLUIES *(Haematopoda pluvialis)*
Les taons des pluies sont des insectes suceurs de sang. Ces mouches vigoureuses, d'environ 1 cm de long, non velues, se nourrissent du sang des animaux à sang chaud. Leurs pièces buccales peuvent occasionner des plaies considérables. Elles comportent des mandibules semblables à de larges sabres dentés, ainsi qu'un canal salivaire. La salive des taons contient une substance qui empêche le sang de coaguler, de sorte qu'une piqûre peut saigner longtemps. Contrairement à certains de ses cousins tropicaux, le taon européen ne transmet pas de maladies infectieuses.

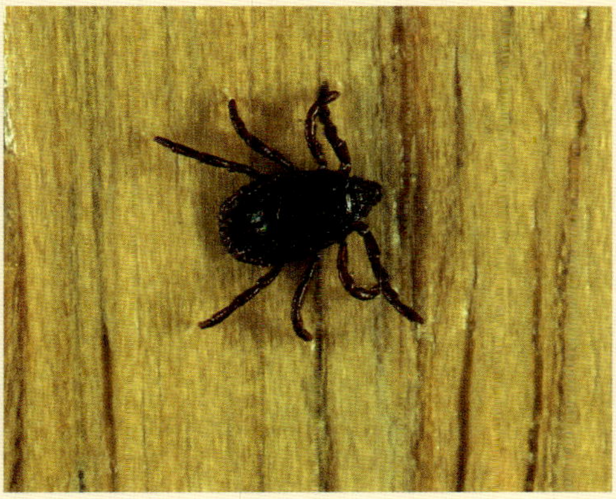

TIQUE *(Ixodes ricinus)*
La tique fait partie de l'ordre des acariens. Ce petit parasite suceur de sang vit principalement dans les bois giboyeux des régions humides et dans les prairies fréquentées par du bétail. La femelle plante sa pièce buccale (le rostre) dans la peau de l'hôte pour aspirer son sang. Elle ne s'en détache qu'une fois gorgée de sang. Sa taille peut alors atteindre 10 mm. La salive, à vertu anticoagulante, peut contenir des bactéries qui attaquent le système nerveux périphérique et provoquent des paralysies (maladie de Lyme). Dans certaines régions, les tiques transmettent des virus à l'origine d'une méningo-encéphalite.

PLAIE QUI SAIGNE

Lorsqu'on se coupe, on appuie instinctivement sur la blessure afin d'arrêter le saignement et de soulager la douleur. Les premiers secours à apporter en cas d'hémorragie externe reposent sur le même principe. Appuyez directement votre main recouverte d'un linge propre sur la plaie, puis effectuez un pansement compressif. Surélevez le membre blessé, ce qui entraîne une diminution de la pression dans les vaisseaux sanguins lésés. Si la blessure continue de saigner, comprimez-la au moyen d'un second rembourrage (pansement surcompressif au-desssus du premier pansement).

► CE QU'IL FAUT FAIRE

1 Appuyez immédiatement sur la plaie avec la main (si possible recouverte d'un linge propre). Il est possible de laisser d'abord la victime appuyer elle-même sur la blessure, car, si elle garde son calme, elle est plus en mesure d'évaluer le degré de pression nécessaire pour arrêter l'hémorragie.

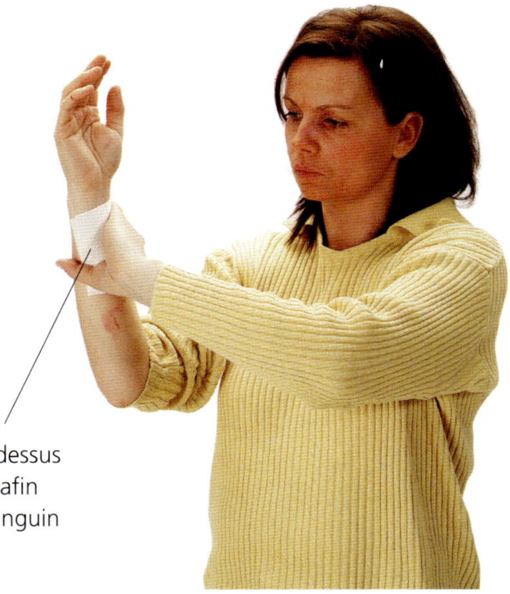

Surélevez si possible le membre lésé (au-dessus du niveau du cœur) afin de ralentir l'afflux sanguin vers la blessure.

2 Installez la victime en position allongée (elle pourrait s'évanouir et se blesser en tombant). Demandez-lui de surélever si possible le membre blessé, tout en continuant à maintenir la pression sur la plaie.

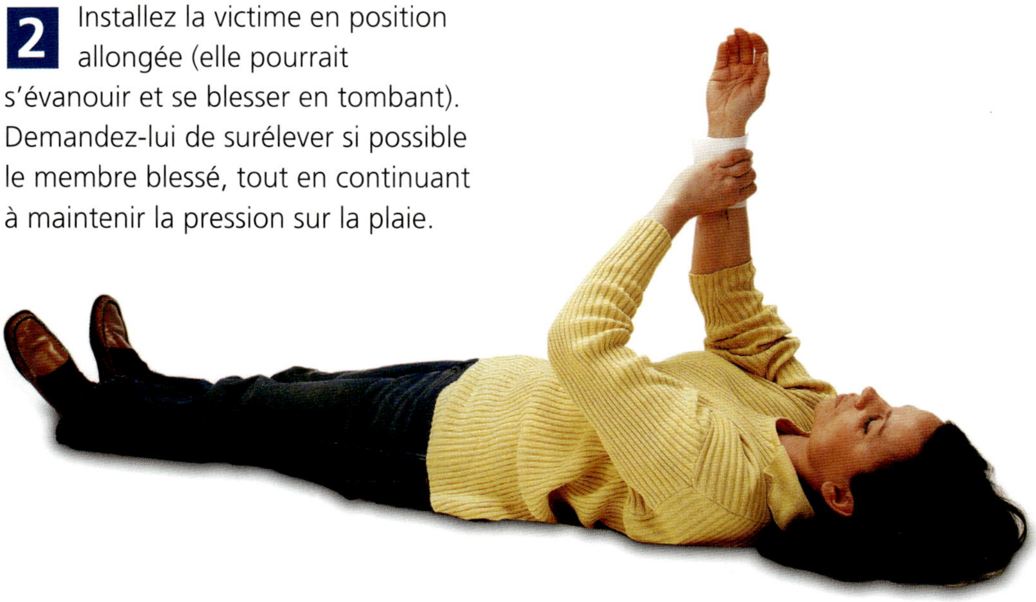

3 Afin de vous libérer pour appeler les secours, remplacez la pression manuelle par un pansement compressif (trousse de secours), qui permet d'appuyer sur la blessure.
Calez le membre blessé pour qu'il reste surélevé.
Surélevez aussi légèrement les jambes de la victime et couvrez-la.

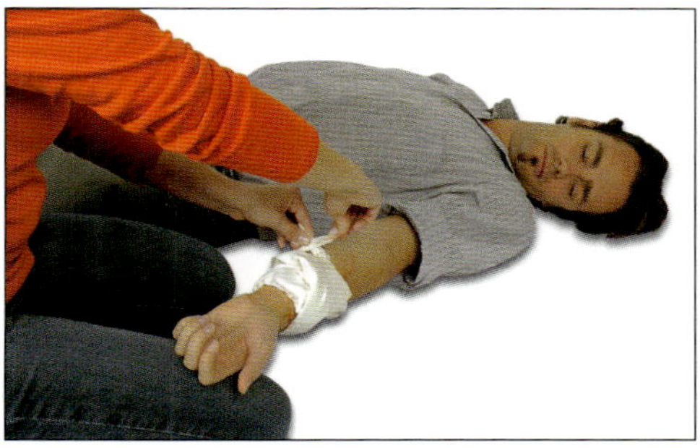

Appelez le 15 ou le 18 et décrivez précisément la situation.

PLAIE QUI SAIGNE avec corps étranger

N'essayez pas d'enlever un corps étranger (morceau de verre, couteau…) incrusté dans une blessure : il contribue généralement à faire cesser l'hémorragie.

► CE QU'IL FAUT FAIRE

1 Rapprochez fermement les bords de la plaie (effet de compression latéral).

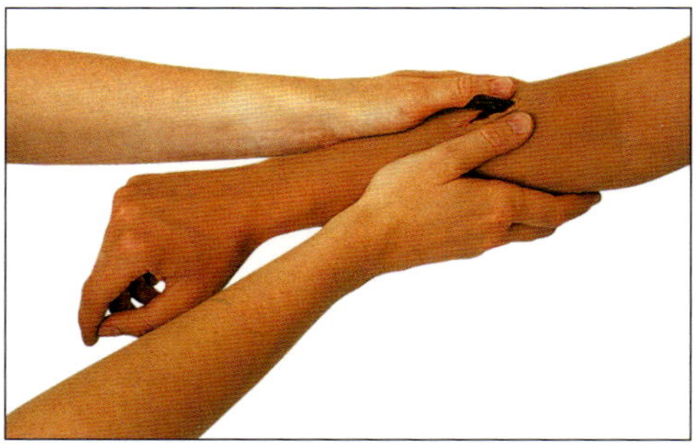

2 Faites un pansement de chaque côté du corps étranger à l'aide de deux coussinets de compresses stériles.

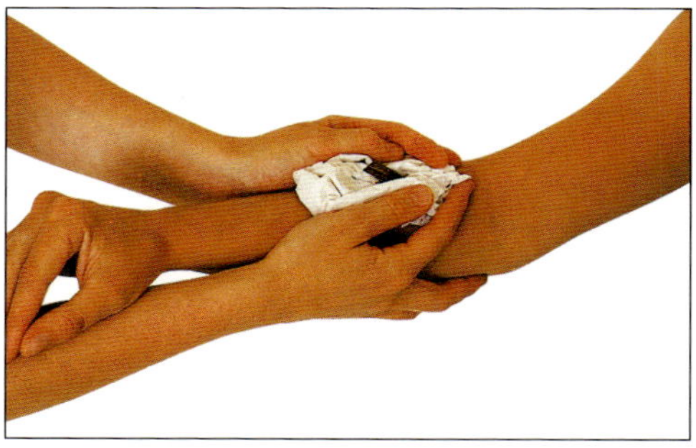

3 Fixez ces deux coussinets avec une bande roulée ou quelques sparadraps, en veillant à ce que le corps étranger ne subisse aucune pression.

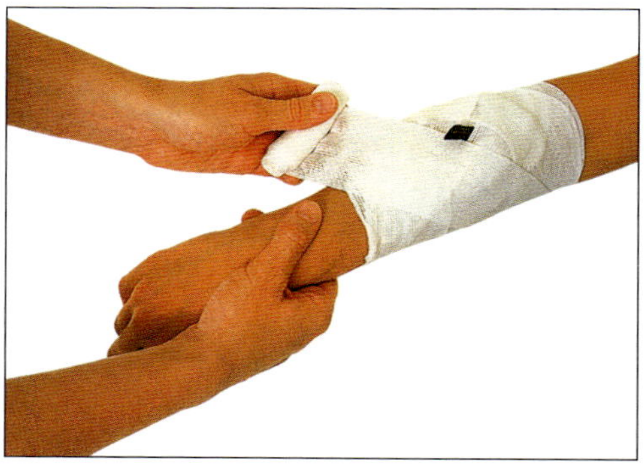

Appelez le 15 ou le 18 le plus rapidement possible. Le corps étranger doit être enlevé en milieu hospitalier avec les plus grandes précautions afin de ne pas endommager davantage les tissus. Par ailleurs, il faut veiller à prévenir toute infection.

Si c'est un membre qui saigne, surélevez-le toujours avec précaution en le faisant reposer sur un coussin ou une couverture roulée.

Une sensation d'oppression douloureuse dans la poitrine est souvent le signe d'une angine de poitrine (ou crise cardiaque), conséquence d'une affection chronique des artères coronaires, qui sont rétrécies ou obstruées par l'artériosclérose. Lors d'un effort physique ou d'une émotion, le cœur nécessite une plus grande quantité de sang richement oxygéné. C'est la quantité insuffisante d'oxygène arrivant au cœur qui est à l'origine de la douleur.

▶ DE QUOI LA VICTIME SE PLAINT-ELLE ?

- **Douleurs dans la cage thoracique, sensation d'oppression et de gêne**
- **Éventuellement : nausées, sueurs et essoufflement**

▶ CE QU'IL FAUT FAIRE

1 Faites se reposer la victime en l'aidant à trouver une position aussi confortable que possible. Desserrez ses vêtements autour du cou et de la taille. Vérifiez sa respiration. Émotions et efforts physiques sont à éviter.

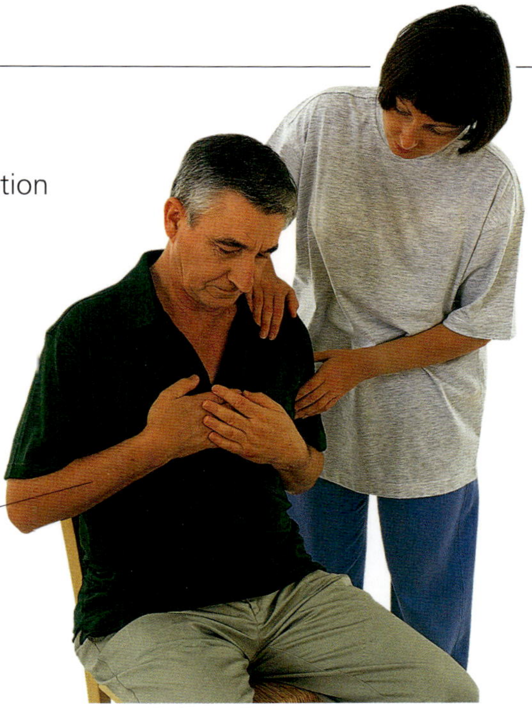

Aidez la victime à prendre la position dans laquelle elle se sent le plus à l'aise.

2 Si la victime est consciente, demandez – à elle où à son entourage – depuis combien de temps elle souffre, si c'est la première fois qu'elle ressent cette douleur ou si elle suit déjà un traitement. Aidez-la alors à prendre ses médicaments. Il s'agit généralement d'un comprimé (ou d'un spray) à placer sous la langue. Le médicament a pour effet de dilater les artères coronaires, ce qui entraîne une amélioration de l'apport sanguin et une diminution progressive de la douleur.

Appelez immédiatement le 15 ou le 18 et transmettez tous les éléments d'information donnés par la victime.

Si le sujet perd conscience, vérifiez sa respiration. Apprêtez-vous à le ***réanimer*** *si nécessaire en attendant l'arrivée des secours* ***(voir p. 19-23)****.*

POITRINE, traumatismes

Les lésions du thorax peuvent provoquer une hémorragie interne mettant la vie en danger. Elles peuvent aussi entraîner des difficultés respiratoires et circulatoires.

▶ DE QUOI LA VICTIME SE PLAINT-ELLE ?

- **Douleurs dans la poitrine**
- **Difficulté à respirer**

▶ CE QU'IL FAUT OBSERVER

- **Respiration superficielle ou irrégulière**
- **Expectoration d'un sang rouge clair et mousseux**
- **Lèvres bleutées**
- **Écume sanglante tout autour de la plaie (« plaie soufflante »)**

▶ CE QU'IL FAUT FAIRE

1 Laissez la victime choisir la position qui lui convient le mieux. Installez-la éventuellement en position semi-assise, contre une chaise, par exemple, pour qu'elle puisse s'appuyer. Faites-lui tourner légèrement la tête et le corps du côté blessé, si elle le souhaite.

Appelez le 15 ou le 18 le plus rapidement possible.

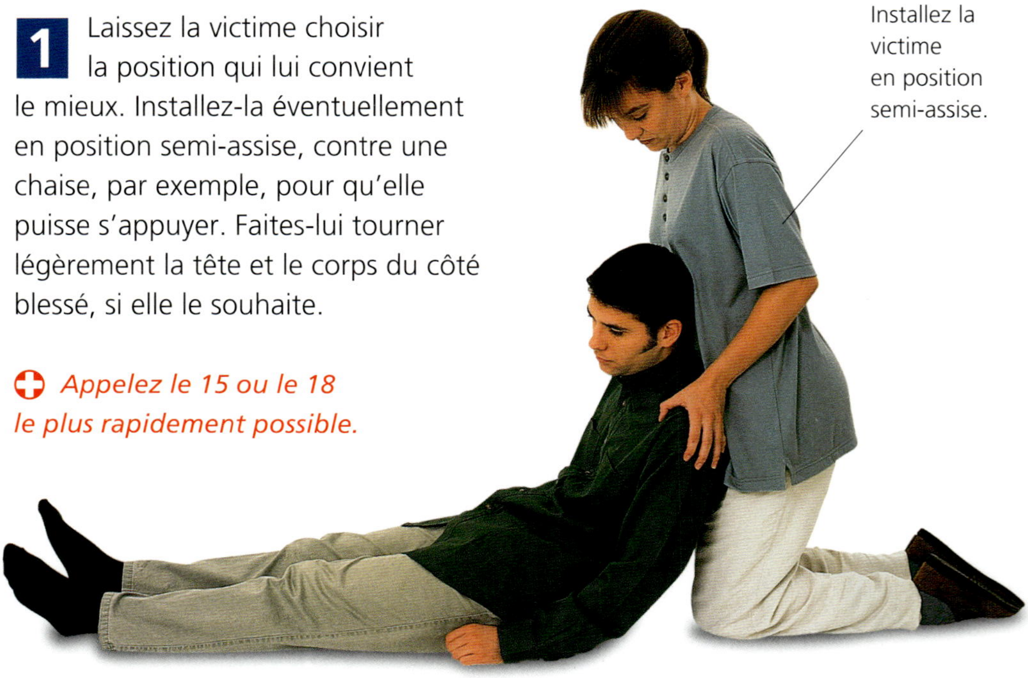

Installez la victime en position semi-assise.

2 Recherchez des blessures sur le corps de la victime. Faites cesser un saignement éventuel en appuyant une compresse sur la plaie. Restez auprès de la victime jusqu'à l'arrivée des secours.

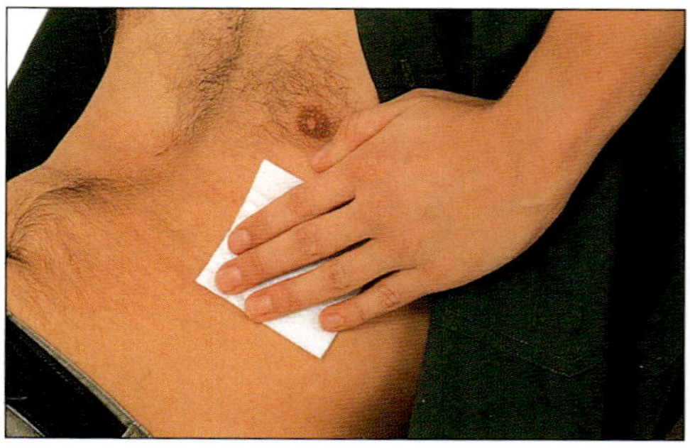

Lorsqu'on se coupe, on appuie instinctivement sur la blessure afin d'arrêter le saignement et de soulager la douleur. Les premiers secours à apporter en cas d'hémorragie externe reposent sur le même principe. Appuyez directement votre main recouverte d'un linge propre sur la plaie, puis effectuez un pansement compressif. Surélevez le membre blessé, ce qui entraîne une diminution de la pression dans les vaisseaux sanguins lésés. Si la blessure continue de saigner, comprimez-la au moyen d'un second rembourrage (pansement surcompressif au-desssus du premier pansement).

▸ CE QU'IL FAUT FAIRE

1 Appuyez immédiatement sur la plaie avec la main (si possible recouverte d'un linge propre). Il est possible de laisser d'abord la victime appuyer elle-même sur la blessure, car, si elle garde son calme, elle est plus en mesure d'évaluer le degré de pression nécessaire pour arrêter l'hémorragie.

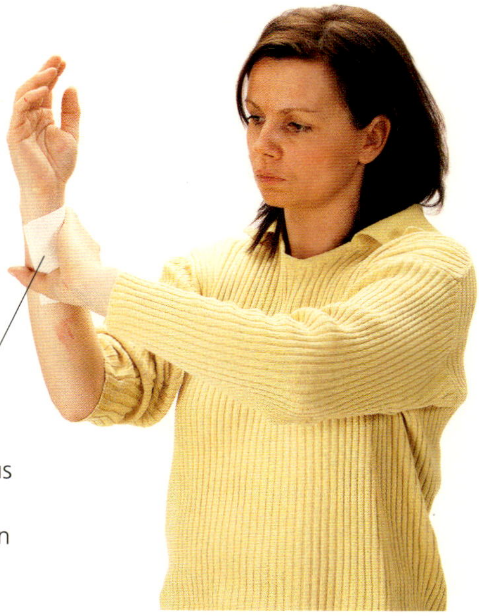

Surélevez si possible le membre lésé (au-dessus du niveau du cœur) afin de ralentir l'afflux sanguin vers la blessure.

2 Installez la victime en position allongée (elle pourrait s'évanouir et se blesser en tombant). Demandez-lui de surélever si possible le membre blessé, tout en continuant à maintenir la pression sur la plaie.

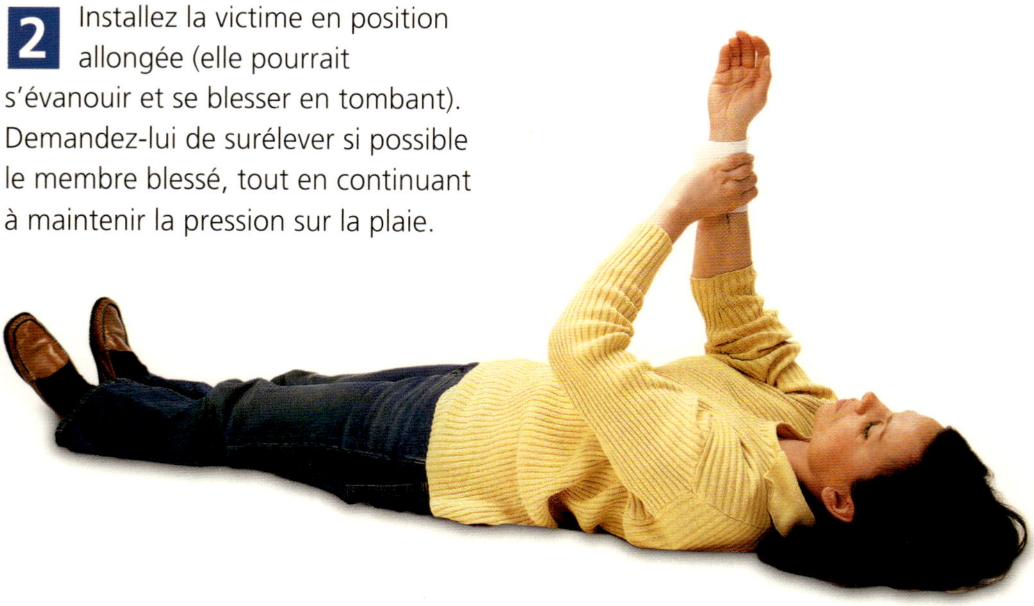

3 Afin de vous libérer pour appeler les secours, remplacez la pression manuelle par un pansement compressif (trousse de secours), qui permet d'appuyer sur la blessure.
Calez le membre blessé pour qu'il reste surélevé.
Surélevez aussi légèrement les jambes de la victime et couvrez-la.

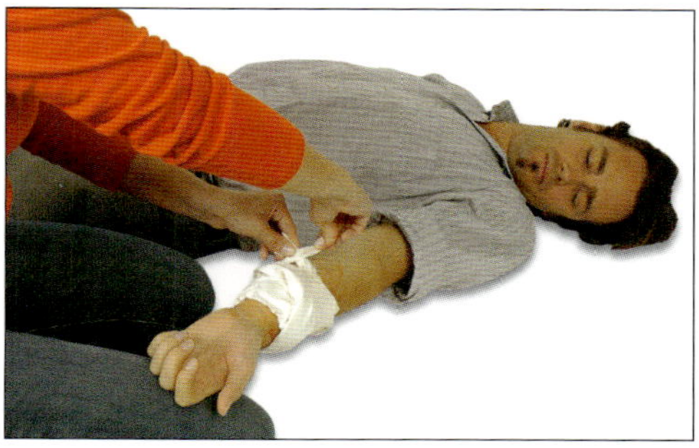

Appelez le 15 ou le 18 et décrivez précisément la situation.

SAIGNEMENTS avec corps étranger

N'essayez pas d'enlever un corps étranger (morceau de verre, couteau...) incrusté dans une blessure : il contribue généralement à faire cesser l'hémorragie.

► CE QU'IL FAUT FAIRE

1 Rapprochez fermement les bords de la plaie (effet de compression latéral).

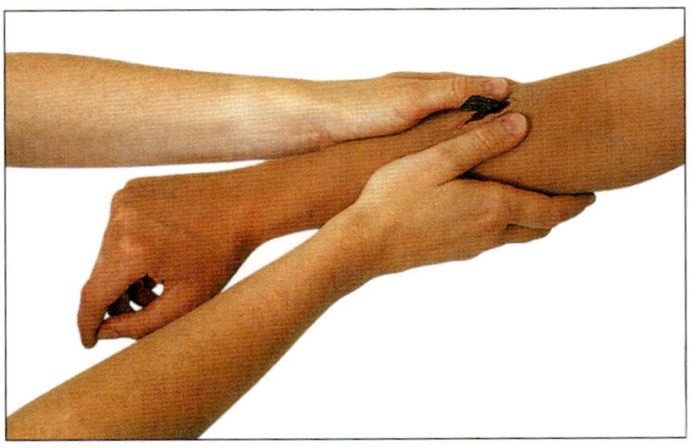

2 Faites un pansement de chaque côté du corps étranger à l'aide de deux coussinets de compresses stériles.

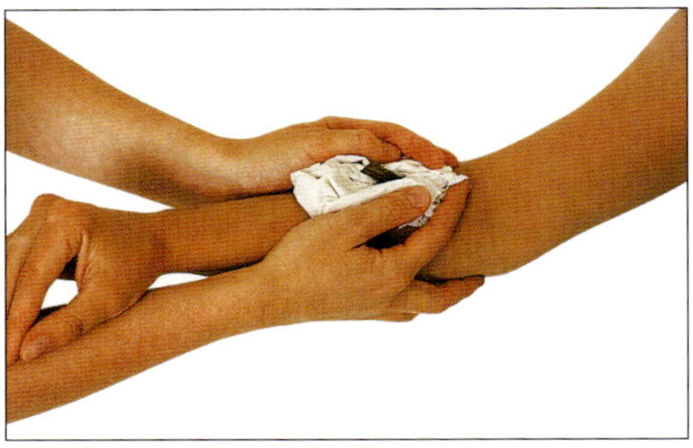

3 Fixez ces deux coussinets avec une bande roulée ou quelques sparadraps, en veillant à ce que le corps étranger ne subisse aucune pression.

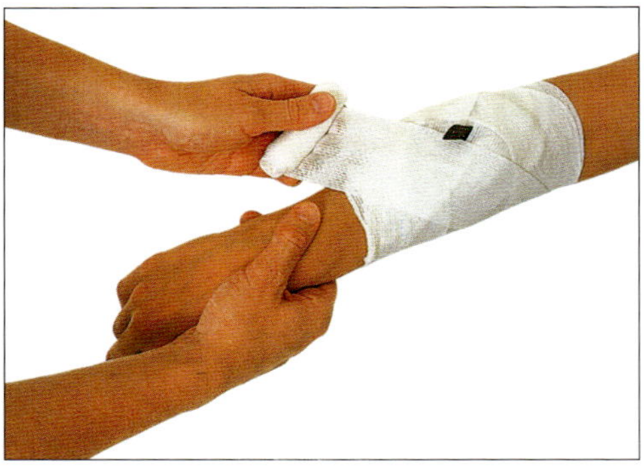

Appelez le 15 ou le 18 le plus rapidement possible. Le corps étranger doit être enlevé en milieu hospitalier avec les plus grandes précautions afin de ne pas endommager davantage les tissus. Par ailleurs, il faut veiller à prévenir toute infection.

Si c'est un membre qui saigne, surélevez-le toujours avec précaution en le faisant reposer sur un coussin ou une couverture roulée.

En France, la vipère est la seule espèce venimeuse (si l'on exclut les espèces exotiques échappées des zoos ou terrariums), mais sa morsure n'est pas mortelle. Toute personne victime d'une morsure de serpent doit être transportée d'urgence vers le centre de soins le plus proche. La description du serpent sera très utile au personnel soignant.

▶ DE QUOI LA VICTIME SE PLAINT-ELLE ?

- **Douleur à l'endroit de la morsure**
- **Angoisse**
- **Nausées, parfois suivies de vomissements**
- **Maux de tête**
- **Troubles de la vision (vision floue ou double)**
- **Affaiblissement ou engourdissement des bras ou des jambes**

▶ CE QU'IL FAUT OBSERVER

- **Marques des crochets (deux petites plaies distantes de quelques millimètres)**
- **Rougeur de la zone mordue**

▶ CE QU'IL FAUT FAIRE

1 Ne pas inciser ni sucer la plaie et ne pas poser de garrot. Ne pas utiliser non plus de dispositif d'aspiration du venin.

Rassurez la victime et tenez-lui compagnie pendant que quelqu'un appelle le 15 ou le 18.

---

2 La victime doit rester au repos pour limiter la diffusion du venin dans le sang. Couvrez-la éventuellement.

Si la victime perd connaissance, mettez-la en ***position latérale de sécurité*** ***(voir p. 17-18)*** *ou, le cas échéant, effectuez les gestes de* ***réanimation*** ***(p. 19-23)****.*

---

3 Nettoyez la plaie à l'eau et au savon si vous le pouvez, puis désinfectez avec un antiseptique. Suivant les conseils reçus du 15, vous serez peut-être amené à emmener la victime à l'hôpital. Si vous êtes deux, pour lui éviter de trop bouger, transportez-la en faisant une « chaise à bras » comme indiqué ci-contre.

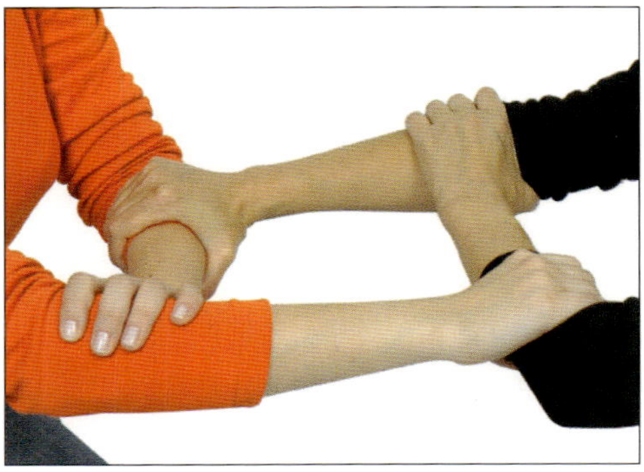

ANIMAUX VENIMEUX

Les animaux venimeux sont peu nombreux en Europe. Ce sont principalement des insectes (voir p. 182), des espèces marines (poissons, oursins, méduses) et des serpents terrestres. Les plus dangereux, notamment en cas d'hypersensibilité allergique, de fragilité cardiaque, ou pour l'enfant et la personne âgée, sont la raie pastenague, la vive, la rascasse et la vipère aspic. La majorité des venins ne résiste pas à une température de plus de 50 °C. En cas de morsure ou de piqûre, plongez la région atteinte dans de l'eau très chaude pendant 30 à 90 minutes et désinfectez toujours la plaie.

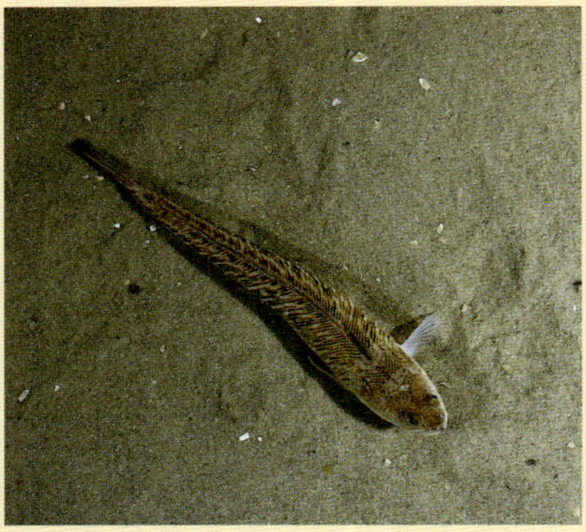

GRANDE VIVE *(Trachinus draco)*
Ce poisson, doté d'épines venimeuses sur les nageoires dorsales, vit sur les fonds sablonneux de l'Atlantique, de la mer du Nord et de la Méditerranée. L'accident survient lorsqu'un baigneur marche sur l'un de ces poissons enfouis dans le sable. La douleur est immédiate et intense, elle débute au point de piqûre puis irradie dans tout le membre. L'intoxication due au venin contenu dans les épines provoque sueurs, nausées, vomissements, ainsi qu'un œdème local. Chez les personnes les plus fragiles, il peut y avoir perte de connaissance. Enfin, les piqûres de vives peuvent se compliquer de surinfection.

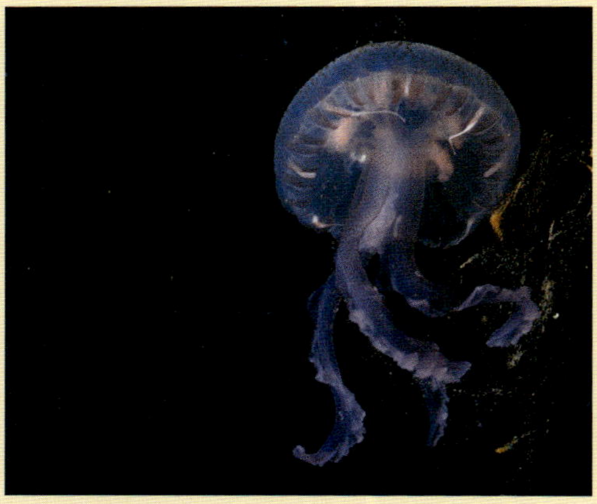

MÉDUSES *(cnidaires)*
Sous leur ombrelle gélatineuse pendent des tentacules urticants qui occasionnent de cuisantes lésions, mais aucune des espèces européennes n'est mortelle (sauf en cas d'allergie et de lésions sur tout le corps). Les méduses les plus fréquentes en Méditerranée sont des espèces de petite taille – *Carmarinha hastata* et *Geryonia proboscidalis* –, qui s'approchent des côtes en hiver, et les narcoméduses *(Solmissus albescens),* abondantes près de la surface toute l'année. Les méduses de l'Atlantique sont moins urticantes et de plus grande taille.

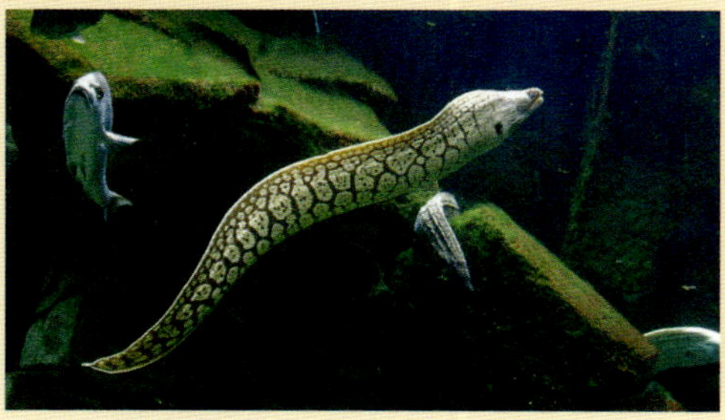

MURÈNES *(apodes)*
Les dents en crochet de ces poissons familiers des anfractuosités rocheuses des côtes méditerranéennes occasionnent des blessures sérieuses qui laissent pénétrer le venin contenu dans leur salive. Hormis la douleur, il n'y a pas de signes généraux d'intoxication mais de fréquentes complications (hémorragies, surinfections).

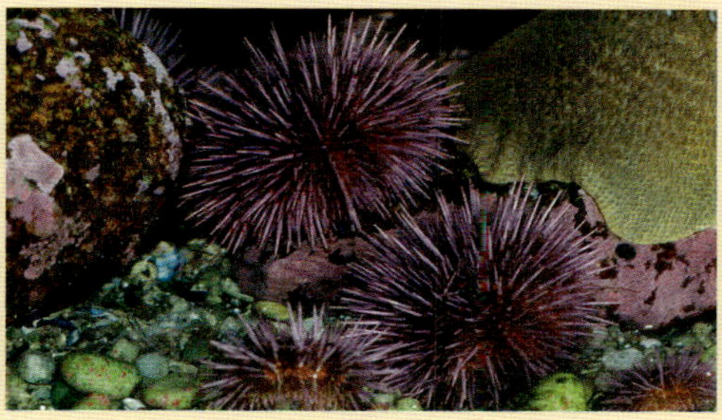

OURSINS *(echinidés sp.)*
Les oursins abondent sur nos côtes rocheuses. Leur squelette externe calcaire est doté de piquants peu venimeux qui se plantent et cassent facilement dans la peau quand on marche dessus. Il faut retirer ces fragments et désinfecter les plaies. Hormis la douleur, il n'y a pas d'autre complication que d'éventuels nodules sous-cutanés qui finissent par disparaître.

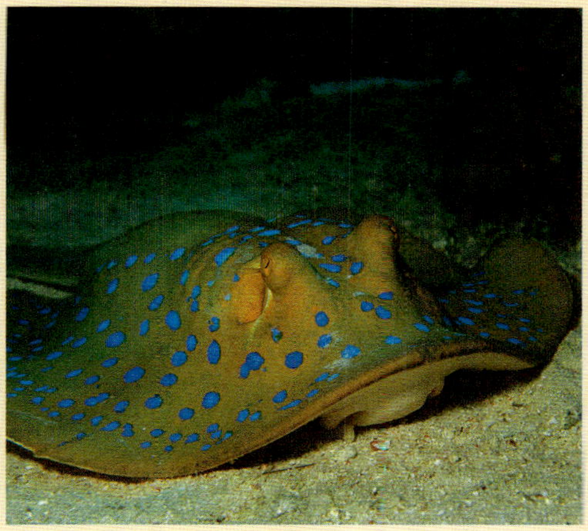

RAIES ARMÉES *(dacyatidés)*
Ces poissons plats cartilagineux portent, sur la face dorsale de leur longue queue, un aiguillon rigide qui se redresse et blesse si on marche dessus. L'aiguillon denticulé de l'espèce la plus commune en Europe, la raie pastenague *(Taeniura melanospilos),* est très difficile à retirer et son venin peut être mortel du fait des paralysies et des convulsions, de l'hypotension et des troubles cardiorespiratoires (favorisant la noyade) qu'il peut induire. Au minimum, le venin cause un œdème et une douleur aiguë associé à un état de malaise, symptômes qui culminent 2 heures après la blessure.

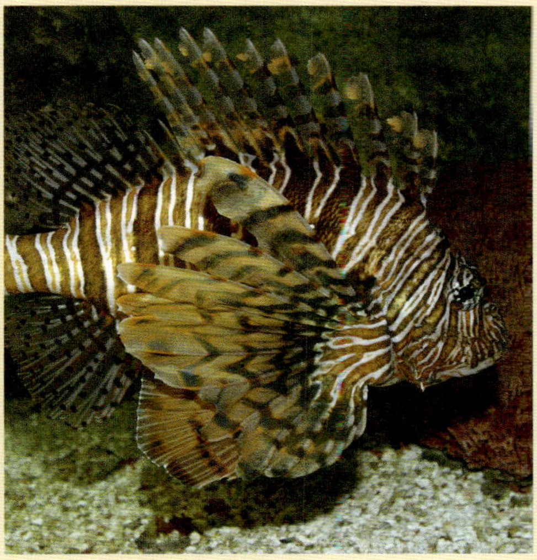

RASCASSES *(scorpaenidés)*
Ces poissons et autres poissons scorpions, tel *Scarpaenopsos oxcephala,* se cachent dans le sable et les rochers, avec lesquels ils se confondent. Leurs treize épines dorsales injectent du venin lorsqu'on marche dessus par mégarde. Les piqûres occasionnent de vives douleurs locales qui peuvent conduire à la syncope (d'où un risque de noyade). Elles sont suivies d'œdème, de nécroses et de lésions hémorragiques locales. La victime peut souffrir de troubles sensitifs, de paralysies ou de convulsions et, dans les cas les plus graves, de troubles respiratoires et cardiaques potentiellement mortels selon sa fragilité et l'espèce du poisson. La plaie peut aussi se compliquer (surinfection, nécrose).

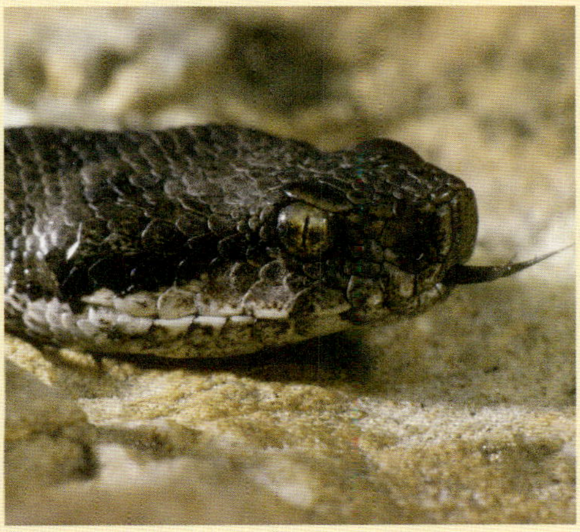

VIPÈRES *(vipéridés)*
Ces petits serpents trapus de 40 à 60 cm de long, communs dans les terrains secs et rocailleux, sont facilement reconnaissables à leur pupille verticale et aux zigzags sombres sur leur dos. L'espèce la plus dangereuse est l'aspic *(Vipera aspis),* une petite vipère le plus souvent rousse à noire, fréquente en montagne et dans le Midi de la France, dont la morsure est la seule potentiellement mortelle. La plus commune est la péliade *(Vipera berus),* dangereuse pour les enfants et les personnes âgées. Les vipères mordent si on les blesse ou les surprend mais préfèrent la fuite.

TENNIS-ELBOW

Le tennis-elbow (ou épicondylite) désigne une inflammation au voisinage d'une petite saillie osseuse de l'os du bras, juste au-dessus de l'articulation du coude sur la face externe du bras, qui est provoquée par un mouvement énergique ou répété – préhension, soulèvement, lancer – de l'avant-bras ; la fréquence de cet accident chez les joueurs de tennis est à l'origine de l'appellation tennis-elbow.
Ce sont principalement les tendons lésés à proximité du coude qui sont responsables de la douleur.

▶ DE QUOI LA VICTIME SE PLAINT-ELLE ?

- **Douleur localisée au niveau du coude, persistant au repos**
- **Douleur majorée lors des mouvements, en particulier lors de l'extension du bras**
- **Douleur à la pression**

▶ CE QU'IL FAUT OBSERVER

- **Gonflement localisé**
- **Rougeur localisée**

▶ CE QU'IL FAUT FAIRE

1 Mettez le plus possible l'articulation au repos. Si la douleur est apparue lors d'un mouvement au cours d'une pratique sportive, arrêter complètement cette dernière.

---

2 Si la douleur est très forte, mettez votre bras en écharpe. Si la victime porte un pull – ou un gilet, ou une veste –, vous pouvez aussi le lui faire replier pour soutenir le bras blessé.
Vous pouvez également appliquez une poche de glace sur la zone douloureuse pour calmer l'inflammation.

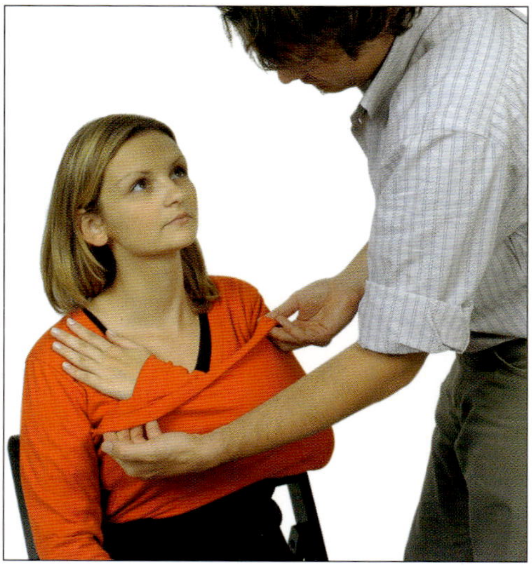

Si la douleur reste trop pénible, consultez votre médecin.

TÉTANIE (crise de)

La victime d'une crise de tétanie présente une hyperventilation – elle respire trop vite et trop fort –, des contractures musculaires et des signes d'agitation, qui surviennent à la suite d'une angoisse ou de troubles psychiques. L'augmentation de la quantité d'air inspiré entraîne une diminution du gaz carbonique dans le sang. Beaucoup plus rarement, certaines maladies graves peuvent être à l'origine de ce trouble respiratoire. Il est donc recommandé de toujours consulter un médecin s'il se répète.

▶ DE QUOI LA VICTIME SE PLAINT-ELLE ?

- **Difficultés à respirer et sensation d'étouffement**
- **Angoisse ou agitation extrêmes**
- **Crampes ou picotements dans les doigts et/ou les orteils**
- **Sensation d'oppression dans la poitrine**
- **Vertiges ou incapacité à bouger**

▶ CE QU'IL FAUT OBSERVER

- **Respiration accélérée**
- **Agitation, angoisse**
- **Contractions de la paume et des doigts (« main d'accoucheur »), occasionnées par des crampes.**

▶ CE QU'IL FAUT FAIRE

1 Isolez la victime, rassurez-la et faites-la respirer calmement. Comptez lentement et à voix haute pour aider la victime à ralentir le rythme de sa respiration.

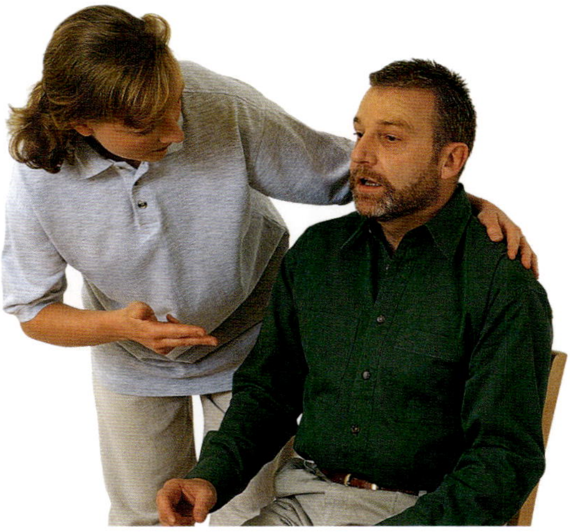

2 Si cela est insuffisant, faites inspirer/expirer la victime à l'intérieur d'un sac en plastique ou en papier jusqu'à ce que sa respiration se soit normalisée. Mais ne la forcez pas à le faire si cela l'angoisse. Et il est dangereux de mettre toute la tête dans le sac !

Appelez le 15 ou le 18 si la respiration tarde à retrouver son rythme normal.

TÊTE, traumatismes

Tout traumatisme à la tête doit être pris très au sérieux, car la victime risque une lésion du cerveau, voire la mort. Certaines blessures laissent de graves séquelles si elles ne reçoivent pas des soins médicaux immédiats. Il est capital de vérifier l'état de conscience et la respiration de la victime jusqu'à l'arrivée des secours.

▶ DE QUOI LA VICTIME SE PLAINT-ELLE ?

- **Douleur localisée à l'endroit du traumatisme**
- **Maux de tête**
- **Nausées et vomissements**
- **Vision trouble ou double**
- **Faiblesse des membres ; picotements ou sensation d'engourdissement dans les membres**
- **Vertiges**

▶ CE QU'IL FAUT OBSERVER

- **Perte de connaissance au moment du choc ou après l'accident**
- **Amnésie concernant ce qui s'est passé immédiatement avant l'accident**
- **Signes de paralysie ou de faiblesse de l'un des côtés du corps**

▶ CE QU'IL FAUT FAIRE

1 Vérifiez l'état de conscience et la respiration de la victime (voir page 16).
Si elle est **inconsciente et respire,** placez-la en **position latérale de sécurité (voir page 17-18).**

Si elle est **inconsciente et ne respire plus,** commencez la réanimation **cardio-pulmonaire (voir page 19-23).**

Appelez le 15 ou le 18 le plus rapidement possible. Restez auprès de la victime jusqu'à l'arrivée des secours.

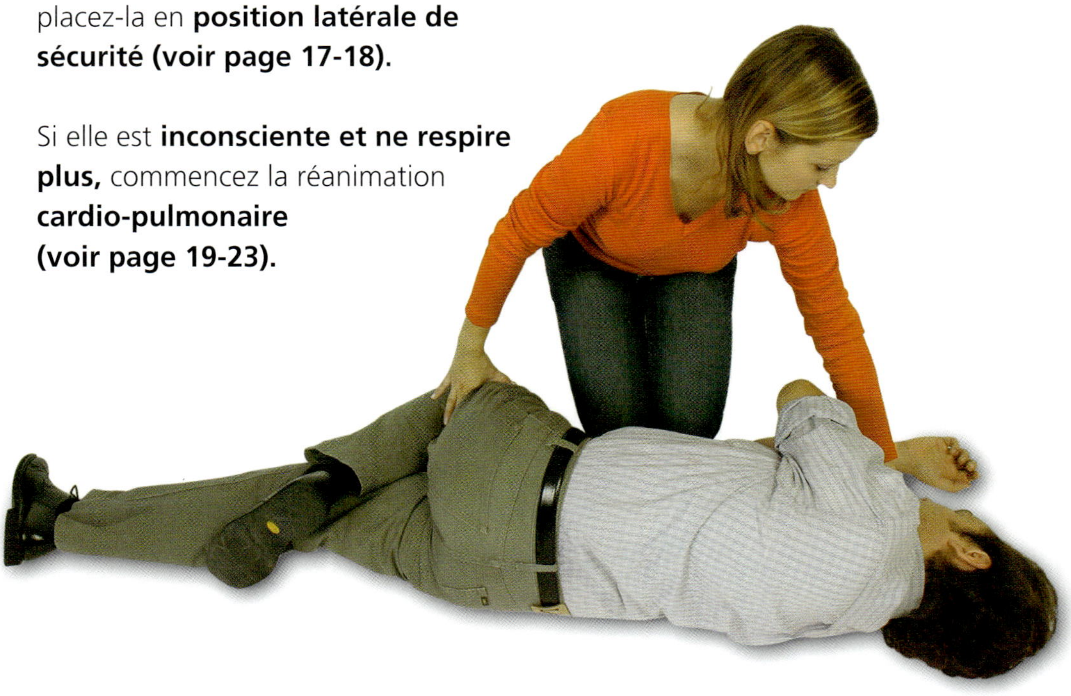

2 Si la victime est consciente, elle est allongée sur le dos. Conseillez-lui de ne pas bouger et évitez toute manipulation.
Placez-vous derrière elle dans l'axe de son corps et maintenez-lui la tête avec vos deux mains placées de part et d'autre.
Observez les signes de commotion cérébrale, tels que maux de tête, pertes de mémoire, nausées – et parfois vomissements.

Notez vos observations à partir du moment de l'accident et communiquez-les aux membres de l'équipe de secours.

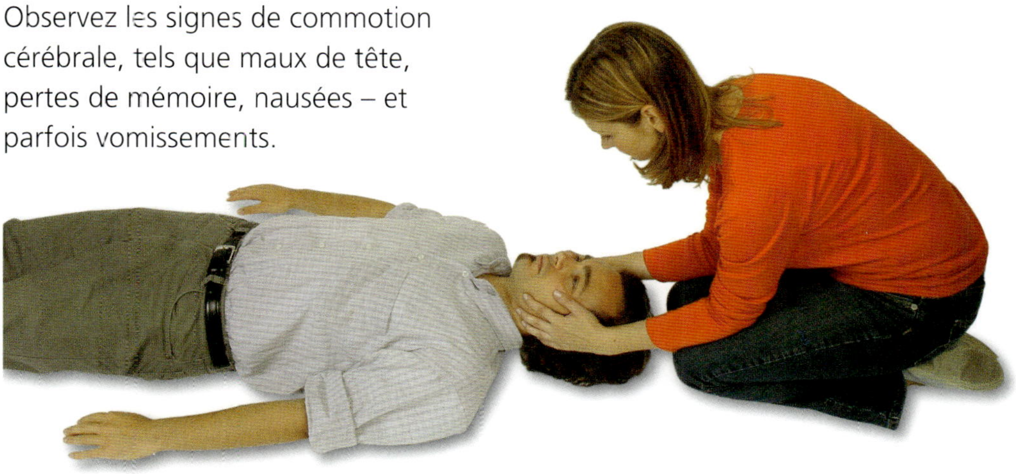

3 Si du sang ou un liquide s'écoule de l'oreille, n'obstruez pas le conduit auditif avec du coton ou un pansement.
S'il existe une plaie dans le cuir chevelu avec un saignement important, appuyez avec la paume de la main pour faire cesser l'hémorragie puis effectuez un pansement compressif ; si le saignement est minime, protégez la plaie avec un linge propre en attendant les secours.

Les lésions du thorax peuvent provoquer une hémorragie interne mettant la vie en danger. Elles peuvent aussi entraîner des difficultés respiratoires et circulatoires.

▶ DE QUOI LA VICTIME SE PLAINT-ELLE ?

- **Douleurs dans la poitrine**
- **Difficulté à respirer**

▶ CE QU'IL FAUT OBSERVER

- **Respiration superficielle ou irrégulière**
- **Expectoration d'un sang rouge clair et mousseux**
- **Lèvres bleutées**
- **Écume sanglante tout autour de la plaie (« plaie soufflante »)**

▶ CE QU'IL FAUT FAIRE

1 Laissez la victime choisir la position qui lui convient le mieux. Installez-la éventuellement en position semi-assise, contre une chaise, par exemple, pour qu'elle puisse s'appuyer. Faites-lui tourner légèrement la tête et le corps du côté blessé, si elle le souhaite.

Appelez le 15 ou le 18 le plus rapidement possible.

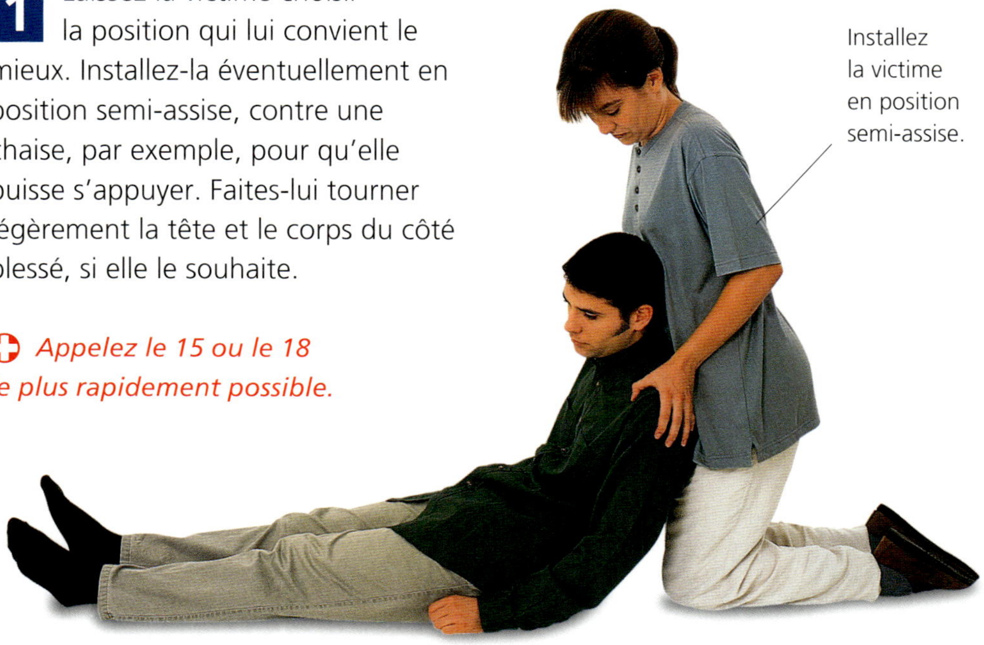

Installez la victime en position semi-assise.

2 Recherchez des blessures sur le corps de la victime. Faites cesser un saignement éventuel en appuyant une compresse sur la plaie. Restez auprès de la victime jusqu'à l'arrivée des secours.

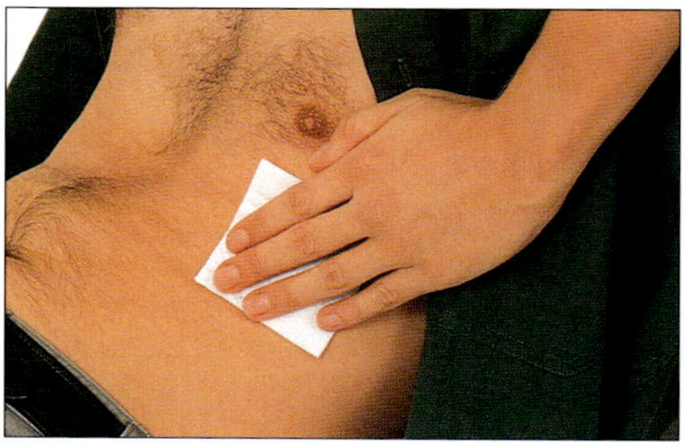

TRAUMATISME CRÂNIEN

Un traumatisme crânien peut être consécutif à une chute ou à un coup violent à la tête ou à la mâchoire. Le cerveau est secoué et précipité contre les parois du crâne, ce qui provoque des contusions internes, un gonflement, voire une hémorragie cérébrale. Le traumatisme crânien peut entraîner une brève perte de connaissance, suivie d'une amnésie. Le plus souvent, il s'agit d'un trouble fonctionnel passager et non pas d'une lésion durable.

▶ DE QUOI LA VICTIME SE PLAINT-ELLE ?

- **Maux de tête**
- **Nausées ou vomissements**
- **Vertiges, troubles visuels (image trouble ou double)**

▶ CE QU'IL FAUT OBSERVER

- **Perte de connaissance momentanée**
- **Désorientation et confusion mentale**
- **Amnésie concernant ce qui s'est passé immédiatement avant le choc**
- **Troubles de la coordination yeux-mains**

▶ CE QU'IL FAUT FAIRE

1 Vérifiez l'état de conscience et la respiration de la victime (voir p. 16).

Si elle est **inconsciente et respire,** placez-la en **position latérale de sécurité** **(voir p. 17-18).**

Si elle est **inconsciente et ne respire plus,** commencez la **réanimation cardiopulmonaire** **(voir p. 19-23).**

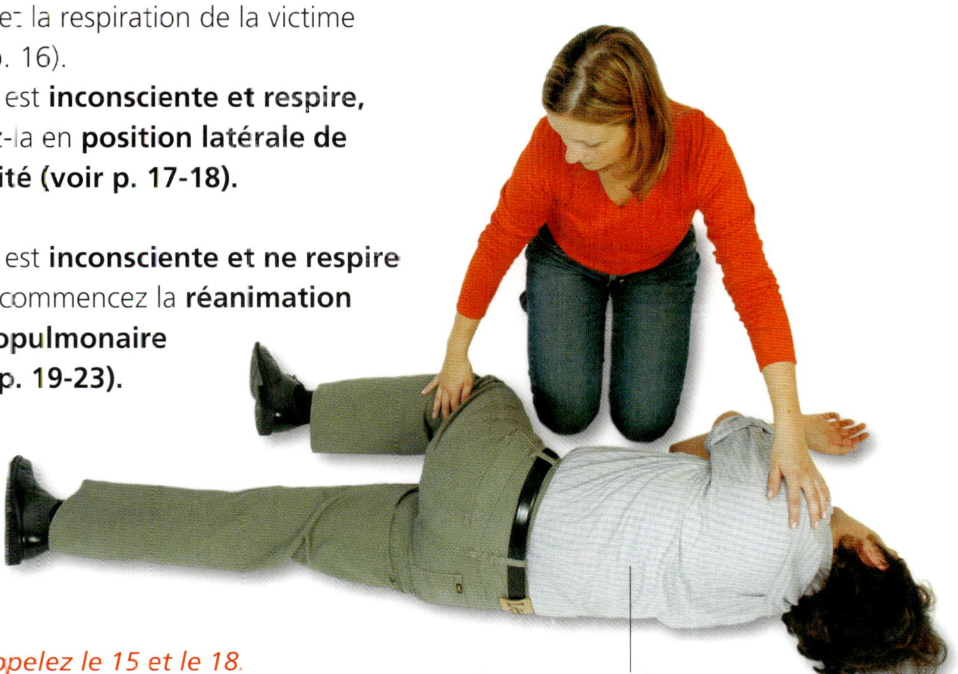

Si la victime a perdu connaissance et qu'elle respire, placez-la immédiatement en position latérale de sécurité.

Appelez le 15 et le 18.
En attendant l'arrivée des secours, observez toute évolution de l'état général de la victime.

SUITE AU VERSO ▶

2 **Si la victime est consciente,** elle est allongée sur le dos. Conseillez-lui de ne pas bouger et évitez toute manipulation. Placez-vous derrière elle dans l'axe de son corps et maintenez sa tête avec vos deux mains placées de part et d'autre.

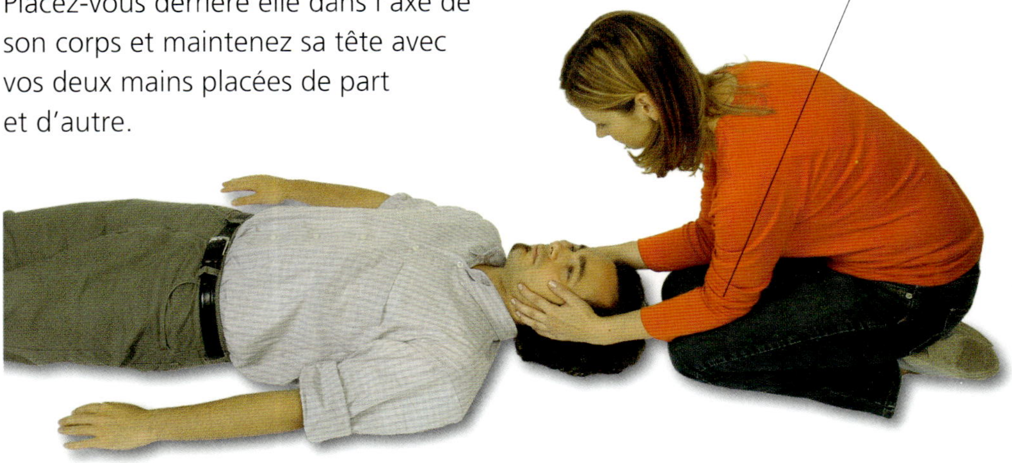

3 Continuez à maintenir la tête de la victime jusqu'à l'arrivée des secours et surveillez son état.

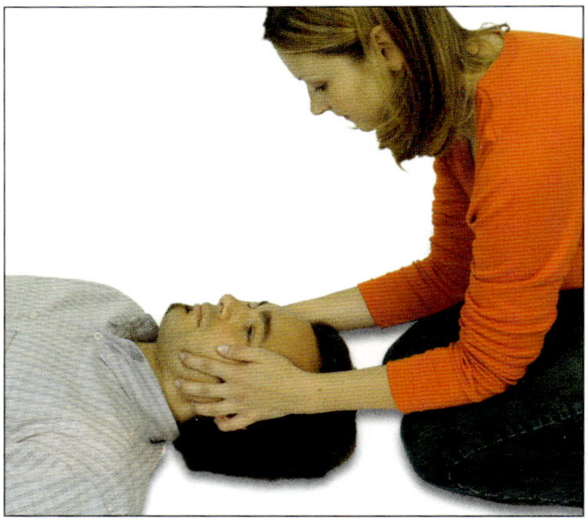

Appelez impérativement le 15 ou le 18. La victime doit être placée en observation à l'hôpital.

V

La victime présente

- un état d'inconscience
- un arrêt cardiorespiratoire

OUI → **IL S'AGIT D'UNE URGENCE VITALE**
Appelez le 15

NON ↓

La victime présente

- un état de choc (pâleur, sueurs, pouls faible et rapide*)
- une hémorragie anale
- une hémorragie vaginale hors période de règles
- des selles noires
- de fortes douleurs abdominales
- plus de 39 °C de fièvre

*Ne prenez le pouls que si vous êtes formé à le faire.

OUI → **CE SONT DES SIGNES DE GRAVITÉ**
Vous devez absolument avoir un médecin en ligne pour qu'il vous conseille sur la conduite à suivre (médecin traitant ou, en son absence, le 15)

NON ↓

La victime présente

- des nausées
- des vomissements
- des douleurs à la miction
- du sang dans les urines
- une douleur abdominale remontant à plus de 24 heures

OUI → **CE SONT DES SIGNES ASSOCIÉS DE MOINDRE GRAVITÉ**
Appelez votre médecin traitant

NON ↓

SURVEILLEZ LA PERSONNE PENDANT 24 HEURES.
Si l'un des signes mentionnés ci-dessus apparaît, appelez votre médecin traitant.

VENTRE, plaie

Le ventre se situe au-dessous du thorax, dont il est séparé par le diaphragme. Il contient des organes – l'estomac, le foie, la rate, les intestins et les reins –, ainsi qu'un grand nombre de vaisseaux sanguins. Les lésions de ces organes ne sont généralement pas visibles de l'extérieur ; très souvent, des signes de détresse circulatoire – la victime est angoissée, pâle, avec un pouls rapide – en sont les seuls indices. Il faut alerter les secours d'urgence sans tarder : la vie de la victime est menacée. Une plaie à cet endroit doit être protégée par un linge propre ou un pansement stérile afin d'éviter tout risque d'infection.

▶ CE QU'IL FAUT FAIRE

1 Allongez la victime aussi confortablement que possible. (Si le sol est chaud, froid ou humide, installez-la sur une couverture, des journaux…). Soutenez les genoux avec un coussin, une couverture ou un vêtement roulé. La flexion des genoux permet aux muscles abdominaux de se relâcher. Placez également un appui sous la tête et les épaules si cela soulage la personne.

Pliez les jambes de la victime et placez un appui sous ses genoux.

Soutenez la tête et les épaules, si nécessaire.

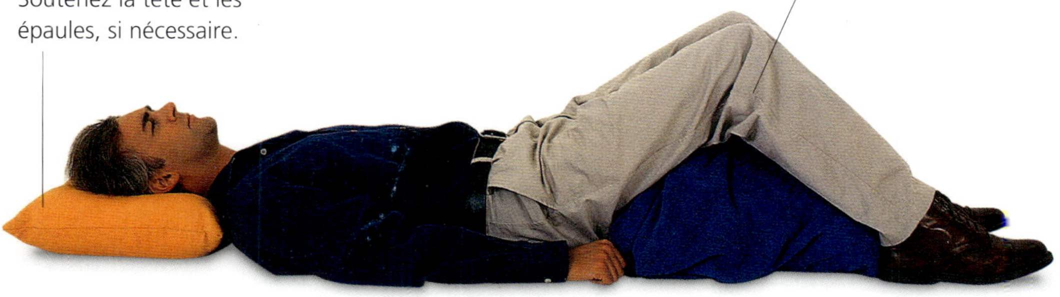

2 Enlevez les vêtements pour dégager l'abdomen. S'il s'agit d'une plaie de petite taille, couvrez-la avec un pansement stérile (trousse de secours).

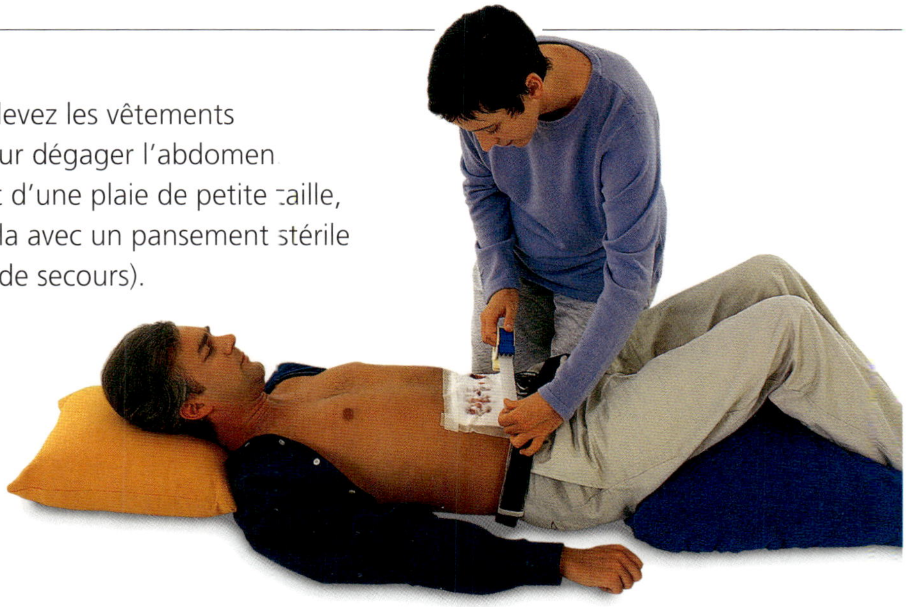

SUITE AU VERSO ▶

3 Si des organes internes sont visibles à travers la plaie, ne les touchez pas. N'essayez surtout pas de les repousser à l'intérieur. Couvrez la plaie avec un pansement stérile.

4 Recouvrez la victime d'une couverture légère ou d'un vêtement afin d'éviter toute perte de chaleur. Évitez de déplacer la région abdominale.

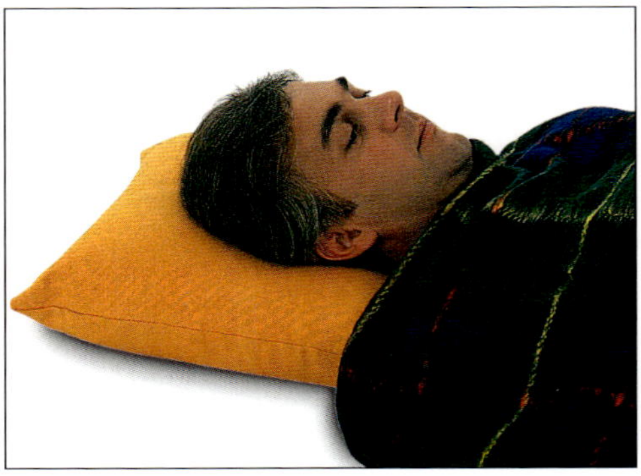

5 Surveillez l'état de la victime à intervalles réguliers. En attendant l'arrivée des secours, notez toute évolution de son état, puis informez-en l'équipe médicale.

Appelez le 15 ou le 18 le plus rapidement possible.

Le ventre se situe au-dessous du thorax, dont il est séparé par le diaphragme. Il contient des organes – l'estomac, le foie, la rate, les intestins et les reins –, ainsi qu'un grand nombre de vaisseaux sanguins. Les lésions de ces organes ne sont généralement pas visibles de l'extérieur ; très souvent, des signes de détresse circulatoire – la victime est angoissée, pâle, avec un pouls rapide – en sont les seuls indices. Il faut alerter les secours d'urgence sans tarder : la vie de la victime est menacée.

► CE QU'IL FAUT FAIRE

1 Allongez la victime aussi confortablement que possible. (Si le sol est chaud, froid ou humide, installez-la sur une couverture, des journeaux…). Soutenez les genoux avec un coussin, une couverture ou un vêtement roulé. La flexion des genoux permet aux muscles abdominaux de se relâcher. Placez également un appui sous la tête et les épaules si cela soulage la personne.

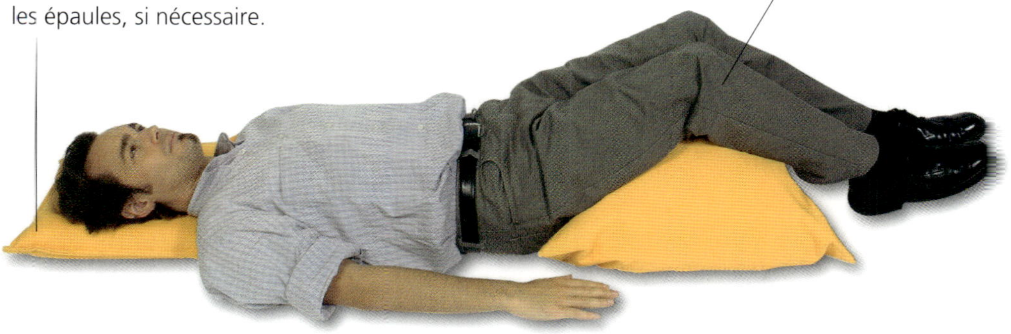
Soutenez la tête et les épaules, si nécessaire.
Pliez les jambes de la victime et placez un appui sous ses genoux.

2 Desserrez les vêtements pour dégager l'abdomen et faciliter la respiration.

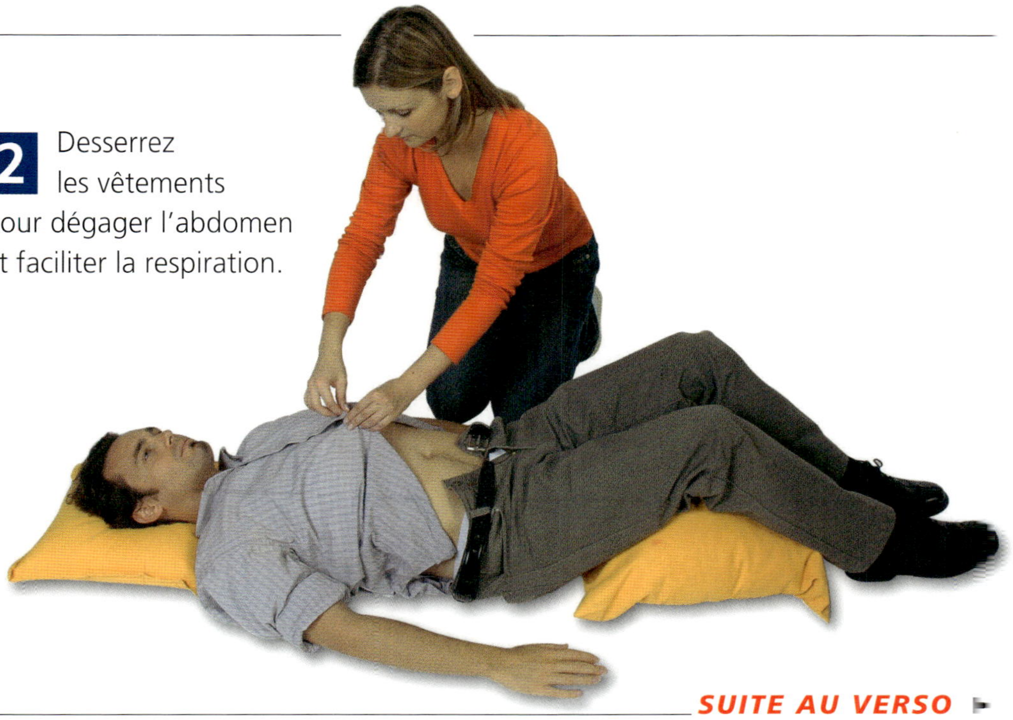

SUITE AU VERSO ►

3 Recouvrez la victime d'une couverture légère ou d'un vêtement afin d'éviter toute perte de chaleur. Évitez de déplacer la région abdominale.

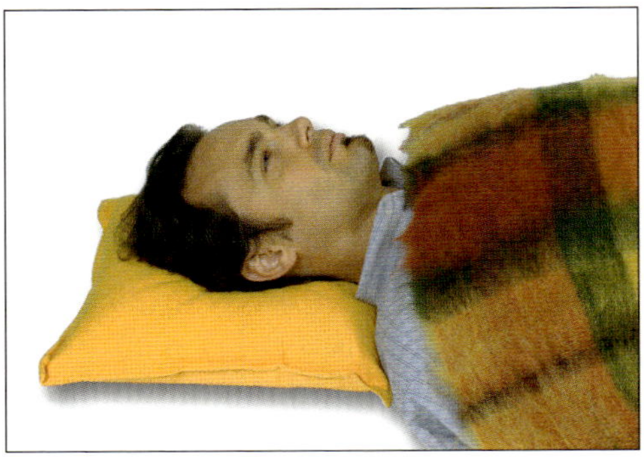

4 Surveillez l'état de la victime à intervalles réguliers. En attendant l'arrivée des secours, notez toute évolution de son état, puis informez-en l'équipe médicale.

Appelez le 15 ou le 18 le plus rapidement possible.

Les traumatismes de la face doivent être examinées par un médecin afin d'éviter de graves complications ou des séquelles irréversibles. En cas de blessure du nez ou de la bouche, par exemple, les voies aériennes supérieures peuvent être bloquées par une hémorragie. Des coups violents portés à la mâchoire ou au front entraînent parfois de graves lésions crâniennes. Lorsque les traumatismes provoquent une perte de connaissance, les voies aériennes risquent aussi d'être obstruées par la langue, du sang ou de la salive.

▶ DE QUOI LA VICTIME SE PLAINT-ELLE ?

- **Douleurs dans la zone de la blessure**
- **Difficultés à parler, à mâcher et à avaler**

▶ CE QU'IL FAUT OBSERVER

- **Gonflement et déformation de la zone atteinte**
- **Saignements à l'intérieur de la bouche ou sang qui s'écoule de la bouche**
- **Dents branlantes ou manquantes**

▶ CE QU'IL FAUT FAIRE

1 Si la victime est consciente, installez-la aussi confortablement que possible (assise sur une chaise, de préférence).
Stoppez toute hémorragie externe en appuyant sur la plaie, puis en mettant un pansement ; mais veillez bien à ne pas bloquer les voies respiratoires.
Si la victime saigne abondamment du nez, laissez-la en position assise et demandez-lui de pencher la tête en avant en appuyant sur la narine qui saigne.

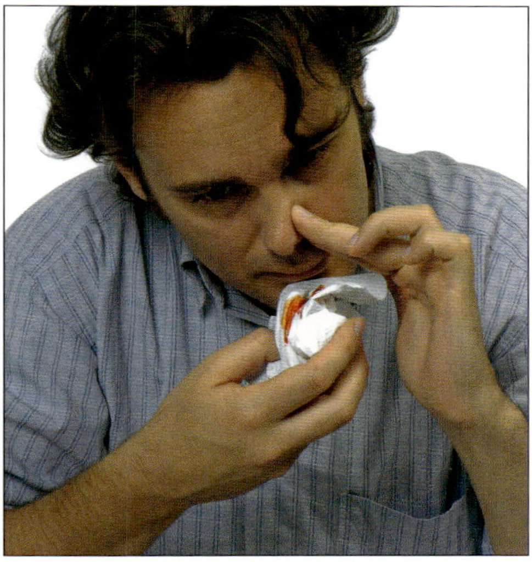

2 Si la victime est inconsciente et qu'elle respire, placez-la en **position latérale de sécurité (voir p. 17-18)**.

Vérifiez la respiration de la victime à intervalles réguliers. Préparez-vous à **réanimer** si nécessaire **(voir p. 19-23).**

Appelez le 15 ou le 18 le plus vite possible.

VOMISSEMENTS

Les vomissements peuvent avoir de multiples causes : maladie gastro-intestinale, intoxication alimentaire, effets secondaires d'un médicament, migraine, fortes douleurs, état de choc, traumatisme crânien, coup de soleil, début de grossesse ou mal des transports. Consultez un médecin si les vomissements se prolongent pendant plus de 4 heures.

▶ DE QUOI LA VICTIME SE PLAINT-ELLE ?

- **Nausées**
- **Maux de tête**
- **Vertiges**
- **Diarrhée éventuelle**

▶ CE QU'IL FAUT OBSERVER

Signes de gravité :
- **Peau pâle, froide et humide**
- **Sueurs**
- **Peau desséchée (après les vomissements)**
- **Pouls faible et rapide**

▶ CE QU'IL FAUT FAIRE

1 Laissez la victime se reposer au calme. Faites-lui absorber, par petites gorgées, une boisson non gazeuse ou du Coca sans bulles. Donnez-lui des aliments solides seulement si les vomissements remontent à plus de 4 heures.

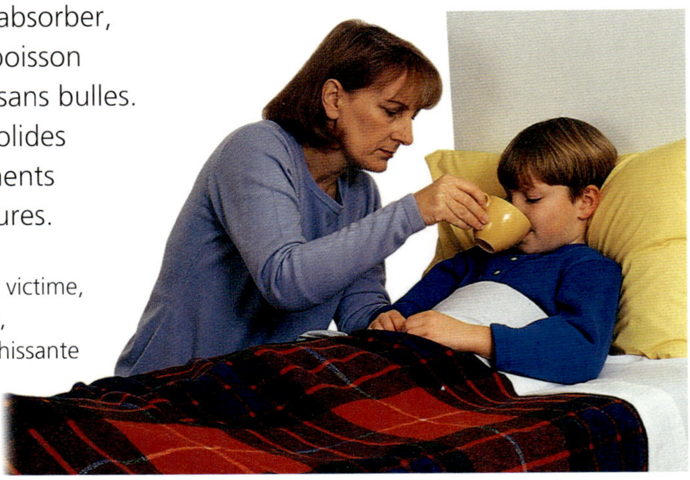

Faites absorber à la victime, par petites gorgées, une boisson rafraîchissante non gazeuse.

2 Pour prévenir un risque de contagion, mettez au lave-vaisselle tous les ustensiles touchés par le malade (tasses, verres, assiettes et couverts). Choisissez le programme de lavage le plus chaud de l'appareil.

Consultez un médecin en cas de fièvre, si les vomissements ont duré plus de 4 heures ou si la peau de la victime est desséchée, à plus forte raison si la victime est une personne âgée ou un enfant.

LES TECHNIQUES DE BASE DES PREMIERS SECOURS

Tout ce que vous devez savoir pour utiliser efficacement une trousse de premiers secours

- Le matériel indispensable
- Les bandages
- Les premiers soins
- La prise de la température
- Les positions de confort
- La conduite en cas d'accident

Chaque foyer doit disposer d'une trousse complète de premiers secours rangée à un emplacement connu de tous. De même, il faut avoir une trousse de secours en permanence dans la voiture et en emporter une dans tous ses déplacements. Vous pouvez la constituer vous-même à partir des indications qui suivent ou demander à votre pharmacien de la garnir pour vous.

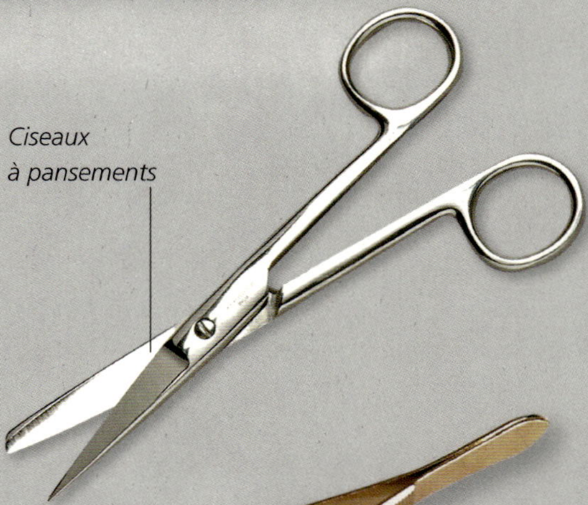

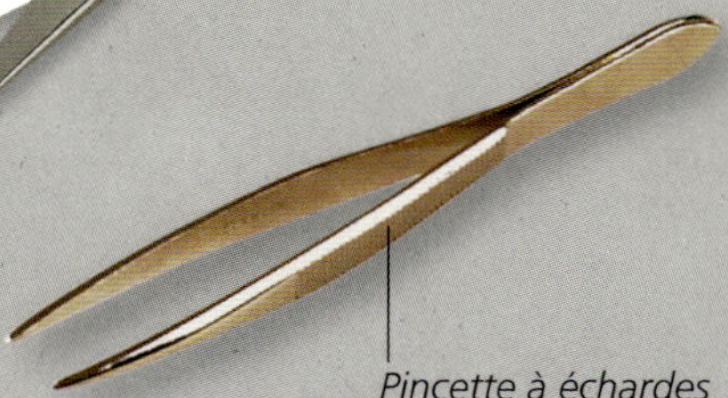

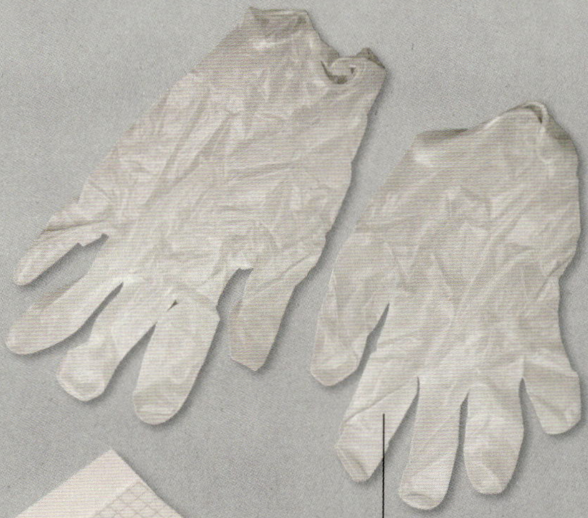

INVENTAIRE

- un rouleau de sparadrap tissé rigide
- une boîte de pansements adhésifs de tailles variées, prédécoupés
- une bande de pansement adhésif à découper
- un pansement compressif
- 10 compresses stériles
- 2 bandes extensibles (deux tailles)
- une bande extensible autoadhérente (7 cm)
- une bande en crêpe (Velpeau)
- un antiseptique liquide
- des antalgiques (sachets, comprimés)
- une écharpe triangulaire
- une paire de ciseaux à pansements
- une pincette à échardes
- deux paires de gants à usage unique
- un tire-tiques
- une couverture de survie
- des attaches autoaggrippantes
- un bloc-notes et un crayon

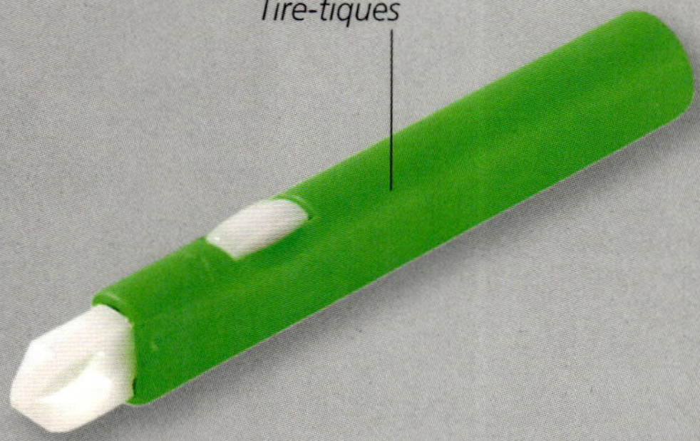

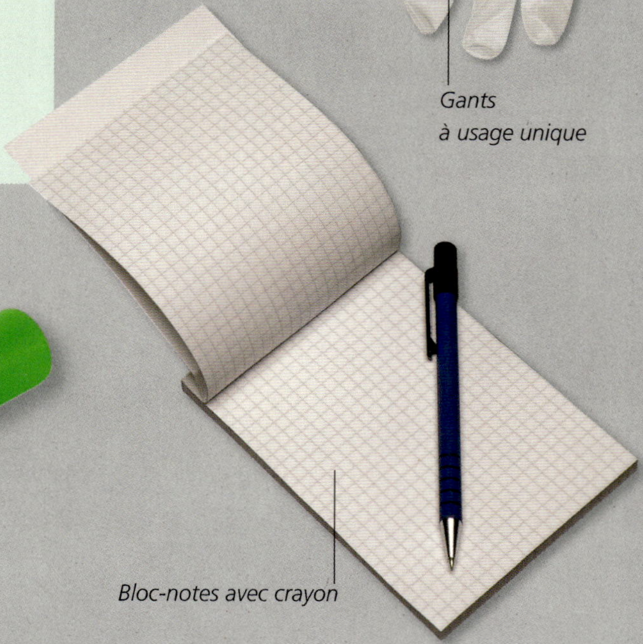

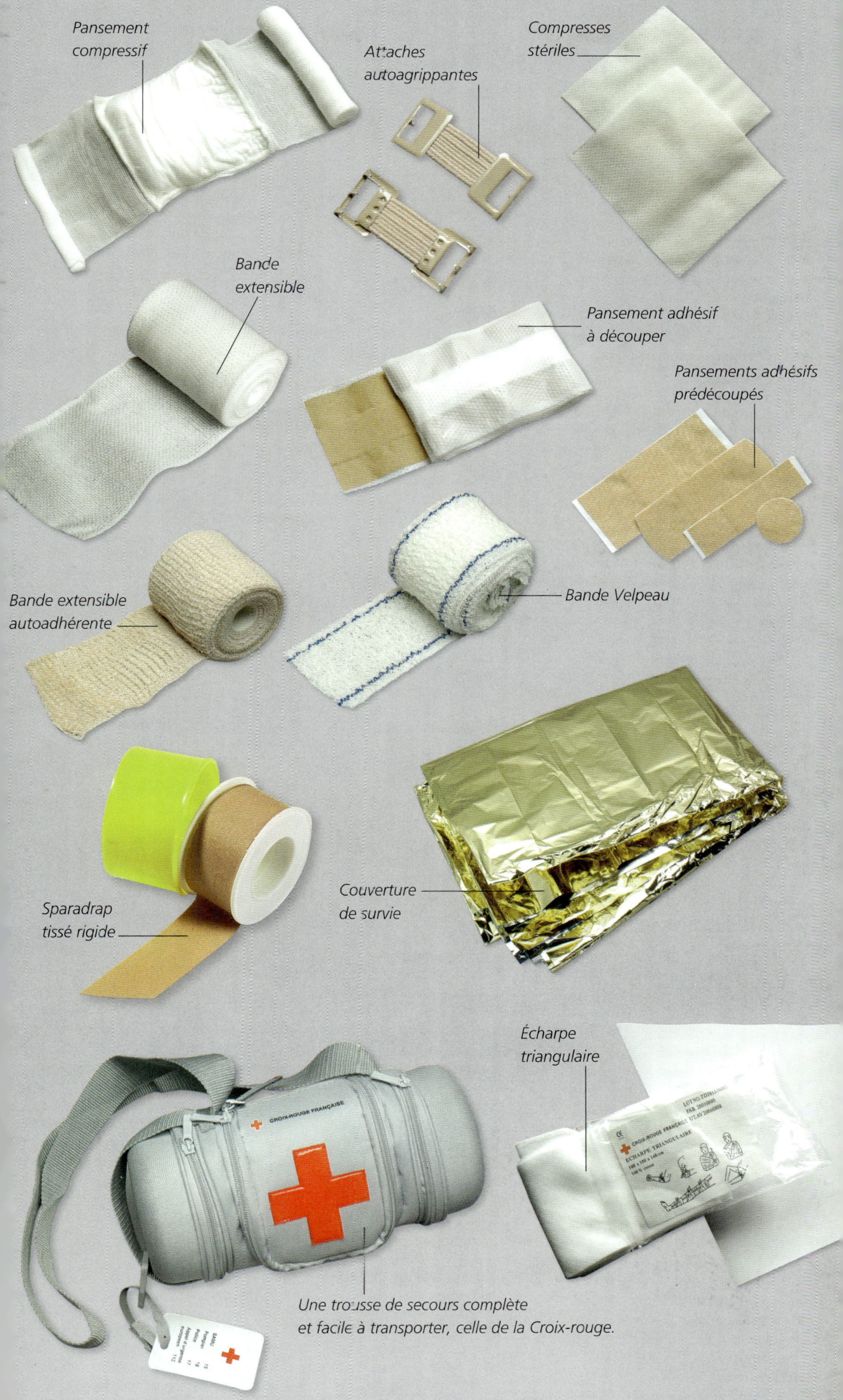
Pansement compressif
Attaches autoagrippantes
Compresses stériles
Bande extensible
Pansement adhésif à découper
Pansements adhésifs prédécoupés
Bande extensible autoadhérente
Bande Velpeau
Couverture de survie
Sparadrap tissé rigide
Écharpe triangulaire
Une trousse de secours complète et facile à transporter, celle de la Croix-rouge.

Pansements, bandes et compresses

Les pansements existent dans de nombreuses tailles. Ils sont généralement tissés dans des fibres absorbantes. Ils se présentent dans un emballage stérile et doivent être appliqués sur une plaie bien désinfectée.

Le pansement adhésif

Il se compose d'une bande de sparadrap sur laquelle est collée une compresse stérile plus étroite. La présentation en rouleau est plus pratique, car on peut couper chaque pansement à la longueur souhaitée. Il existe toutefois des pansements adhésifs prédécoupés de toutes les formes. Adapté aux petites plaies, un pansement adhésif doit être changé tous les jours car l'adhésif ramollit la peau et peut retarder la cicatrisation.

Le pansement micropores

Destiné aux mêmes usages que le pansement adhésif, il est fait d'un matériau non tissé, est moins adhésif et hypoallergénique (pour éviter d'irriter la peau). Il contient une compresse imprégnée d'antiseptique qui protège la plaie des attaques microbiennes. En outre, une gaze évite qu'il ne colle à la plaie. On le trouve en deux présentations : 6 x 8 cm et 8 x 10 cm.

Le pansement compressif (ou coussin hémostatique d'urgence)

Composé d'une bande élastique, de compresses stériles et d'un coussin en mousse, il permet d'arrêter une hémorragie. Il est vendu à l'unité.

La bande de sparadrap tissé rigide

Le sparadrap existe en différentes tailles et qualités. Il est généralement hypoallergénique. On l'utilise surtout pour fixer des bandes ou des compresses sur des plaies. Il doit être appliqué sur une peau sèche. La largeur la plus courante est de 25 mm. Le sparadrap est indiqué pour les plaies des jambes, des bras, des doigts, des genoux, voire du siège. Certains sparadraps micropores sont aussi fins que du papier et s'enlèvent très facilement.

Les bandes pour les bandages

Une bande est un ruban d'étoffe, de 4 à 5 m de long, servant à faire les bandages. Deux types de bandes sont utilisés.

Les bandes extensibles sont faites d'un tissu assez fin composé de coton et de latex et permettent une légère contention. On les trouve en trois largeurs : 5, 7 et 10 cm.

Les bandes extensibles autoadhérantes permettent une forte contention. On y a recours pour immobiliser une cheville ou un poignet. On les trouve aussi en trois largeurs (5, 7 et 10 cm).

Les bandes en crêpe type Velpeau sont faites d'un coton plus épais que les bandes extensibles. Elles sont utiles pour tous les bandages sans contention et pour maintenir en place les compresses sur les plaies.

L'écharpe triangulaire

L'écharpe triangulaire sert à immobiliser le bras – elle est alors utilisée dans sa forme triangulaire – ou à comprimer une hémorragie. Dans ce cas, elle peut faire office de tampon improvisé ou se transformer en lien large (avec bords repliés, voir p. 218) pour maintenir un pansement compressif. Elle est vendue en pharmacie, à l'unité.

Les compresses stériles

Les compresses de gaze sont vendues par boîtes de 10 ou de 50 en deux tailles – 7,5 x 7,5 cm et 10 x 10 cm – et se présentent dans des emballages individuels stériles ; elles peuvent se conserver 4 à 5 ans. Elles absorbent aussi l'humidité. Pour éviter les infections, elles sont à usage unique et doivent donc être jetées après emploi.

Instruments

Les ciseaux à pansements, la pincette à échardes et le tire-tiques sont les instruments incontournables de la trousse de secours familiale.

Les ciseaux à pansements

Pour découper les pansements et les bandes, il est conseillé d'utiliser des ciseaux dotés d'un bout droit et d'un bout arrondi. Non seulement ils facilitent la découpe de bandes larges, mais ils se glissent aussi plus facilement entre le vêtement et la peau lorsqu'il faut découper rapidement un vêtement.

la pincette à échardes
Les branches doivent se situer exactement l'une en face de l'autre et leur extrémité être arrondie, de façon à faciliter la prise.

Tire-tiques
Cet instrument sert à retirer les tiques. Il est impératif de bien le désinfecter après usage. Il est en général vendu avec un produit destiné à endormir la tique.

Le manuel de premiers secours

Toute trousse de premiers secours doit comporter un manuel indiquant les gestes qui sauvent, ainsi qu'une explication sur le matériel contenu dans la trousse.

Autres éléments

Une trousse de premiers secours – familiale ou de voyage – doit aussi contenir des gants en vinyle jetables, une couverture de survie, ainsi qu'un bloc-notes et un crayon.

Les gants à usage unique
Pour prodiguer les premiers soins, il faut impérativement porter des gants jetables en vinyle (sous réserve de ne pas être allergique à cette matière). Après utilisation, jetez les gants dans un sac plastique hermétique et veillez à ce que ce dernier soit éliminé de façon à éviter toute contamination. Après avoir retiré les gants, lavez-vous soigneusement les mains, car le port de gants n'évite pas tout contact avec du sang ou d'autres fluides.

La couverture de survie
Une couverture de survie est une feuille d'aluminium très mince, dorée d'un côté et argentée de l'autre. Elle maintient la chaleur si vous la posez face dorée vers l'extérieur et protège au contraire du soleil quand c'est la face argentée qui est visible. De dimensions relativement importantes (140 x 220 cm), elle se replie en un petit carré qui tient dans la poche

Attention, les couvertures de survie sont inflammables. Elles sont fragiles et ne doivent pas être manipulées de façon trop brusque. Une couverture en laine sera également utile, non seulement pour protéger la victime du froid, mais pour

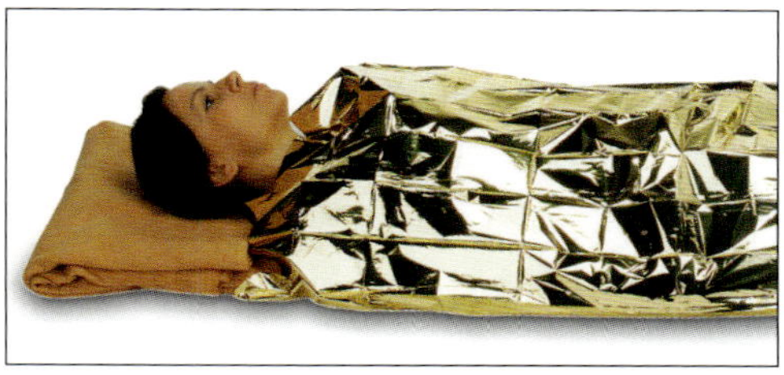

éteindre éventuellement les premières flammes sur les vêtements d'une personne.

Les attaches autoagrippantes
Vendues par deux, elles servent à fixer les bandages et les vêtements. Pour des raisons de sécurité, il vaut mieux éviter les épingles à nourrice.

Le bloc-notes et le crayon
Ils serviront à noter toutes les informations utiles comme les médicaments pris par la victime, si elle est allergique, l'heure à laquelle elle a perdu connaissance, les personnes à prévenir, etc.

Le coussin thermique
Destiné à soulager la douleur, ce coussin réutilisable s'utilise à froid ou à chaud – il vaut mieux le garder au réfrigérateur car il sera toujours plus rapide de le réchauffer au bain-marie que de le refroidir. À froid, il permet de diminuer inflammations et œdèmes et favorise la résorption des hématomes. À chaud, il est indiqué dans le traitement des douleurs rhumatismales et des douleurs dues à des raideurs musculaires.

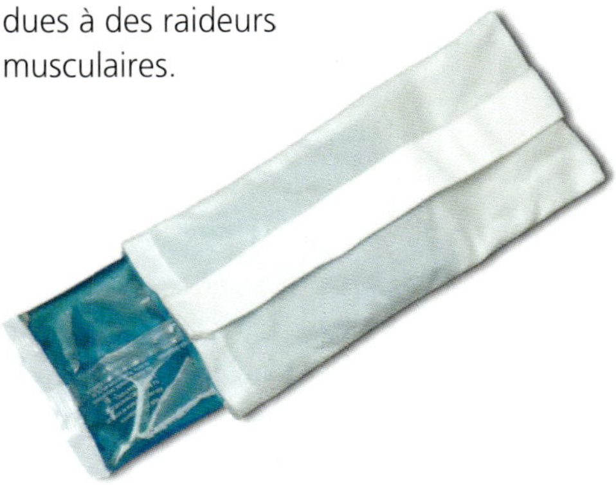

Les bandages existent en toutes sortes de tailles et de matériaux. Ils sont généralement utilisés pour protéger une plaie, arrêter une hémorragie ou immobiliser un membre. Renseignez-vous auprès de votre parmacien. La largeur choisie dépend de la partie atteinte et du type de blessure. Les principes suivants s'appliquent, toutefois : blessure des doigts, à partir de 4 cm ; bras, mains et pieds, 6 à 8 cm ; jambes, 10 cm ; tronc, 10 à 12 cm.

COMMENT FAIRE UN BANDAGE

1. Placez la personne dans une position confortable et agenouillez-vous à côté d'elle (attention : la victime peut perdre connaissance pendant que vous faites le bandage).

2. Posez l'extrémité du bandage sur la peau, sans dérouler la bande, mais en tenant cette dernière fermement dans la main.

3. Commencez à dérouler le bandage sous la plaie, puis remontez.

4. Déroulez la bande progressivement afin d'éviter qu'elle ne vous glisse des mains, et toujours de l'intérieur vers l'extérieur du corps.

6. À chaque nouveau tour, faites se chevaucher la bande des deux tiers environ.

Bande en spirale simple pour les membres

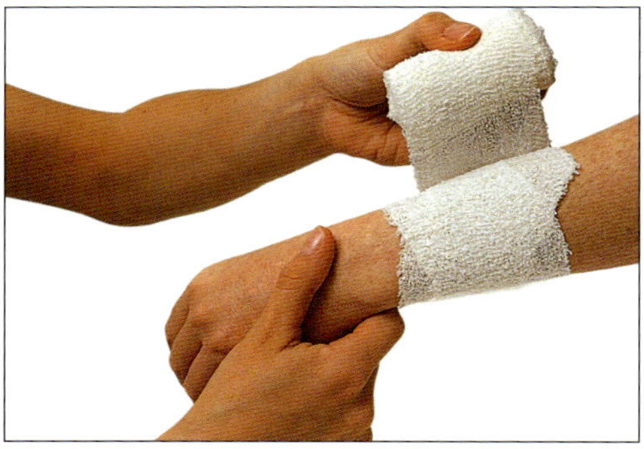

1. Enroulez la première épaisseur en oblique par rapport à l'extrémité de la bande.

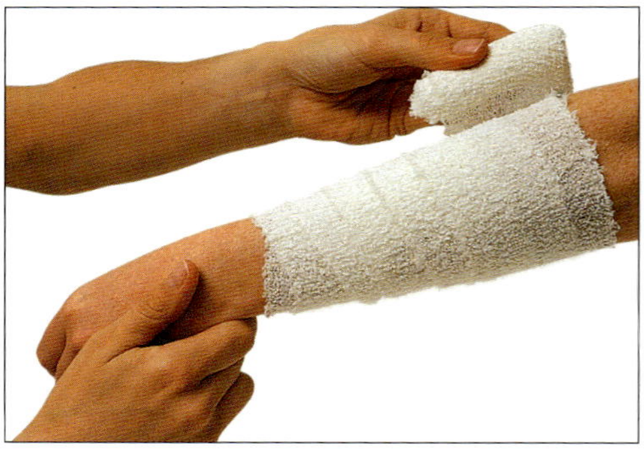

2. Continuez à dérouler la bande en la faisant se chevaucher sur les deux tiers de la largeur environ.

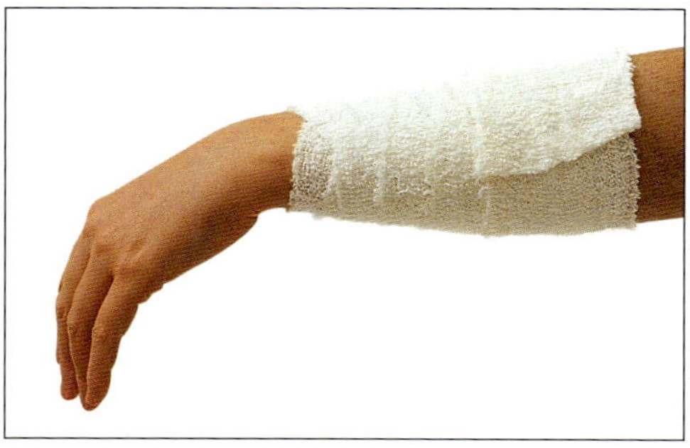

3. Terminez par un tour circulaire. Fixez l'extrémité de la bande à l'aide d'une attache autoagrippante ou d'un sparadrap. Vérifiez que vous n'avez pas trop serré (la peau doit être de la même couleur de part et d'autre). Le cas échéant, desserrez le bandage.

Bandage en croix autour d'un corps étranger

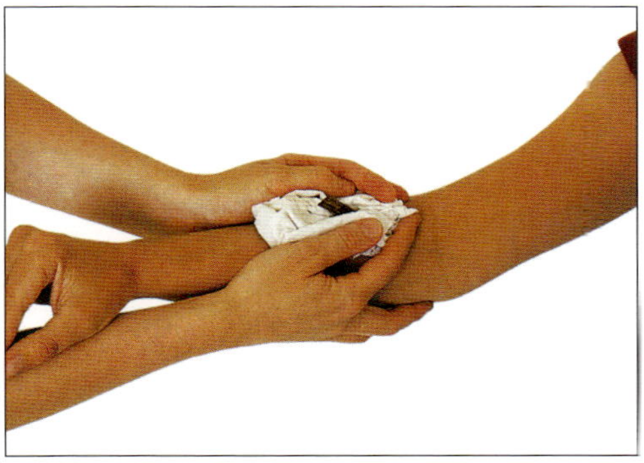

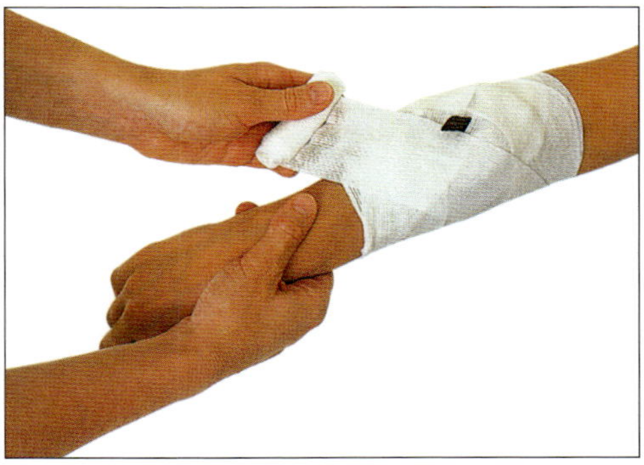

1. Disposez des compresses stériles autour de la plaie.

2. Faites un rembourrage à l'aide de petites bandes ou de morceaux de linge propre pour éviter toute pression directe sur la plaie.

3. Faites un ou deux tours circulaires, puis faites un bandage en croix – alternez un demi-tour bande orientée dans un angle et un demi-tour bande orientée perpendiculairement au premier angle – en vous éloignant progressivement de la plaie et en évitant d'appuyer sur cette dernière.

Bandage du genou, du talon et du coude

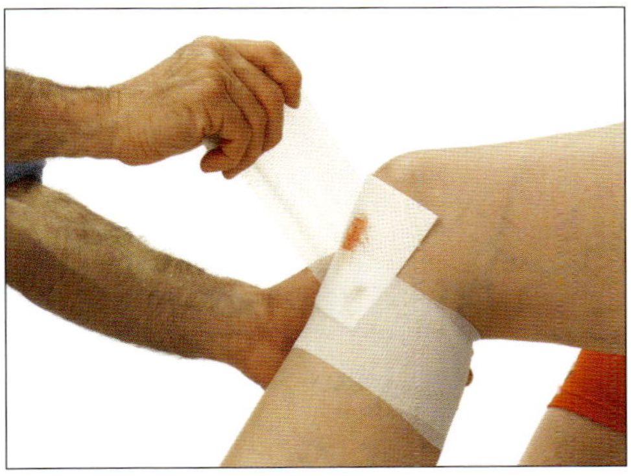

1. Effectuez un tour circulaire au-dessous de l'articulation pour maintenir le pansement en place.

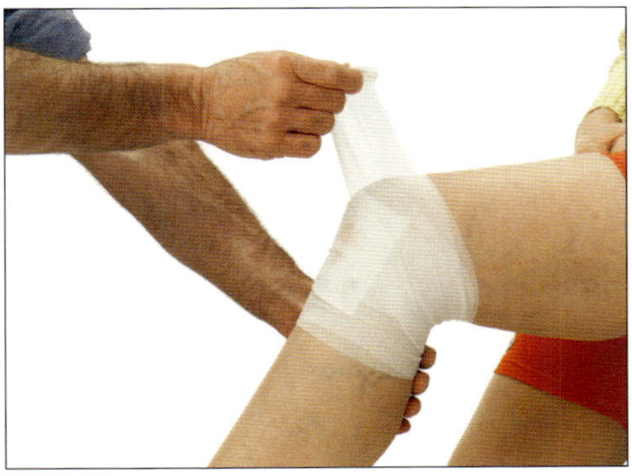

2. Faites un tour au-dessus de l'articulation.

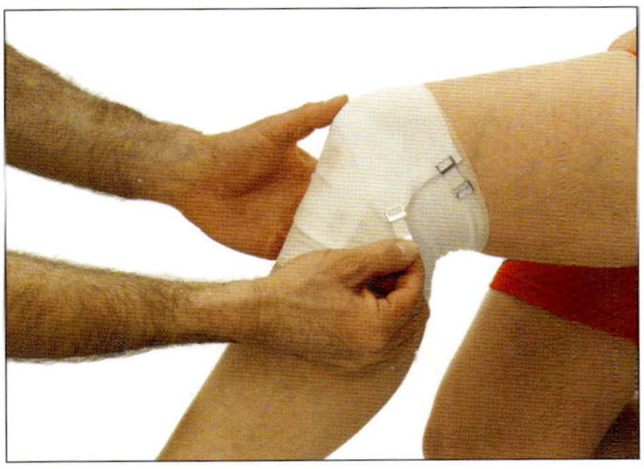

3. Faites ensuite un tour sur l'articulation, puis continuez en alternant les tours au-dessus et au-dessous de l'articulation. Terminez par un tour circulaire. Fixez la bande à l'aide d'une attache autoagrippante ou d'un sparadrap.

SUITE AU VERSO ▸

Bandage de la main et du pied

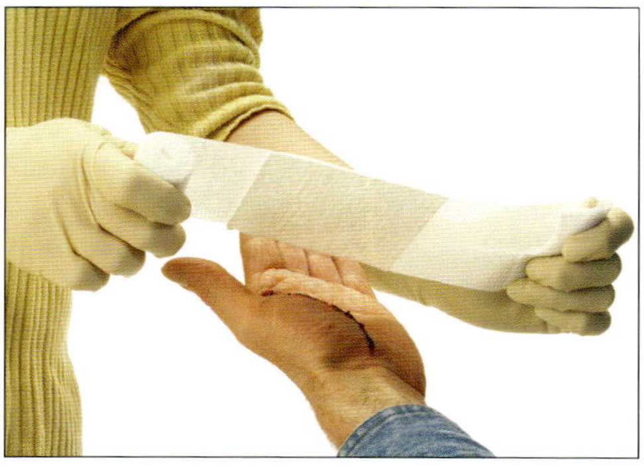

1. Posez la bande sur la paume de la main, puis effectuez des tours en allant des doigts vers le poignet (ou des orteils vers la cheville).

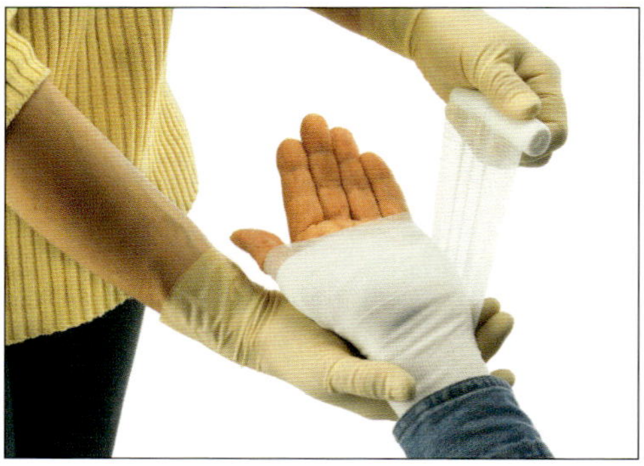

2. Effectuez des tours en huit (bandage croisé) puis terminez par un tour circulaire. Fixez le bandage à l'aide d'attaches autoagrippantes ou d'un sparadrap.

Bandage triangulaire

Un bandage triangulaire a diverses utilisations. Il peut être plié en écharpe pour soutenir un bras cassé (voir p. 220). Les pointes du triangle sont attachées en nœud plat (voir p. 219). Enfin, les illustrations ci-dessous montrent comment réaliser un lien large à partir d'un bandage triangulaire.

Bandage triangulaire ouvert

- Soutien du bras (écharpe)
- Fixation d'un pansement en l'absence de bande

pointe

base

Lien large

- Fixation d'un pansement compressif
- Compression en cas d'hémorragie
- Fixation d'une compresse ou d'un bandage

Pliez la pointe sur la base, puis repliez en deux. Pour obtenir un lien plus étroit, repliez en deux une deuxième fois.

NŒUD PLAT

Les bandages les plus utilisés, notamment les bandages triangulaires lorsqu'ils servent d'écharpe pour le bras, sont toujours attachés par un nœud plat. Ce type de nœud est extrêmement solide et ne gêne pas le blessé.

Réalisation d'un nœud plat

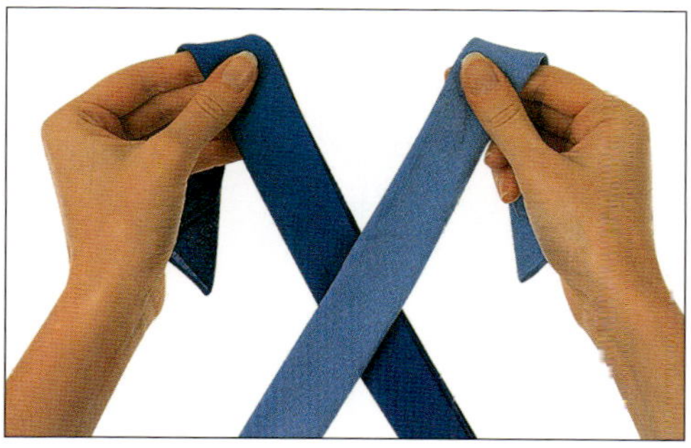

1. Saisissez chaque extrémité du bandage dans une main, la main droite devant la gauche.

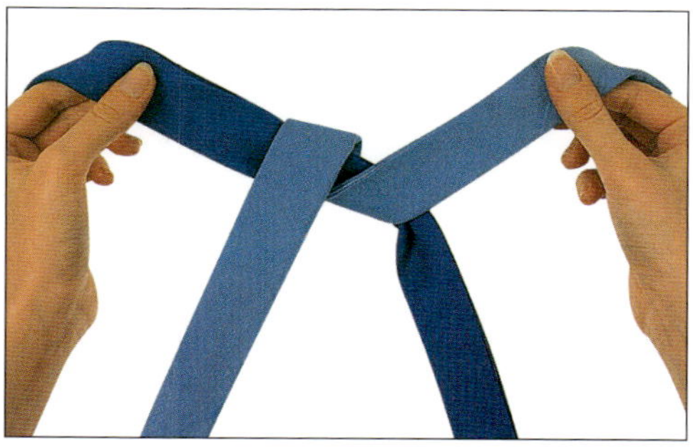

2. Faites une première boucle en enroulant la bande de gauche autour de la bande de droite.

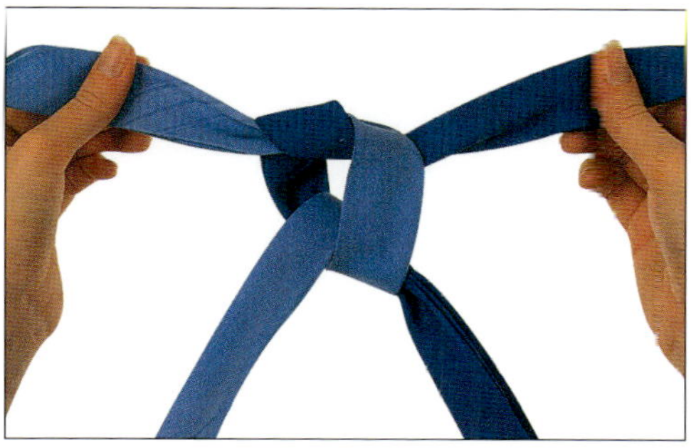

3. Faites ensuite une seconde boucle dans l'autre sens (en commençant par la gauche).

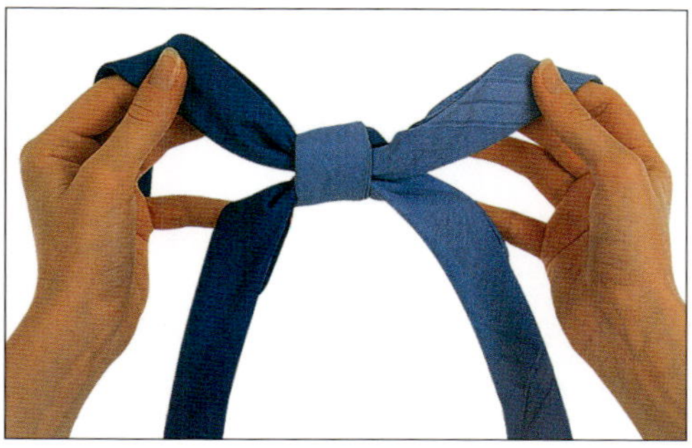

4. Serrez. Vous obtenez un nœud plat, qui ne se défera pas.

ÉCHARPE POUR LE BRAS

Une écharpe maintient en place l'avant-bras, la main et les doigts contre la poitrine. Elle est utilisée pour les traumatismes du bras et de l'épaule.

▶ COMMENT PROCÉDER

1. Demandez à la victime de s'asseoir.

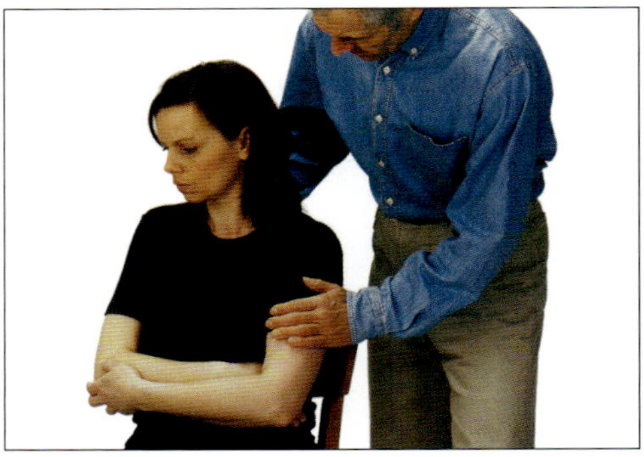

2. Placez le bandage triangulaire sur la poitrine, la base du triangle vers le bas. Les pointes sont donc tournées vers le coude et l'épaule du côté blessé et vers la hanche de l'autre côté.

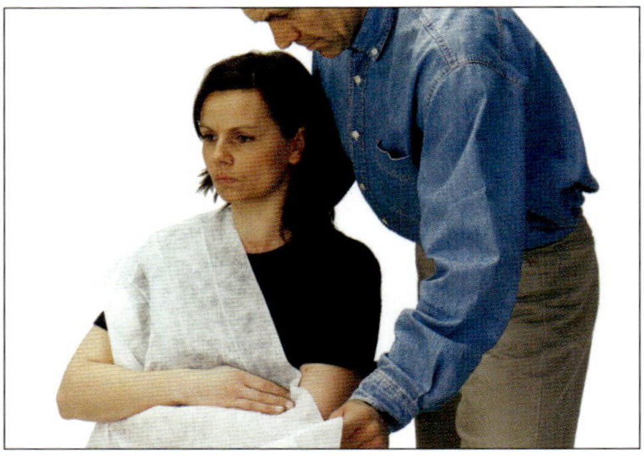

3. Attachez ensemble les pointes qui se trouvent au-dessus de l'épaule et au niveau de la hanche, en recouvrant le bras et la main. Faites un nœud plat (voir p. 219) au niveau de la clavicule (et non directement sur la nuque), du côté opposé au côté blessé.

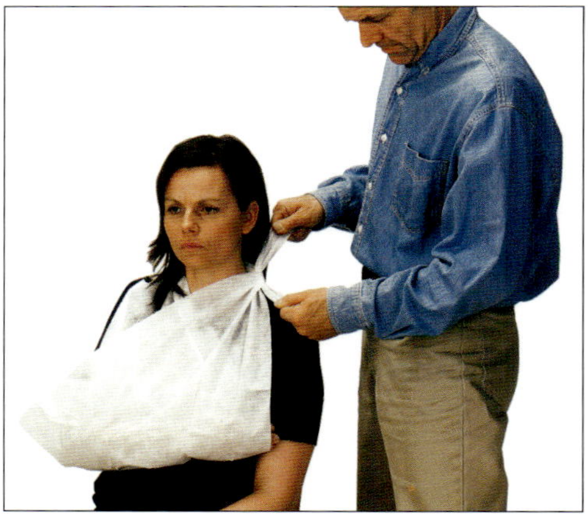

4. Repliez la pointe qui dépasse, côté coude, ou serrez-la en faisant un nœud.

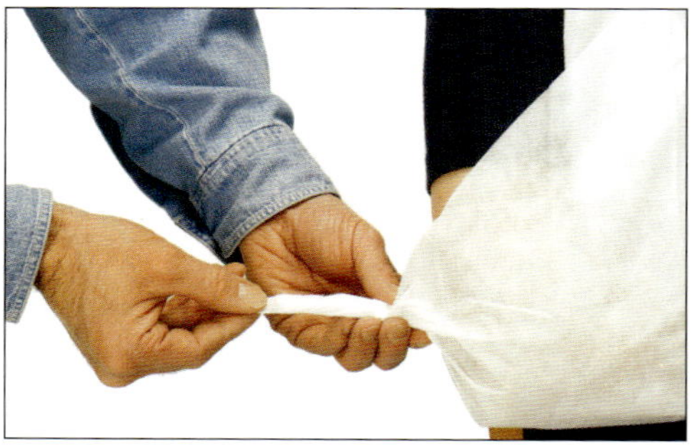

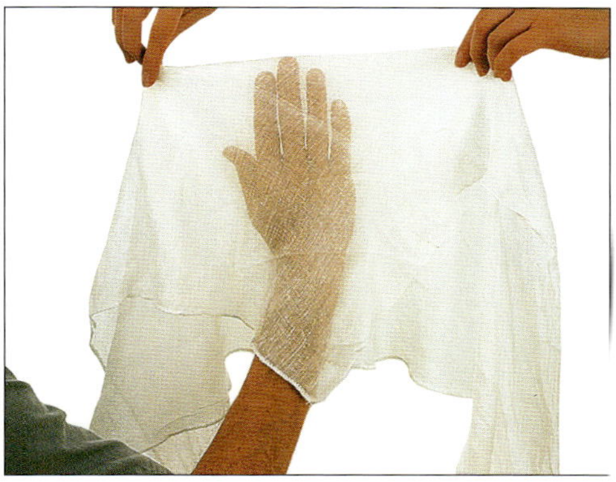

1. Après avoir mis un pansement ou des compresses stériles, faites poser la paume de la main au centre du triangle, sommet du triangle vers l'avant du poignet, sur une surface plane.

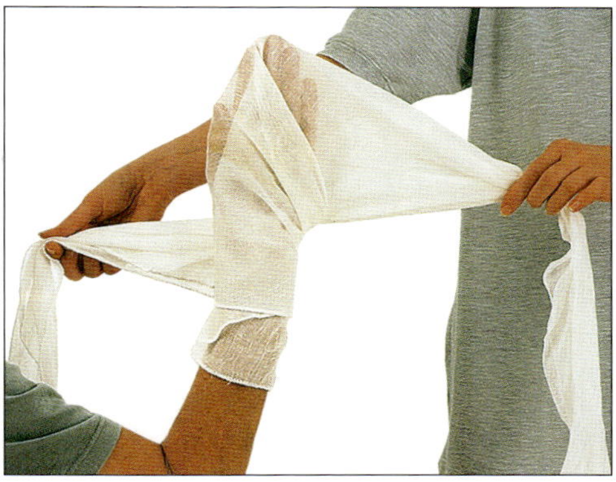

2. Croisez les pointes au niveau du poignet de façon que la main soit entièrement couverte. Croisez à nouveau les pointes autour du poignet.

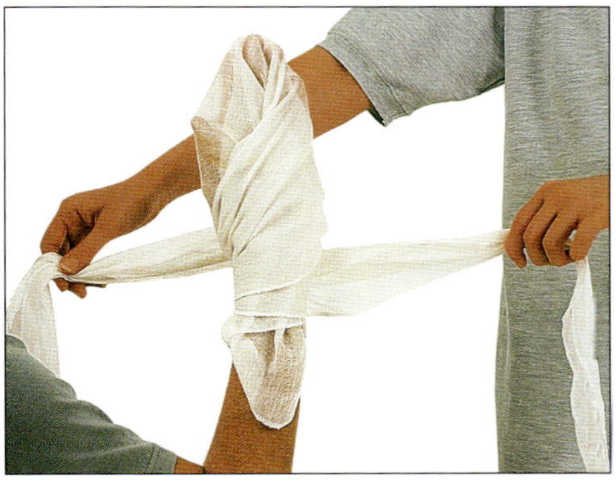

3. Nouez les pointes à l'avant du poignet au moyen d'un nœud plat.

Pied

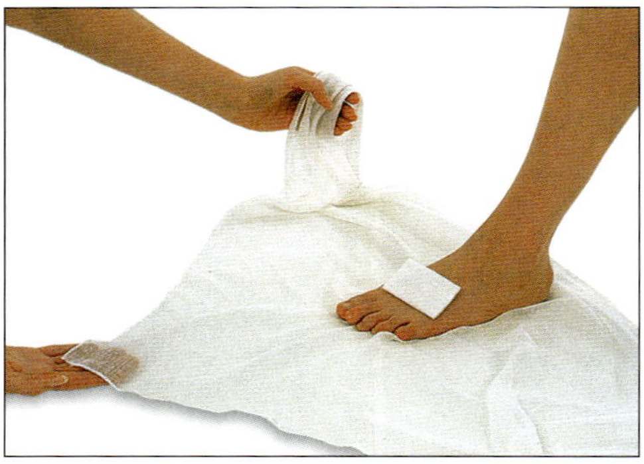

1. Posez la plante du pied sur le triangle, le sommet débordant du côté des orteils.

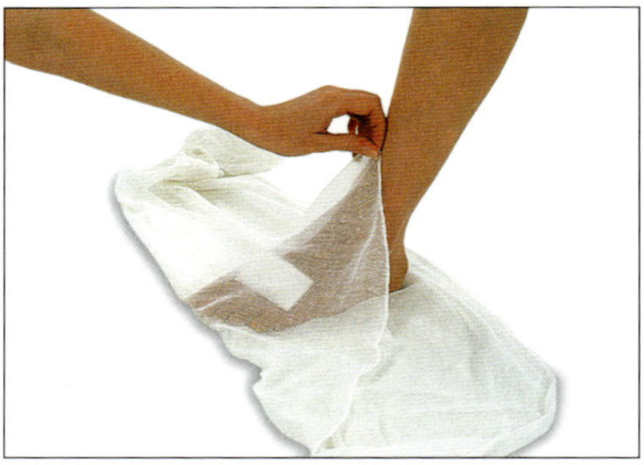

2. Rabattez le sommet du triangle sur le pied, en couvrant ce dernier.

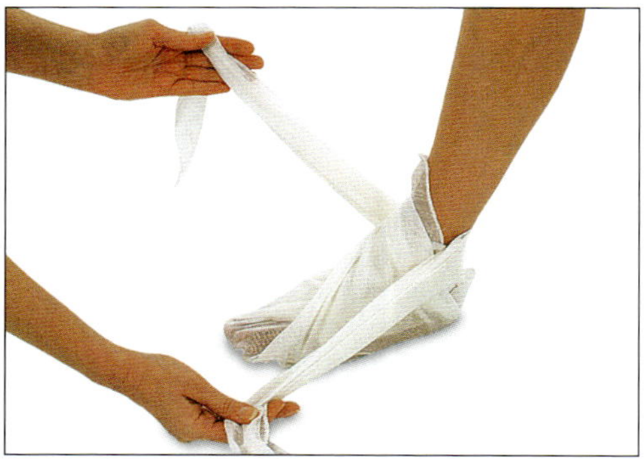

3. Croisez les deux autres pointes du triangle autour de la cheville en recouvrant le sommet du triangle.

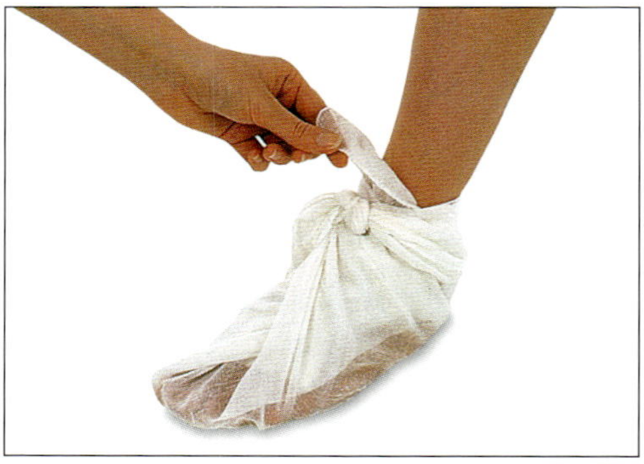

4. Faites un dernier tour autour de la cheville et nouez les pointes à l'avant par un nœud plat (voir p. 219).

Genou

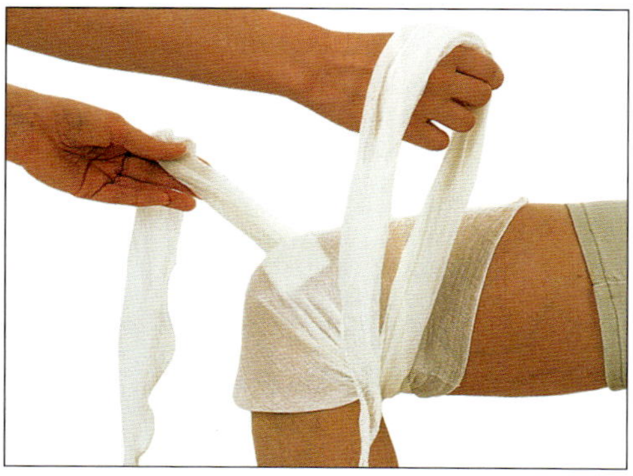

1. Recouvrez le genou plié du bandage triangulaire, sommet vers le haut et base vers le bas du genou. Croisez les pointes derrière le genou et sur la cuisse.

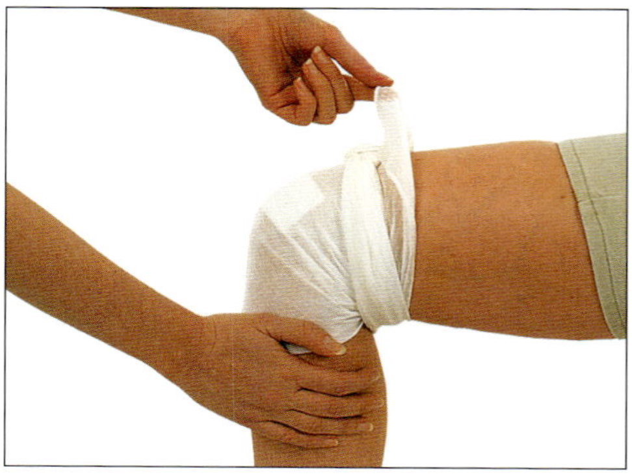

2. Attachez le bandage au-dessus du genou par un nœud plat (voir p. 219).

1. Fabriquez un lien large à l'aide de l'écharpe triangulaire (voir p. 213), ou à défaut d'une serviette ou d'un torchon.
Pliez la pointe sur la base, puis repliez en deux.
Pour obtenir un lien plus étroit, repliez en deux une deuxième fois.

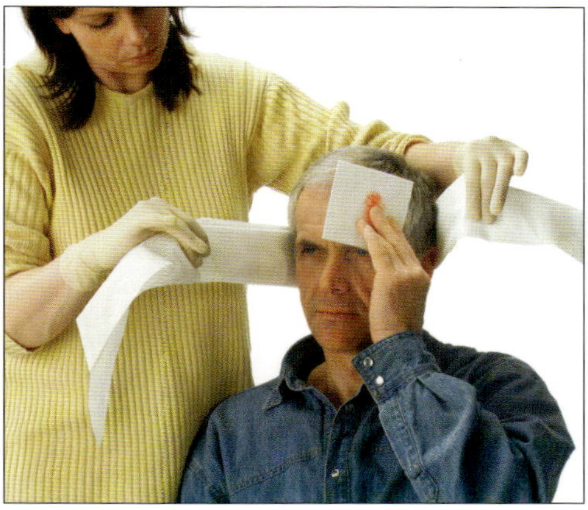

2. Posez le pansement ou les compresses stériles sur la blessure en demandant à la victime de le maintenir en place.

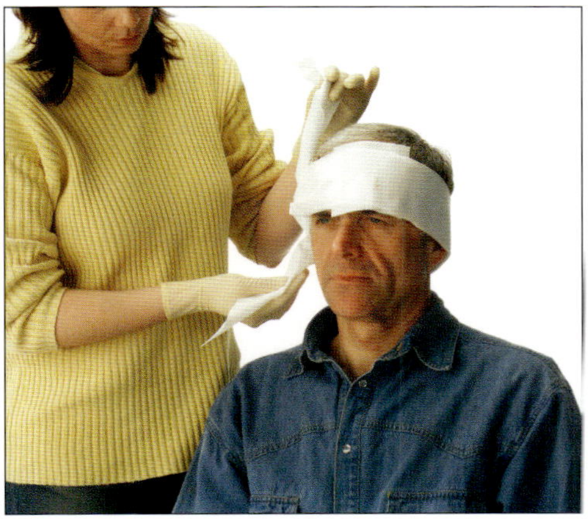

3. Enroulez le bandage autour de la tête et attachez-le sur le côté avec un nœud plat (voir p. 219).

BANDAGE DU DOIGT

Les doigts, et surtout leurs extrémités, sont particulièrement difficiles à bander.

▶ COMMENT PROCÉDER

1. Prévoyez un pansement adhésif de longueur suffisante (5 à 7 cm).

2. Pliez-le en deux et coupez en biseau, de chaque côté.

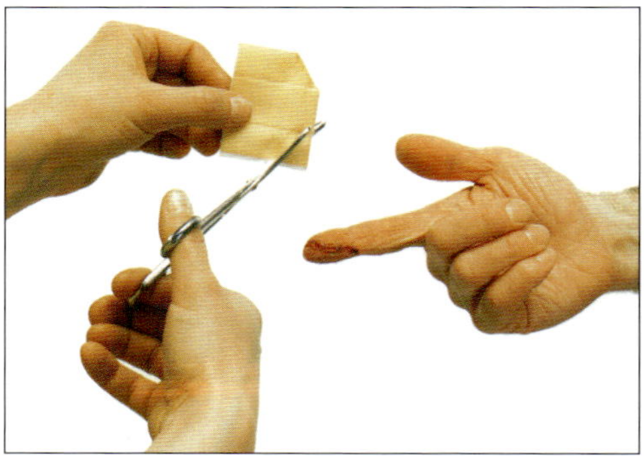

3. Retirez les bandes protectrices des surfaces adhésives.

4. Posez la moitié du pansement sur le doigt, du côté de la blessure.

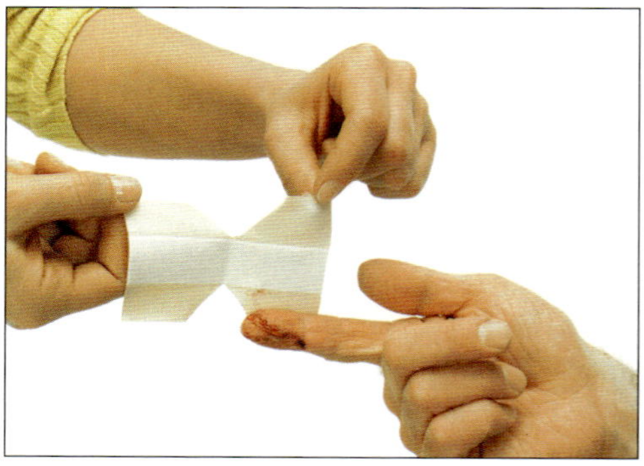

5. Rabattez l'autre moitié du pansement et collez-le de l'autre côté de la blessure.

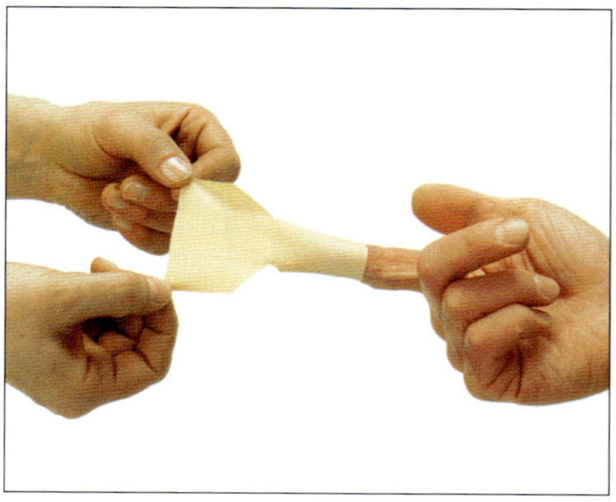

Poche de glace

Une poche de glace atténue la douleur et limite le gonflement des tissus. La glace ne doit jamais être en contact direct avec la peau ; enveloppez-la dans un torchon. L'application ne doit pas non plus durer trop longtemps. Vous pouvez aussi utiliser un coussin thermique (voir p. 215).

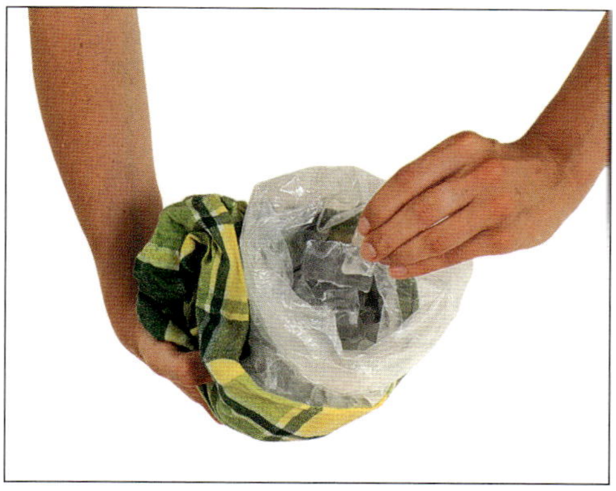

1. Remplissez aux deux tiers de glace pilée un petit sac en plastique. Videz le sac de son air et fermez-le. Enveloppez le sac en plastique dans un torchon propre.

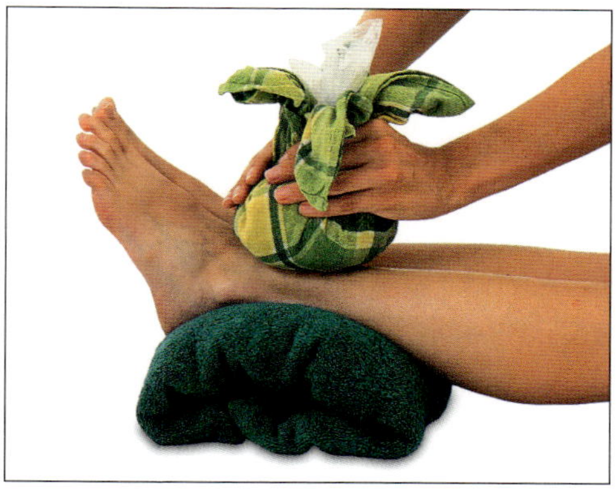

2. Posez cette poche 10 minutes au plus sur la partie atteinte. Si cette dernière est déjà bandée, vous pouvez poser le sac de glace directement dessus.

Compresses d'eau froide

Si l'application d'une poche de glace est contre-indiquée – par exemple, sur un œil poché –, on peut envisager d'utiliser une compresse d'eau froide. L'idéal est d'en prévoir deux et de les appliquer en alternance.

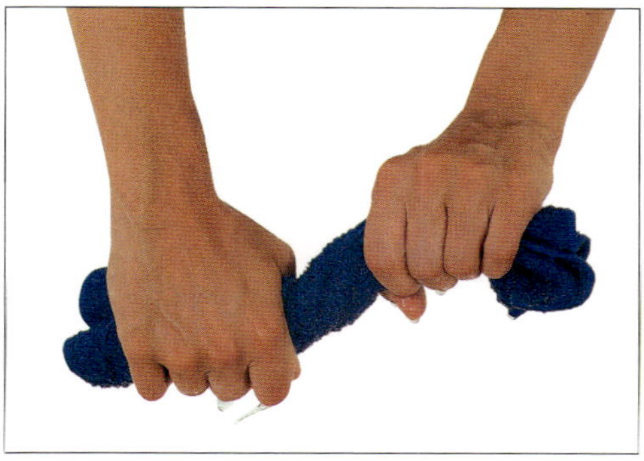

1. Remplissez une casserole d'eau froide et de glaçons. Trempez-y une serviette de toilette et essorez-la.

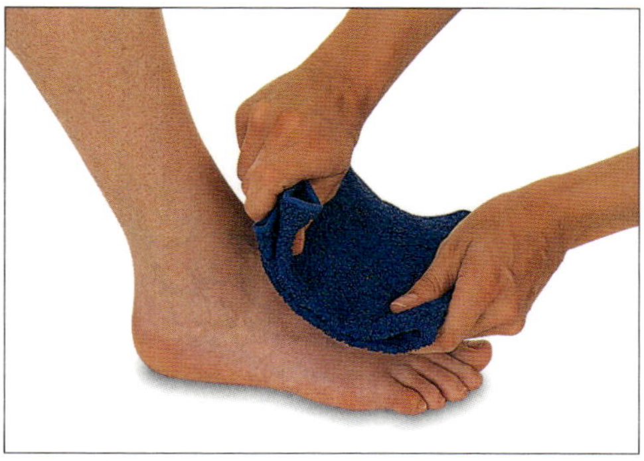

2. Appliquez la serviette froide sur la partie atteinte. Changez la serviette dès qu'elle tiédit.

COUVERTURE DE SURVIE

Les victimes d'un accident doivent en général être protégées du froid ou de la chaleur lorsqu'on les allonge sur le sol, et cela d'autant plus que le traumatisme a été violent (accident de la route, affection aiguë) : elles peuvent présenter un état de choc, ce qui entraîne des perturbations de la circulation sanguine. Une couverture de survie est alors précieuse. Elle maintient la chaleur si vous la posez face dorée vers l'extérieur et protège au contraire du soleil quand c'est la face argentée qui est visible.

▶ COMMENT PROCÉDER

1. Expliquez à la victime ce que vous allez faire et demandez-lui de vous aider.

2. Dépliez la couverture de survie, côté argenté du côté du corps, côté doré vers l'extérieur pour éviter qu'elle se refroidisse. En l'absence de tout traumatisme, allongez la victime sur le flanc et tassez les deux tiers de la couverture derrière son dos, sur toute la longueur.

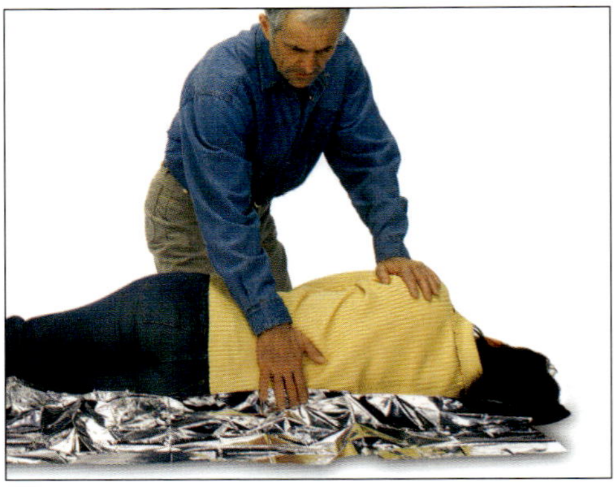

3. Retournez avec précaution la victime sur le dos et tirez vers vous la partie de la couverture que vous avez tassée. Enveloppez complètement la victime dans la couverture.
Veillez à ce que la personne soit entièrement recouverte.

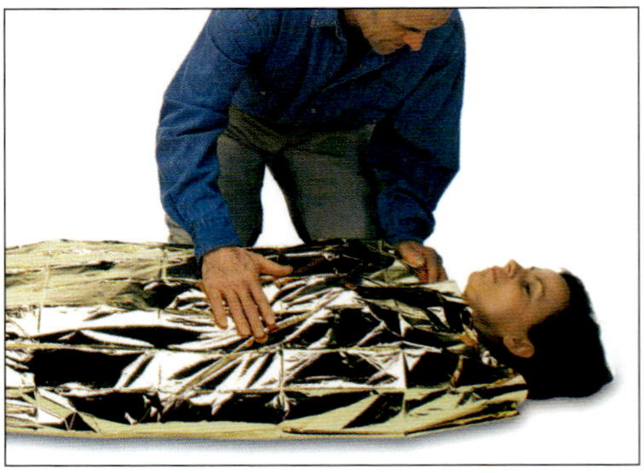

PRISE DE LA TEMPÉRATURE

Chez les bébés, les enfants et les adultes, la température normale est d'environ 37 °C. Elle peut parfois atteindre 39 °C, voire davantage. En cas d'hypothermie, elle peut descendre à 35 °C. Les thermomètres électroniques ne doivent pas être mordus ni serrés entre les dents.

Thermomètre électronique

Le thermomètre familial le plus courant est le thermomètre électronique à affichage numérique, très simple à utiliser, qui permet une prise rapide de la température.

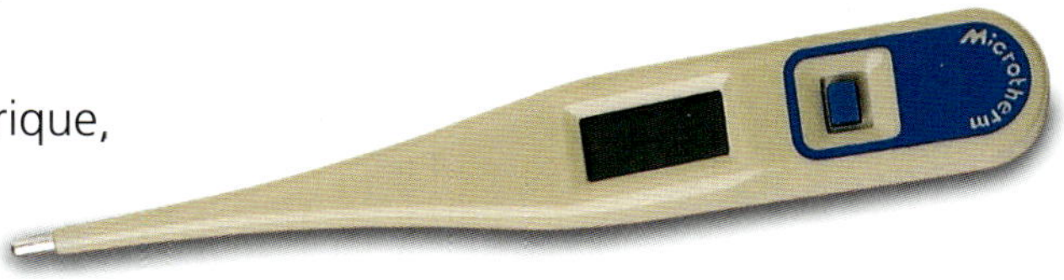

Les thermomètres à mercure sont interdits. Si vous en avez encore un en votre possession, rapportez-le à votre pharmacien.

▶ COMMENT PROCÉDER

1. Expliquez à la personne ce que vous allez faire et veillez à ce qu'elle soit confortablement installée.

2. Désinfectez, si nécessaire, l'extrémité du thermomètre et introduisez doucement ce dernier dans la bouche (en plaçant la sonde sous la langue) ou le rectum. Appuyez sur la touche marche-arrêt. S'il s'agit d'une prise de température dans la bouche, dites à la personne de fermer la bouche, sans serrer les mâchoires.

3. Retirez le thermomètre au bout de 1 à 3 minutes – la fin de la mesure est en général indiquée par un bip – et lisez la mesure affichée.

SUITE AU VERSO ▶

Thermomètre frontal

Ce type de thermomètre est surtout pratique pour les bébés et les enfants en bas âge. Il offre l'avantage de pouvoir être être lu dans un miroir si l'enfant est agité et qu'il doit être tenu. Sur certains modèles, la température est indiquée par des couleurs différentes, sur d'autres, par des chiffres. Il n'est toutefois pas aussi précis qu'un thermomètre à sonde.

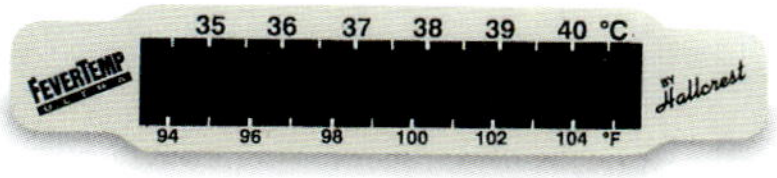

Thermomètre frontal

► COMMENT PROCÉDER

1. Expliquez à l'enfant ce que vous allez faire et installez-le confortablement, sur vos genoux si possible.

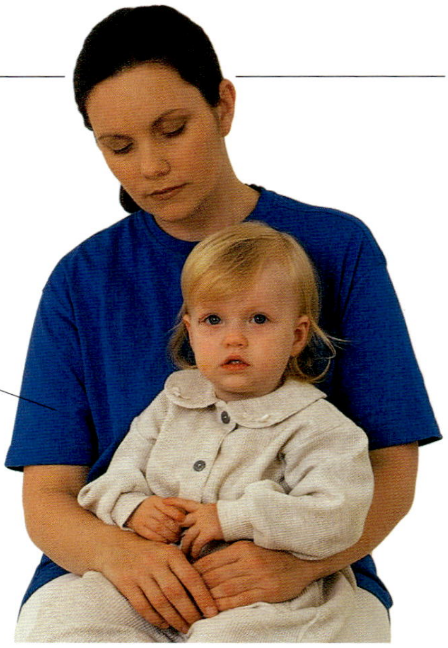
Rassurez l'enfant et expliquez-lui ce que vous allez faire.

2. Saisissez le thermomètre par les deux extrémités et appliquez-le sur le front de l'enfant. Maintenez la bande fermement en place pendant 15 à 30 secondes.

3. Lisez la température dès que vous avez retiré le thermomètre, car la bande retrouve très vite sa température initiale. Nettoyez le thermomètre avec un chiffon et rangez-le dans son étui.

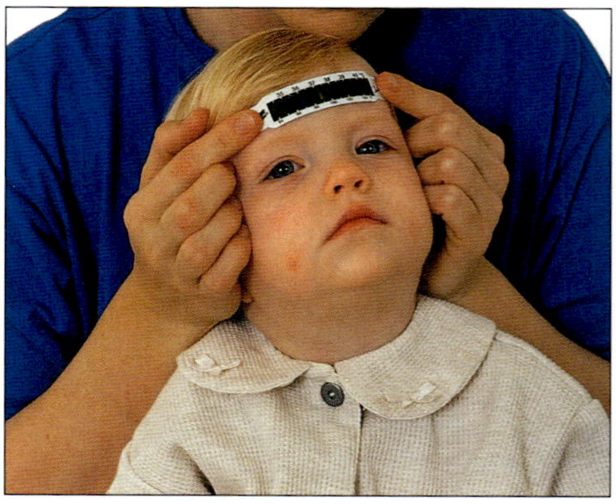

Thermomètre auriculaire électronique

Ce thermomètre, très répandu dans les hôpitaux, mesure la température avec une grande précision et en quelques secondes. Cette rapidité de mesure en fait le thermomètre idéal pour les nourrissons, les enfants en bas âge et les personnes très malades.

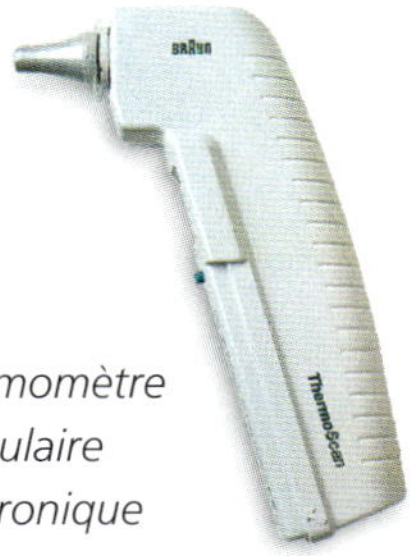

Thermomètre auriculaire électronique

▶ COMMENT PROCÉDER

1. Expliquez à la personne ce que vous allez faire et veillez à ce qu'elle soit bien installée, en position assise ou couchée. S'il s'agit d'un enfant, prenez-le sur vos genoux.

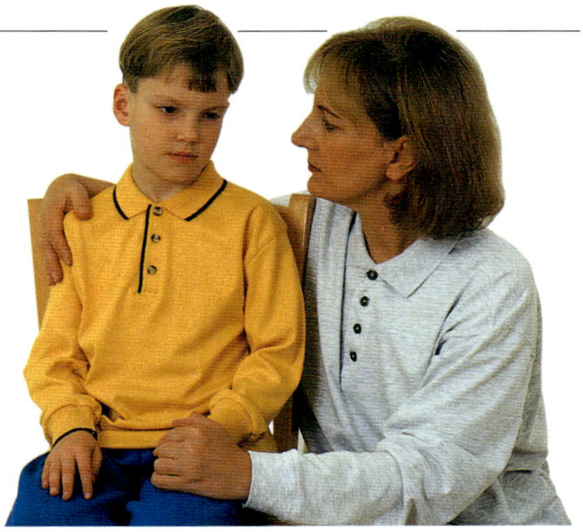

2. Placez l'embout protecteur jetable (livré avec le thermomètre) sur la sonde. Appuyez sur la touche marche-arrêt et suivez les instructions du fabricant. Tirez légèrement l'oreille en arrière et vers le haut, puis introduisez doucement la sonde dans l'oreille.

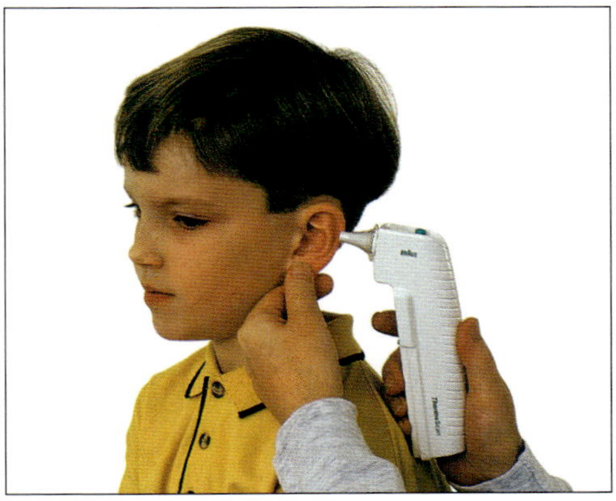

3. Un signal sonore indique que la mesure a été effectuée. Retirez le thermomètre et lisez la température. L'embout étant jetable, il est inutile de nettoyer le thermomètre. Ce dernier s'éteint automatiquement au bout de quelques minutes.

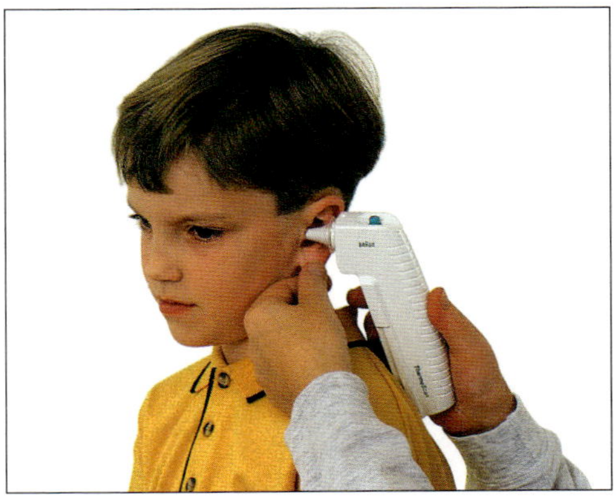

POSITIONS DE CONFORT

Une personne blessée ou malade aura tendance à adopter une position qui soulage la douleur : on trouve parfois la bonne position de façon instinctive. Dans d'autres cas, la victime aura besoin de vos conseils ou d'accessoires, comme des coussins et des couvertures. La règle d'or consiste à toujours proposer votre aide. N'essayez pas de déplacer la victime si elle ne vous le demande pas. En effet, parfois, le moindre mouvement peut rendre la douleur encore plus vive.

► COMMENT PROCÉDER

Victime consciente ayant du mal à respirer

En cas de crise d'asthme, de bronchite ou de coqueluche, autant d'affections qui entraînent des difficultés respiratoires, on privilégiera la position assise, les avant-bras reposant sur une table.

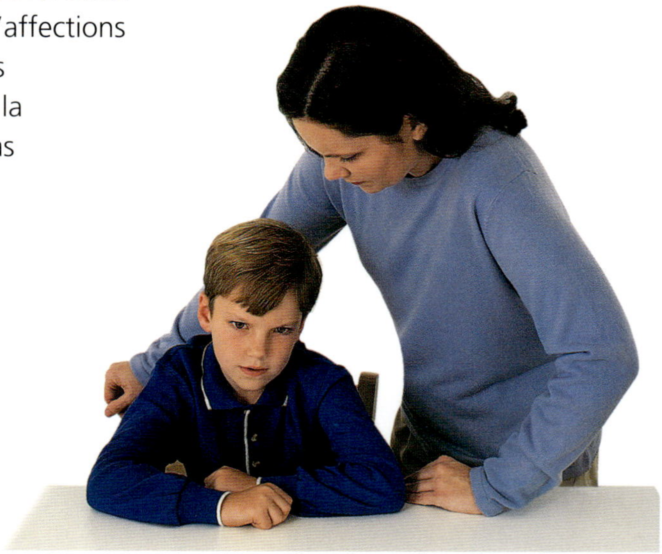

Victime consciente présentant une douleur thoracique (côtes cassées, par exemple)

Il faut placer la personne en position semi-assise et légèrement inclinée du côté blessé, et lui permettre de conserver cette position jusqu'à l'arrivée des secours.

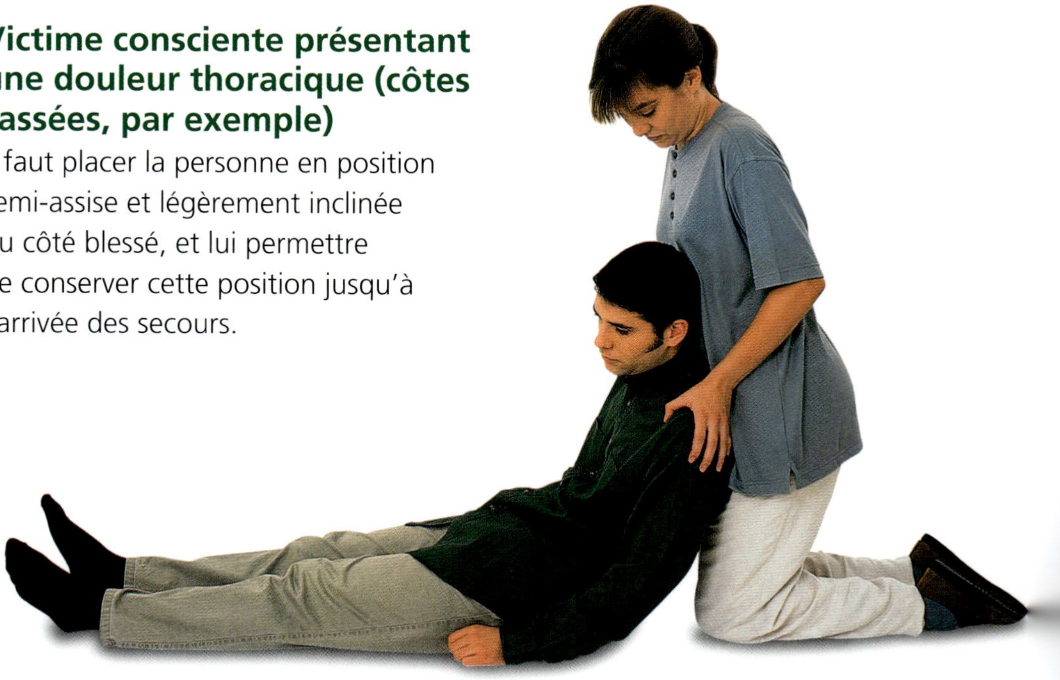

Victime consciente faisant un malaise ou en état de choc

Une personne qui répond quand on lui parle est consciente : elle peut rester allongée sur le dos. Rassurez-la et restez à ses côtés. Protégez-la du froid, mais ne lui donnez rien à boire. Surélevez ses jambes et veillez à ce qu'elles restent dans cette position jusqu'à l'arrivée des secours.

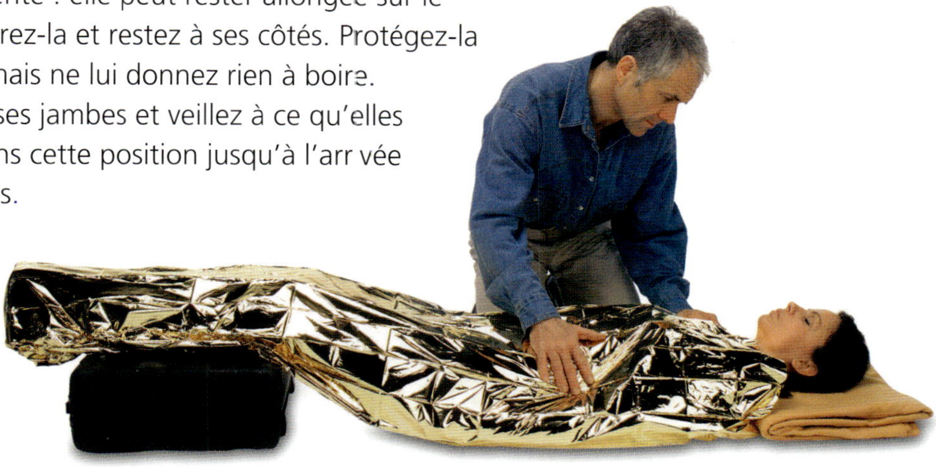

Victime consciente, blessée à l'abdomen

Une couverture sous les genoux permet une détente des muscles de l'abdomen et peut aussi atténuer la douleur.

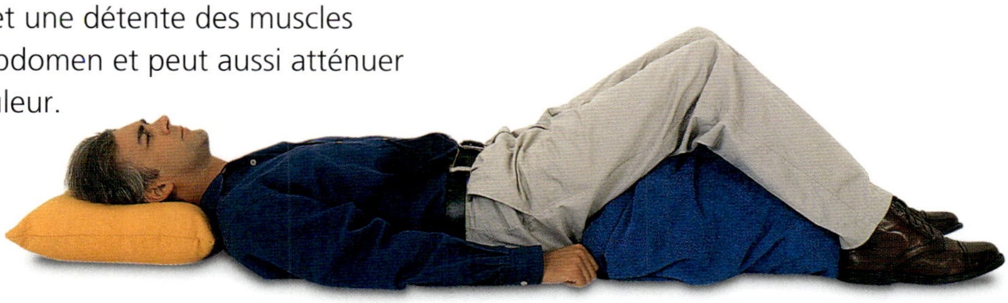

Personne ayant perdu connaissance, mais qui respire

Si les voies respiratoires sont dégagées et que la personne respire encore, placez-la en position latérale de sécurité en attendant les secours (voir p. 17-18). La tête doit être légèrement inclinée vers le bas pour permettre l'écoulement de la salive et éventuellement du sang ou des vomissures.

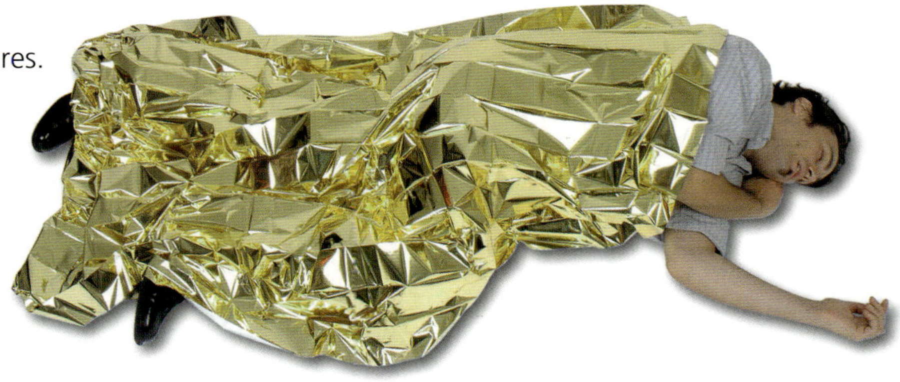

Quelle que soit la nature de l'accident, il faut observer un certain nombre de règles. Pour commencer, évitez de vous exposer vous-même au danger, car vous ne pourriez alors plus aider la victime. Vous devez donc d'abord évaluer la situation et l'état du blessé, puis alerter les secours le plus rapidement possible.

▶ COMMENT PROCÉDER

Évaluer le danger

Approchez prudemment du lieu de l'accident en évitant de mettre quiconque, y compris vous-même, en danger (émanations de fumée, circulation automobile, installations électriques, conditions climatiques). Balisez aussi la zone de l'accident. Si, en cas d'accident de la route, la victime est encore dans sa voiture, éteignez le moteur et retirez la clef de contact. Demandez aux personnes présentes de s'abstenir de fumer.

En cas d'accident sur la route, allumez vos feux de détresse dès que vous êtes en vue de l'accident. Garez correctement votre véhicule. Balisez la zone de l'accident à 200 m de part et d'autre avec des lampes électriques, triangles de signalisation, linges blancs ou tout autre moyen à votre disposition. Repérez les personnes exposées et appelez immédiatement le 15 ou le 18.

Évaluer la gravité des blessures

En cas d'hémorragie

La toute première chose à faire est de stopper la perte de sang. Appuyez avec la paume de la main – protégez-la si possible avec un tissu – sur l'endroit qui saigne puis allongez la victime sur le sol. Si c'est un membre qui est blessé, surélevez-le pour limiter le saignement **(voir p. 11)**.

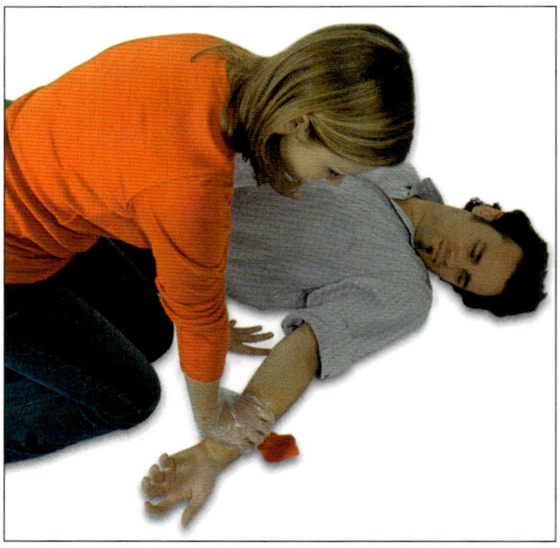

Évaluer l'état de la victime

Sans vous mettre vous-même en danger, évaluez l'état de la victime **(voir p. 16).**
En cas d'urgence, dégagez la victime, mais ne la déplacez que si cela est indispensable à sa survie.

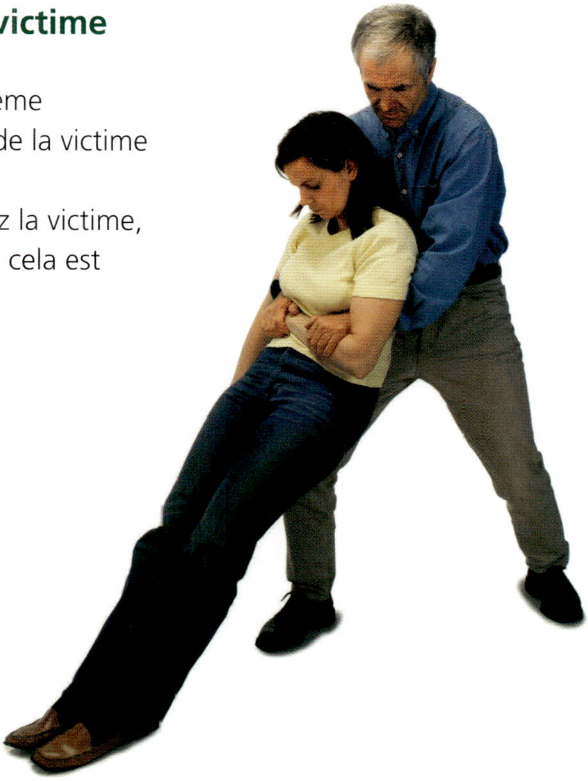

Donner l'alerte

Si vous êtes chez vous, appelez immédiatement le 15 ou le 18. Vous devez impérativement transmettre les informations nécessaires à l'équipe de secours. Décrivez la situation, précisez clairement le lieu de l'événement, donnez le numéro de téléphone du lieu d'appel et indiquez la gravité de l'état de chaque victime. Attendez que l'on vous dise de raccrocher. Ensuite, allumez si nécessaire toutes les lumières et retournez vers la victime. Si vous êtes à l'extérieur, vous pouvez alerter les secours par téléphone portable ou d'une cabine. S'il n'y a aucun téléphone à proximité, donnez l'alerte en criant. Évitez de laisser la victime seule.

Numéros d'urgence

15 : Samu (urgence médicale)
18 : sapeurs-pompiers (secours d'urgence)
17 : police (ordre public)
112 : numéro d'urgence quel que soit le pays de l'Union européenne (les services de secours fonctionnent en interconnexion). Ce numéro est accessible de n'importe quel poste fixe ou portable, même si le code d'accès n'en est pas connu.

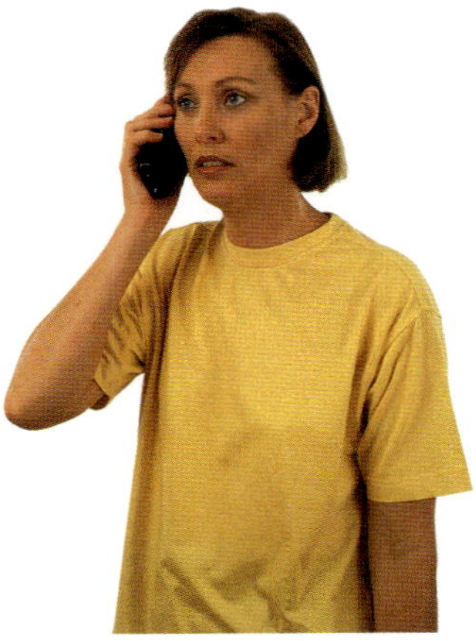

SUITE AU VERSO ▶

En cas d'inconscience
Si la victime souffre d'un traumatisme grave (ce qui n'est pas forcément visible), elle peut être inconsciente. Dans l'attente des secours, placez-la en **position latérale de sécurité** afin de dégager les voies respiratoires **(voir p. 17-18)**.

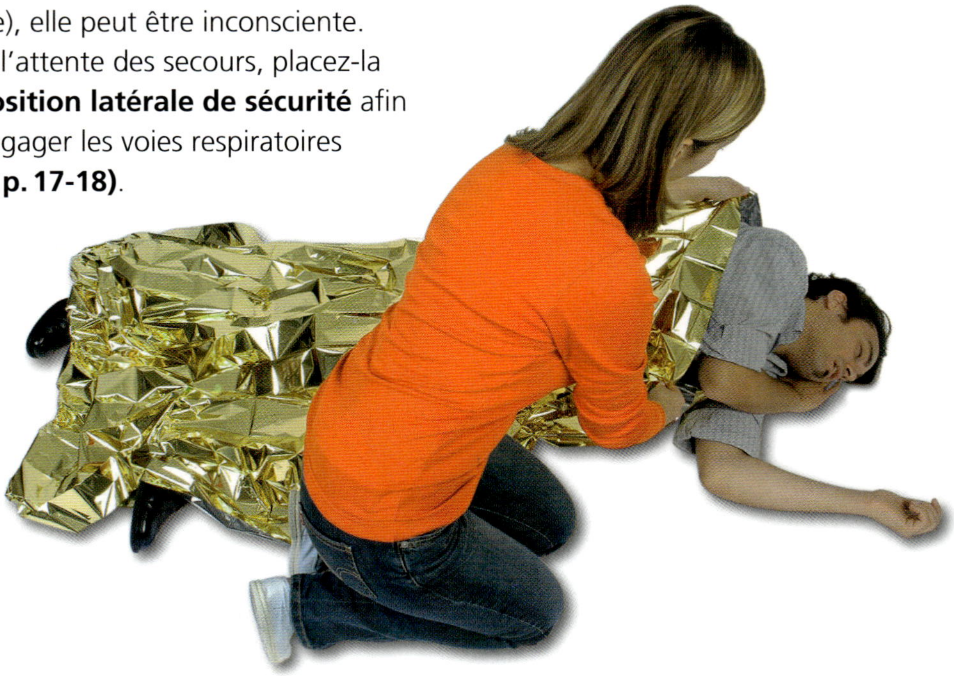

Aider la personne choquée

Si la personne est blessée mais consciente, il faut l'aider à trouver la position la plus confortable possible. Aidez-la à s'allonger sur le dos et, si nécessaire, surélevez-lui les jambes.

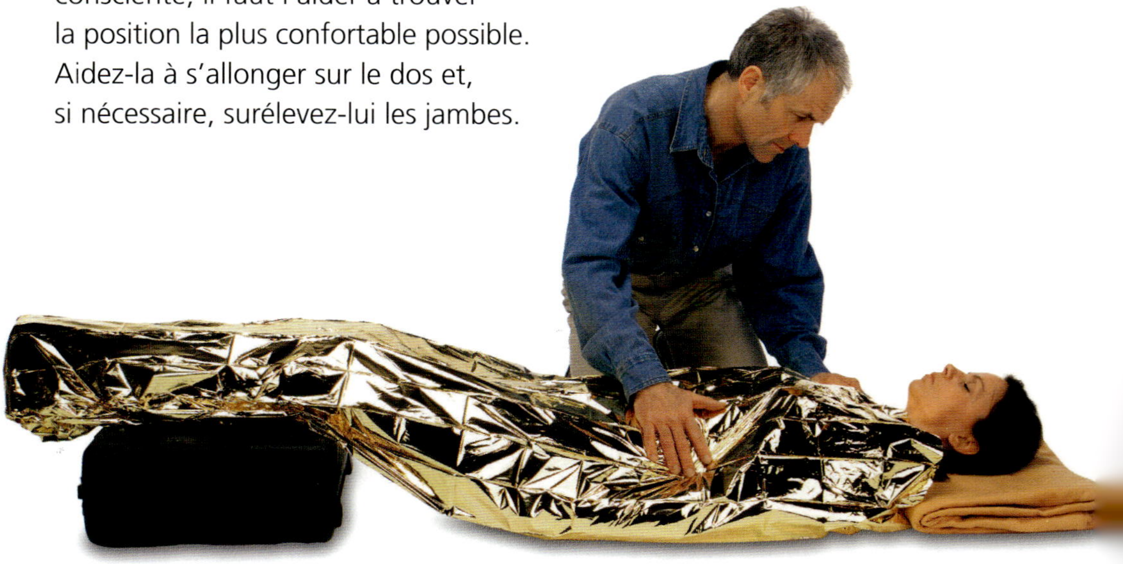

Maintenir la température corporelle

Que l'accident soit survenu dans un lieu clos ou à l'extérieur, il faut envelopper la victime dans une couverture légère ou un vêtement afin que la température de son corps reste constante. S'il fait très chaud ou très froid, demandez aux témoins, le cas échéant, de vous aider à la mettre à l'abri de la pluie ou du soleil.
Une couverture de survie maintient la chaleur si vous la posez face dorée vers l'extérieur et protège au contraire du soleil quand c'est la face arentée qui est visible.

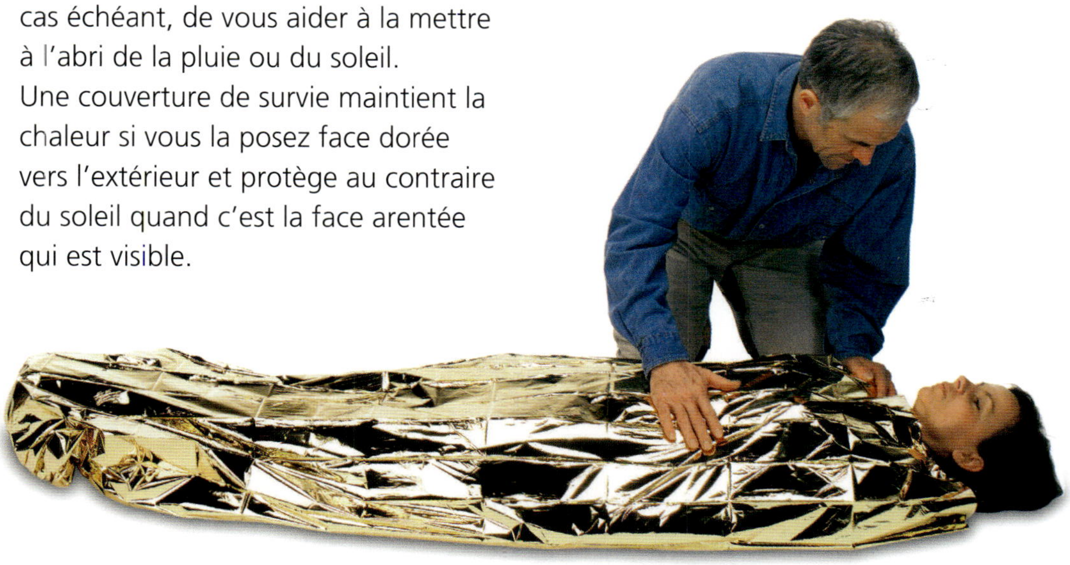

Observez attentivement tout changement d'état de la victime et signalez le résultat de vos observations à l'équipe de secours, dès son arrivée. Ne donnez ni à manger ni à boire à la victime : elle pourrait avoir besoin d'une anesthésie.

LE FONCTIONNEMENT DU CORPS HUMAIN

Lorsqu'on est confronté à une situation d'urgence, il est important d'avoir acquis un minimum de connaissances sur l'anatomie et les fonctions du corps humain. On abordera ici les thèmes suivants :

- L'interrelation des parties du corps
- Le squelette
- Les muscles
- Le système nerveux
- La peau
- Le système cardiovasculaire
- Le système respiratoire
- Le système digestif

Connaître les fonctions de notre corps ainsi que les échanges entre ses différentes parties permet de mieux comprendre les conséquences des traumatismes et des maladies, mais aussi l'importance des gestes de premiers secours.

Cellules, tissus, systèmes, parties

Le corps humain se compose de milliards de cellules. Les cellules de même nature se regroupent en tissus dont il existe différentes catégories.

- *Le tissu épithélial (membranes) :* il comprend la peau et les muqueuses, les membranes entourant la plupart des organes et celles protégeant les structures, les organes et les cavités anatomiques.
- *Le tissu conjonctif :* il relie les tissus entre eux en les soutenant et protège certaines cavités anatomiques.
- *Le tissu osseux :* dur et rigide, c'est la matière dont sont constitués les os.
- *Le tissu musculaire :* il possède la particularité de se contracter et de se détendre rapidement. Il existe trois types de muscles : les muscles striés squelettiques, les seuls que l'on contracte volontairement, les muscles lisses (intestins) et le muscle strié cardiaque.
- *Le tissu nerveux :* il transmet l'influx nerveux, c'est-à-dire les signaux envoyés par le cerveau vers les différentes parties du corps et vice versa.

Tous les organes sont constitués de deux types de tissus au moins. Chaque organe possède une fonction spécifique. Il est doté

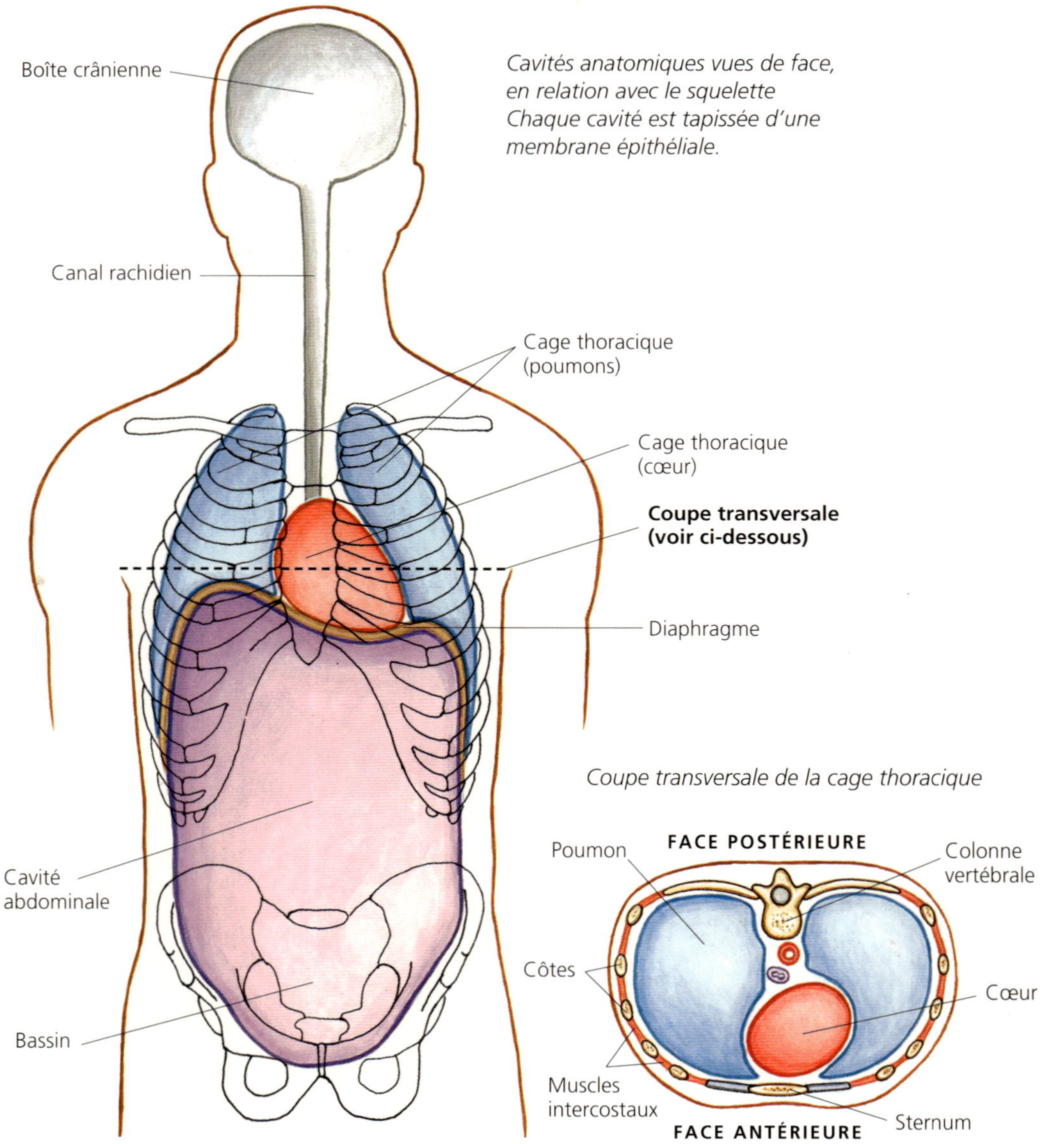

Cavités anatomiques vues de face, en relation avec le squelette Chaque cavité est tapissée d'une membrane épithéliale.

Coupe transversale de la cage thoracique

de son propre réseau de connexions nerveuses et de vaisseaux sanguins. Le cœur, par exemple, est formé d'un muscle entouré d'une membrane (tissu épithélial). Il dispose aussi de son propre système de circulation sanguine et d'influx nerveux.

La mise en jeu de différents organes afin d'accomplir une fonction précise correspond à un système ou un appareil. Ainsi, le cœur et les vaisseaux sanguins forment le système cardiovasculaire : le cœur est une pompe qui permet la circulation du sang dans tout l'organisme.

Systèmes et appareils composant le corps :

- *squelette (os et articulations) ;*
- *muscles ;*
- *système nerveux ;*
- *peau ;*
- *système cardiovasculaire ;*
- *appareil respiratoire ;*
- *appareil digestif ;*
- *appareil urinaire ;*
- *système lymphatique ;*
- *système hormonal ;*
- *appareil génital.*

De même, le corps se divise en plusieurs parties : tête, cou, tronc (thorax, abdomen, bassin), membres supérieurs (épaule, bras, coude, avant-bras, poignet, main) et membres inférieurs (hanche, cuisse, genou, jambe, cheville, pied). Chaque partie dépend des autres pour fonctionner correctement et elle accomplit plusieurs fonctions

Cavités anatomiques

De nombreux organes sont recouverts d'une membrane. Quelques-uns sont bien protégés dans des cavités dites anatomiques, elles-mêmes tapissées d'une membrane. C'est le cas du crâne et du cerveau, des vertèbres et de la moelle épinière. Tandis que les côtes et les vertèbres protègent les poumons, le cœur et les artères au niveau du thorax. Enfin, les côtes inférieures et les muscles abdominaux préservent les organes de la cavité abdominale.

Interdépendance des parties du corps

À l'occasion d'une blessure ou d'une maladie, on constate combien les différentes parties du corps sont interdépendantes.

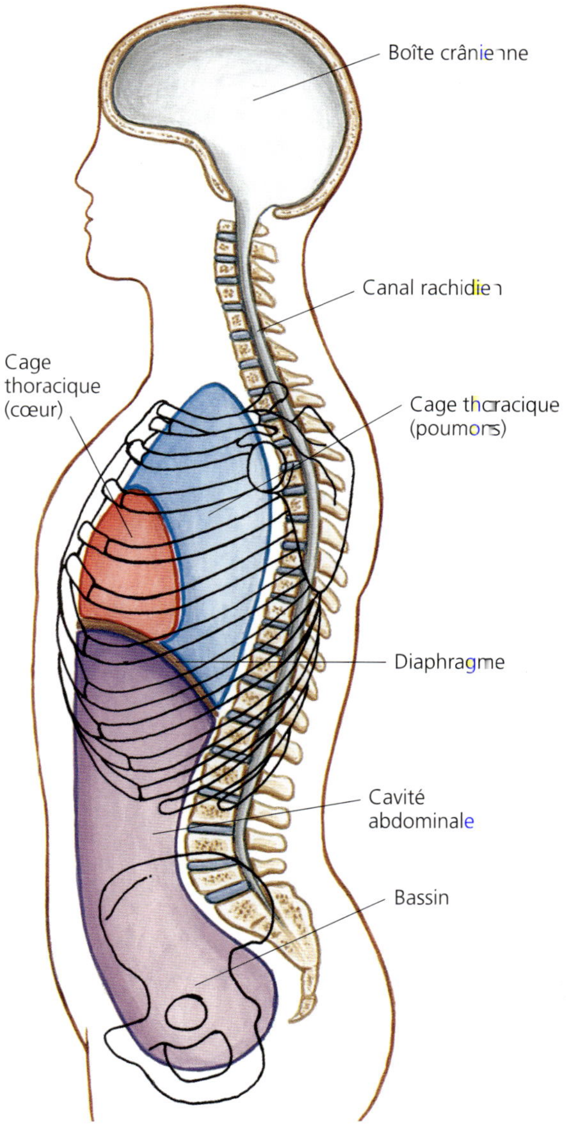

Cavités anatomiques vues de profil, en relation avec le squelette

Une fracture de l'avant-bras, par exemple, a des répercussions sur le coude, le poignet et la main. De même, les relations entre les différents systèmes du corps humain, à peine perceptibles chez la personne en bonne santé, deviennent apparentes en cas de maladie ou de blessure. Une morsure de vipère touche des systèmes aussi éloignés les uns des autres que les systèmes nerveux, cardiovasculaire, musculaire et lymphatique.

Le plus souvent, une maladie ou une blessure n'affecte, au départ, qu'un seul organe, système, appareil ou partie du corps, avant de se répercuter ailleurs. En portant les premiers secours, il faut donc avoir conscience des relations étroites existant entre systèmes, appareils et parties du corps.

LE SQUELETTE

Le squelette est la charpente du corps humain. Il comprend la boîte crânienne, la colonne vertébrale, les côtes, le sternum, les omoplates, les clavicules, le bassin et les os des membres supérieurs et inférieurs. La plupart des os du squelette sont reliés entre eux par des articulations mobiles.

Rôle et fonction des os

Le squelette soutient le corps, protège les organes et, en conjonction avec les muscles, sert de levier. Les os sont les éléments de base du squelette, mais aussi les usines où s'élaborent les globules sanguins. Enfin, ils sont chargés de stocker le calcium. Le tissu osseux est donc constitué d'un réseau de cellules vivantes, encastrées dans une armature dure et calcifiée.

La partie centrale des os longs est formée d'un tissu épais, compact et très dur, qui entoure le canal médullaire, creux, où est logée la moelle osseuse, chargée de

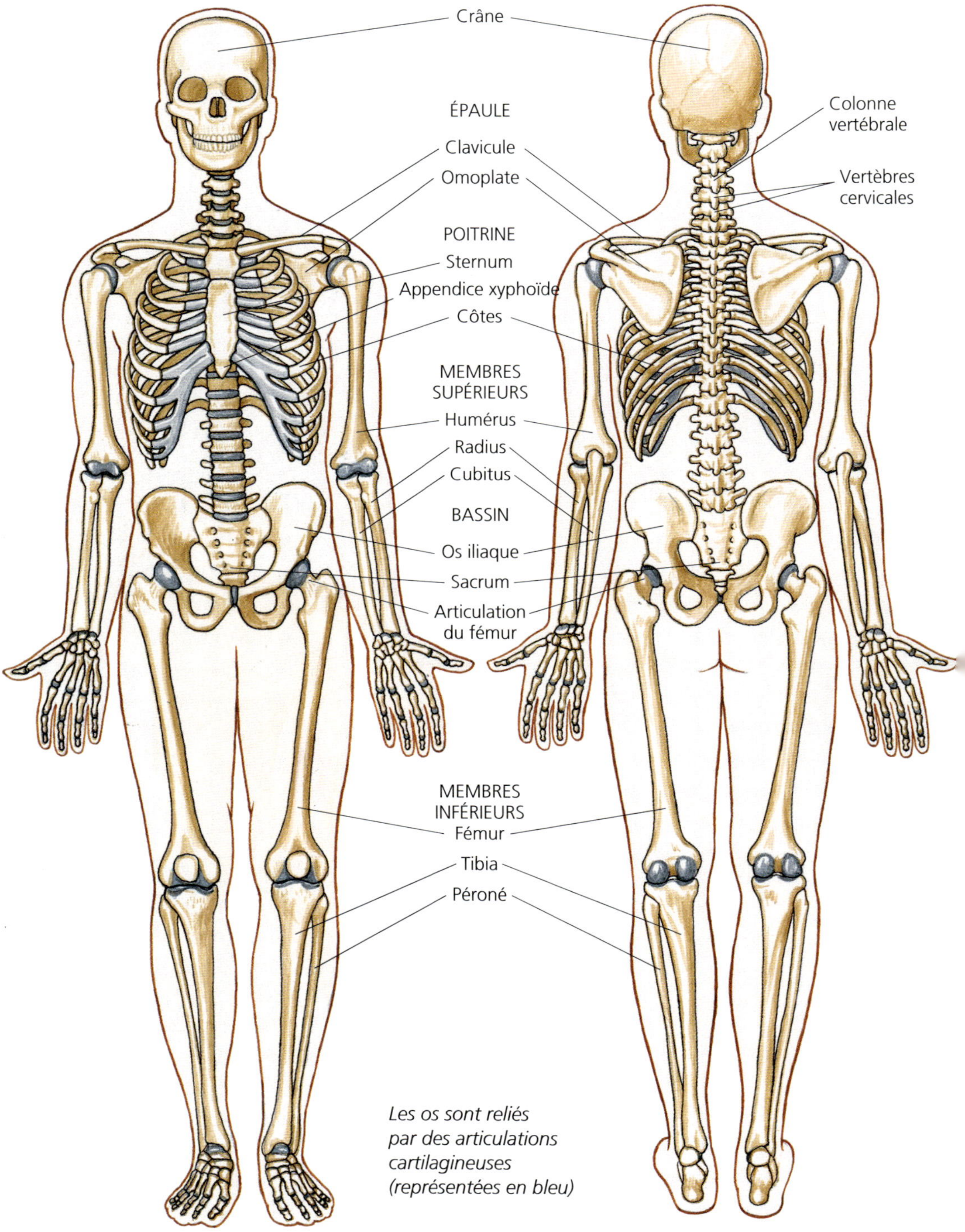

Les os sont reliés par des articulations cartilagineuses (représentées en bleu)

la fabrication des globules sanguins. Les extrémités (têtes) des os longs sont formées d'un tissu spongieux et sont recouvertes de cartilage. De nombreuses cavités contiennent aussi une quantité non négligeable de graisse.

Les articulations

Une articulation est le point où deux os se rejoignent et qui permet une mobilité de l'un par rapport à l'autre. Certains os sont toutefois reliés par des articulations fixes, comme ceux qui forment la boîte crânienne. On parle alors de synarthrose. En fait, ces os sont soudés entre eux par du tissu conjonctif dur et fibreux.

Les articulations permettent une grande mobilité des os les uns par rapport aux autres, bien que cette dernière varie. Ainsi, pour l'articulation du genou, l'extrémité des os ne permet le déplacement que dans un axe déterminé. Dans le cas de la hanche, l'articulation permet la rotation.

Au niveau de l'articulation, les os sont recouverts d'une couche de cartilage lisse et au point de jonction se trouve une poche de synovie. La synovie est un liquide visqueux et huileux, qui facilite le glissement des os entre eux. L'ensemble de la structure est maintenu en place par des ligaments.

La forme de l'extrémité des os contribue à la stabilité de l'articulation. Lorsque les têtes des os s'adaptent parfaitement, comme les différentes pièces d'un puzzle, les risques de blessure, voire de dislocation, sont plus faibles.

Les ligaments sont des cordons fibreux et résistants qui, fixés à l'extrémité des os, relient ceux-ci au niveau des articulations. Parfois, ils limitent la mobilité des articulations ou empêchent certains mouvements. Les ligaments sont dotés de nombreuses terminaisons nerveuses et sont donc très sensibles à l'étirement, ce qui explique que l'élongation ou la déchirure d'un ligament soit aussi douloureuse. Enfin, ils sont irrigués par un mince réseau de vaisseaux sanguins : leur cicatrisation est donc généralement très lente.

Le cartilage est un tissu dense, lisse et élastique qui se trouve à l'extrémité des os, au niveau des articulations. Il facilite le glissement des os les uns sur les autres

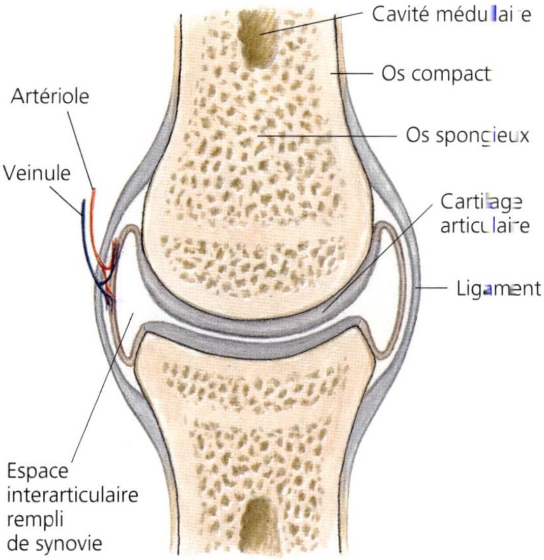

Le doigt fournit un parfait exemple d'articulation mobile ou synoviale. Le liquide synovial facilite le glissement des articulations l'une sur l'autre.

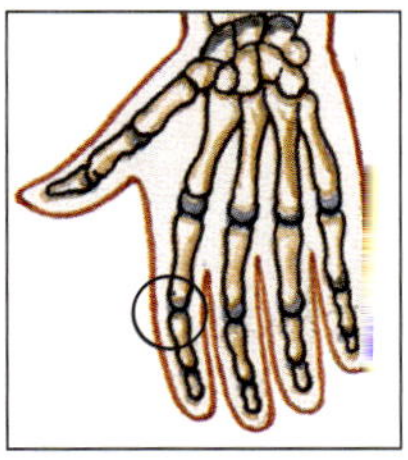

et amortit les chocs lors des mouvements. Certaines articulations, comme celle du genou, sont dotées d'un tissu cartilagineux supplémentaire, le ménisque, qui facilite le contact et la répartition de la charge entre les deux extrémités des os. Le cartilage ne peut se guérir que dans une certaine mesure.

On appelle capsule l'enveloppe fibreuse, entre deux articulations, qui contient la synovie et le cartilage situé à l'extrémité des os.

L'activité musculaire entraîne un déplacement actif des articulations. Le déplacement passif de ces dernières est provoqué par la force de gravité ou par une manipulation d'une autre partie du corps, sans qu'il y ait activité musculaire. Le déplacement normal d'une articulation se produit dans la mesure où les extrémités des os et la capsule se trouvent à leur place normale.

Il existe trois catégories de muscles : les muscles striés squelettiques, le muscle cardiaque et les muscles lisses. Les muscles striés squelettiques, comme leur nom l'indique, sont attachés au squelette. Le muscle cardiaque actionne le cœur tandis que les muscles lisses se trouvent dans les membranes de nombreux organes, notamment dans les appareils respiratoire, cardiovasculaire et digestif.

Les muscles striés squelettiques sont les plus nombreux et les plus connus. Généralement, on peut les contracter volontairement. Ils s'insèrent directement sur les os ou par l'intermédiaire des tendons. Le déplacement d'une partie du corps se produit par le raccourcissement (flexion) ou l'allongement (extension) des muscles. Ces derniers font pivoter les articulations et entraînent le mouvement.
Certains muscles ne font pas bouger des os, mais des tissus mous sur lesquels ils s'insèrent. C'est le cas des muscles de la langue et de la face.

Le fonctionnement des muscles striés

Ces muscles provoquent un déplacement de l'articulation à laquelle ils sont associés. Ainsi, pour se hisser sur la pointe des pieds, il faut contracter les muscles du mollet ; ces derniers tirent alors sur l'articulation de la cheville et soulèvent cette dernière.

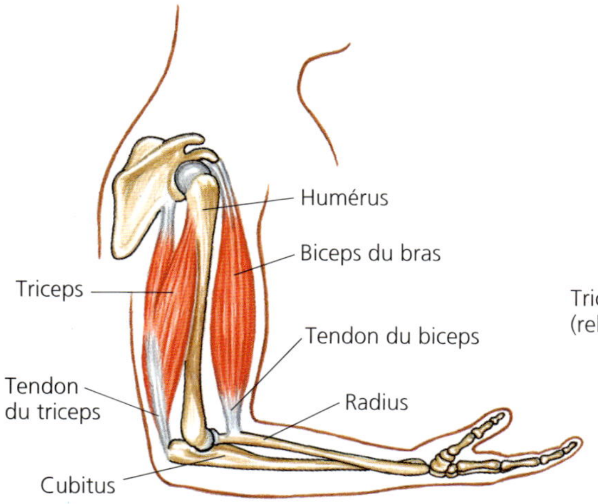

Les muscles striés du bras, reliés à l'os par des tendons, font pivoter l'articulation du coude.

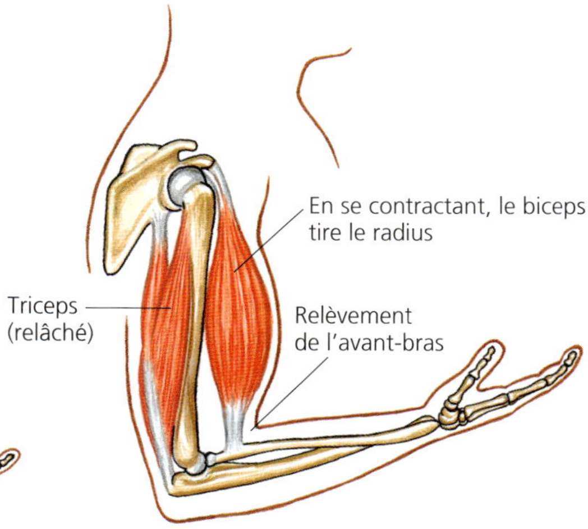

L'avant-bras se soulève lorsque le biceps se raccourcit en raison de la contraction musculaire.

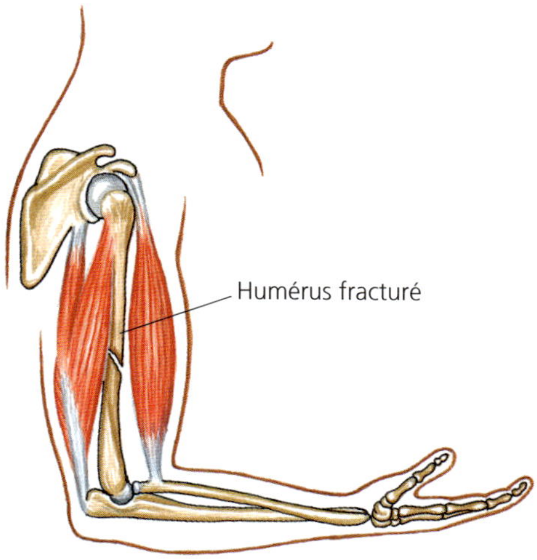

La fracture de l'humérus empêche tout déplacement normal du bras.

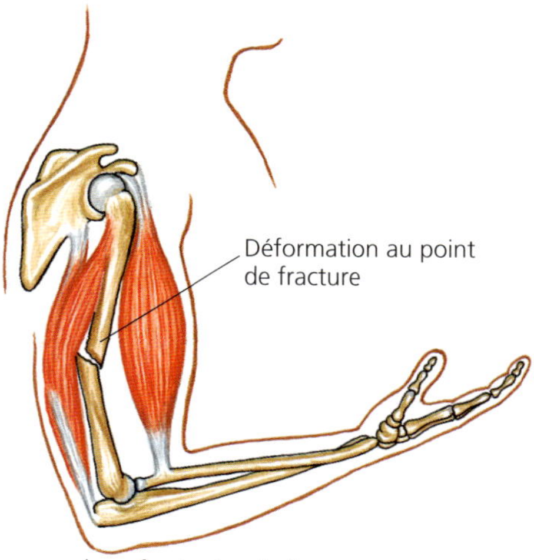

Bouger un bras fracturé entraîne une déformation visible, endommage les tissus et provoque de fortes douleurs.

Les muscles fonctionnent en coordination. Le geste de déplacer la main pour porter un aliment à la bouche fait intervenir toutes les articulations du bras en sollicitant plusieurs groupes musculaires.

Les groupes musculaires fonctionnent souvent de façon antagoniste pour maintenir une articulation dans une position donnée. Lorsque nous écrivons, par exemple, certains muscles maintiennent les articulations de l'épaule et du coude en place, tandis que d'autres actionnent le poignet et les doigts.

Par ailleurs, les muscles striés soutiennent et protègent certains organes internes. Les muscles abdominaux, par exemple, contiennent les viscères.

Enfin, ces muscles contribuent au maintien d'une température corporelle constante, l'énergie utilisée par la contraction musculaire dégageant de la chaleur. Lorsque la température corporelle descend en dessous d'une certaine valeur, cela provoque des frissons, c'est-à-dire une alternance de contractions et de relâchements musculaires produisant de la chaleur qui sera répartie par le sang dans le reste du corps.

La structure des muscles striés

Les muscles striés se composent d'un ou plusieurs groupes musculaires attachés à chacune de leur extrémité à l'os par des tendons. Le muscle lui-même se compose de fibres qui se contractent lorsqu'elles sont stimulées par un nerf moteur.

Un tendon est un cordon fibreux très solide. Lorsqu'ils sont longs, les tendons sont parfois contenus dans une gaine lubrifiée, à l'intérieur, par du liquide synovial (voir p. 241). La friction entre les tendons et certaines protubérances osseuses est ainsi évitée.

Les muscles sont reliés au cerveau par un réseau de nerfs. Ces derniers transportent l'influx nerveux émanant du cerveau et commandant la contraction musculaire et informent en retour le système nerveux sur l'amplitude de la contraction ou du relâchement musculaire.

Les muscles ne sont presque jamais dans un état de relâchement total. Même lorsque l'articulation est au repos, ils sont légèrement contractés. C'est cette tension musculaire, dite résiduelle, qui permet de mesurer le tonus d'un muscle. La disparition du tonus résiduel est liée à une défaillance de transmission nerveuse. Elle peut se produire dans deux cas :

- *Perte de conscience : une personne ayant perdu connaissance n'a plus aucun tonus musculaire. C'est pourquoi elle ne doit pas rester allongée sur le dos, car elle risque de voir sa langue chuter en arrière, ce qui bloquerait les voies respiratoires.*
- *Accident vasculaire cérébral (AVC) : si l'accident touche les régions du cerveau responsables de la contraction musculaire, une partie ou la totalité des muscles peut perdre tout tonus, même si la personne est consciente.*

Les conditions d'un bon fonctionnement des muscles

Plusieurs conditions doivent être remplies pour qu'un muscle fonctionne correctement.

- *Le système nerveux doit être intact. Une atteinte partielle des nerfs moteurs diminue l'action des muscles, tandis que la perte totale de la fonction motrice provoque une paralysie.*
- *La circulation sanguine doit s'effectuer correctement. Si l'irrigation d'un muscle strié descend en dessous d'un certain seuil, le muscle se contracte de façon douloureuse (crampe). De même, un apport de sang insuffisant vers le muscle cardiaque crée une crampe douloureuse de ce dernier, l'angine de poitrine.*
- *Le faisceau musculaire doit être continu. Une déchirure du tissu musculaire ou la rupture du tendon empêche le bon fonctionnement du muscle. Ce type de blessure, très douloureux, s'accompagne souvent de saignements.*
- *Les os et les articulations sur lesquels s'insère le muscle doivent être en bon état, ni fracturés, ni disloqués. Tout mouvement peut entraîner une déformation si l'os est fracturé ou l'articulation démise.*
- *Les tendons doivent pouvoir se déplacer facilement lors de la contraction musculaire. L'usure des tendons longs par des sollicitations répétées entraîne une irritation de la membrane synoviale, qui tend à enfler et empêche donc le tendon de se déplacer librement.*

Le système nerveux intervient dans les interactions entre l'organisme et son environnement. Il assure aussi la bonne marche, la coordination et la commande de toutes les fonctions du corps. Enfin, il est au centre de notre activité mentale, puisqu'il participe à la pensée, à la mémoire et à l'apprentissage. Il comporte une partie périphérique et une partie centrale.

Les cellules nerveuses

Les signaux du système nerveux transitent par un réseau complexe de millions de cellules nerveuses, les neurones, qui échangent des signaux électrochimiques. Des circuits complexes sont à l'œuvre, entre neurones, entre neurones et récepteurs, mais aussi entre neurones et organes chargés d'une fonction précise, par exemple une fibre musculaire. On distingue les neurones sensoriels, les neurones moteurs et les neurones d'association (ou interneurones).

Les neurones sensoriels transmettent au système nerveux central l'influx nerveux en provenance de récepteurs disséminés dans le corps entier. Ainsi parviennent au cerveau des informations générales comme les sensations tactiles, la température, la douleur, etc. Pour la vue, l'ouïe, l'odorat, le goût et l'équilibre, l'influx nerveux provient d'organes spécialisés.

Tout dommage subi par des récepteurs ou des neurones peut entraîner une perte de la sensibilité d'un organe ou une paralysie.

Les neurones moteurs transmettent l'influx nerveux du système nerveux central

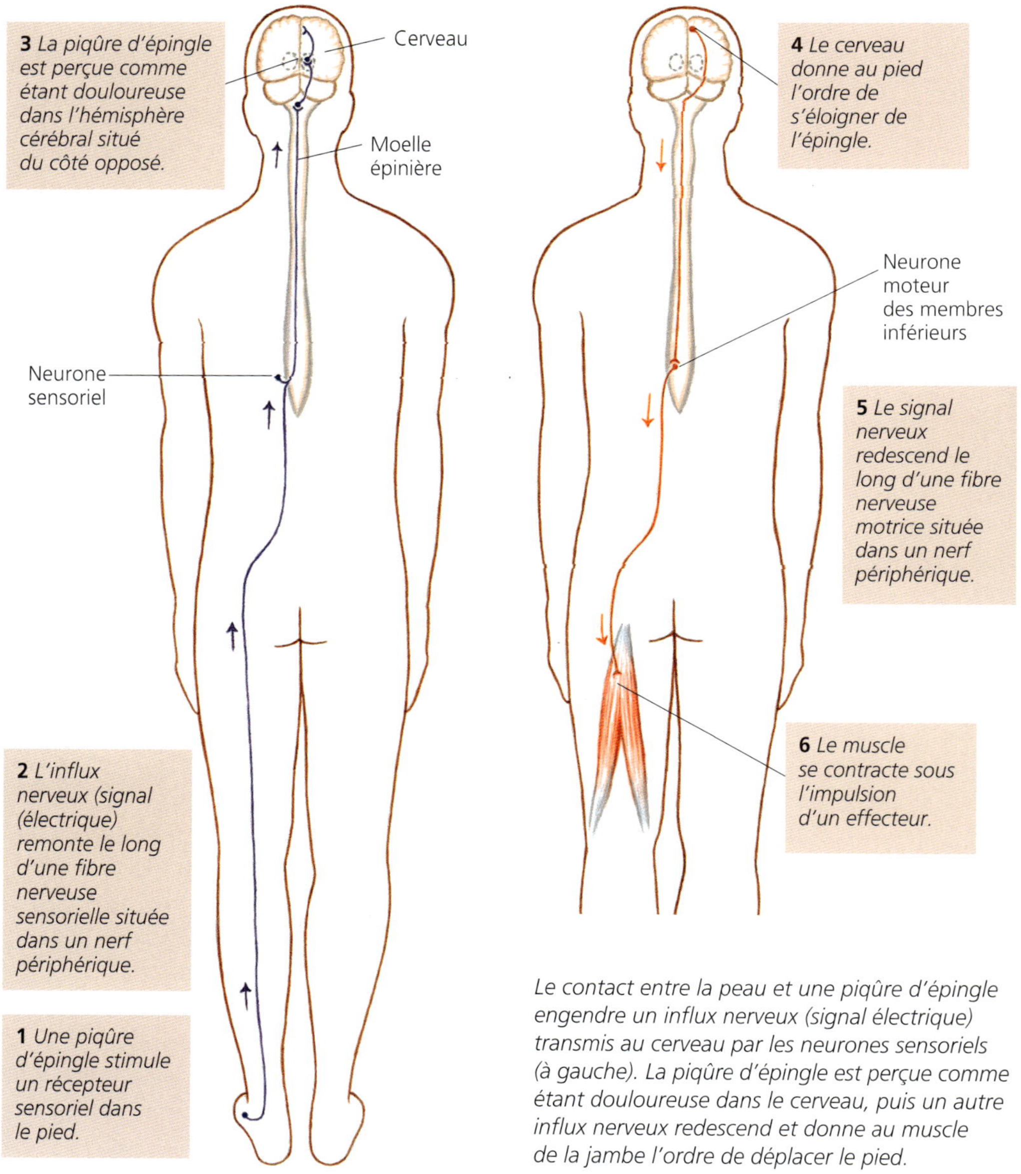

Le contact entre la peau et une piqûre d'épingle engendre un influx nerveux (signal électrique) transmis au cerveau par les neurones sensoriels (à gauche). La piqûre d'épingle est perçue comme étant douloureuse dans le cerveau, puis un autre influx nerveux redescend et donne au muscle de la jambe l'ordre de déplacer le pied.

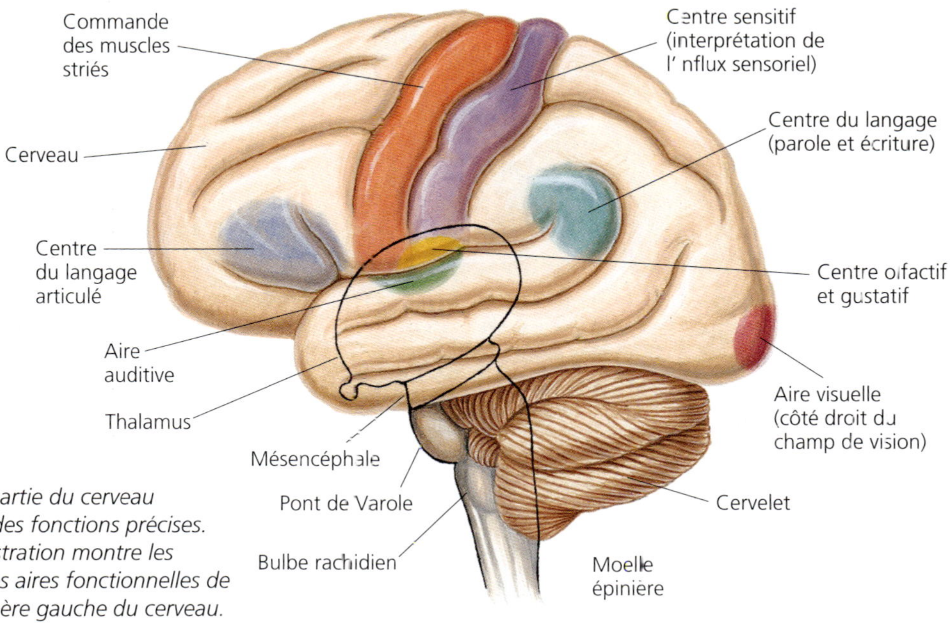

Chaque partie du cerveau possède des fonctions précises. Cette illustration montre les principales aires fonctionnelles de l'hémisphère gauche du cerveau.

vers les muscles et le système lymphatique. Ces signaux provoquent par exemple la contraction musculaire permettant le mouvement. Des neurones moteurs autonomes sont responsables de l'influx nerveux à l'origine des battements du cœur et de la contraction des muscles lisses. Tout dommage subi par des neurones moteurs entraîne une faiblesse musculaire, voire la paralysie (impossibilité de contracter volontairement les muscles).

Les neurones d'association, qui se trouvent tous dans le système nerveux, coordonnent et gèrent l'ensemble de l'influx nerveux.

Le système nerveux périphérique

Le système nerveux périphérique se compose des nerfs intercrâniens – ils ont leur origine dans la boîte crânienne – et des nerfs rachidiens, qui viennent de la moelle épinière et comportent de nombreuses ramifications. Les nerfs périphériques sont composés de faisceaux de fibres nerveuses. Chacune de ces fibres est reliée au système nerveux central par son propre récepteur sensoriel général, son organe sensoriel spécial, sa glande ou ses fibres musculaires. La plupart des nerfs périphériques sont des nerfs sensoriels et moteurs.

Les nerfs de l'épiderme contiennent des fibres nerveuses qui transportent l'influx sensoriel général (toucher, température, etc.) vers le système nerveux central et des fibres nerveuses motrices autonomes qui transportent l'influx nerveux central vers les muscles lisses de certains organes de la peau, comme les glandes sudoripares, les artérioles et les muscles attachés aux follicules pileux.

Les nerfs attachés aux muscles striés contiennent des fibres nerveuses motrices qui envoient aux muscles l'ordre de se contrater, depuis le système nerveux central, mais aussi des fibres sensitives qui informent le système nerveux central du relâchement, de la tension et de la douleur musculaires. Enfin, des fibres autonomes commandent la contraction des artères et des artérioles qui irriguent le tissu musculaire.

Les nerfs aboutissant au muscle cardiaque contiennent des fibres nerveuses autonomes qui commandent sa contraction à un rythme donné, mais aussi celle des muscles lisses des artères du cœur. Ces nerfs sont également dotés de fibres sensorielles qui renseignent le cerveau sur le relâchement, la tension et la douleur musculaires.

Le système nerveux central

Le système nerveux central se compose du cerveau et de la moelle épinière. Le cerveau commande toute l'activité volontaire (consciente) et involontaire (inconsciente) et il traite l'influx nerveux. Chaque région du cerveau possède des caractéristiques précises. La moelle épinière transmet les messages en provenance et à destination du cerveau, traite certaines informations et commande certaines activités involontaires.

La peau et les phanères (poils, ongles, glandes sébacées et sudoripares) font partie des téguments du corps. La peau protège l'organisme des agressions extérieures. Elle se compose d'une couche superficielle, l'épiderme, et d'un tissu conjonctif situé en dessous, le derme. Le derme est relié aux muscles par une couche de tissu sous-cutané. Ce tissu ne fait pas à proprement parler partie de la peau, mais il s'y intègre.

La structure de la peau

L'épiderme est formé d'une couche extérieure de cornée juxtaposée à une autre couche profonde, contenant des cellules vivantes. Ces dernières migrent progressivement vers la surface, se dessèchent et se desquament. De nouvelles cellules sont fabriquées en permanence pour reconstituer la couche cutanée. Les couches extérieures de l'épiderme sont étanches et empêchent les bactéries de pénétrer dans l'organisme. La mélanine, c'est-à-dire le pigment de la rangée profonde de l'épiderme, protège ce dernier du rayonnement ultraviolet. Lorsque la peau est exposée à la lumière du soleil, certaines cellules de l'épiderme fabriquent de la vitamine D, dont l'organisme a besoin pour absorber le calcium, nécessaire à l'entretien et à la croissance du tissu osseux, à la contraction musculaire et à certaines fonctions nerveuses.

Le tissu conjonctif du derme confère à la peau sa solidité et son élasticité, mais aussi une certaine humidité. Les autres structures de la peau contenues dans le derme, sont décrites ci-dessous.

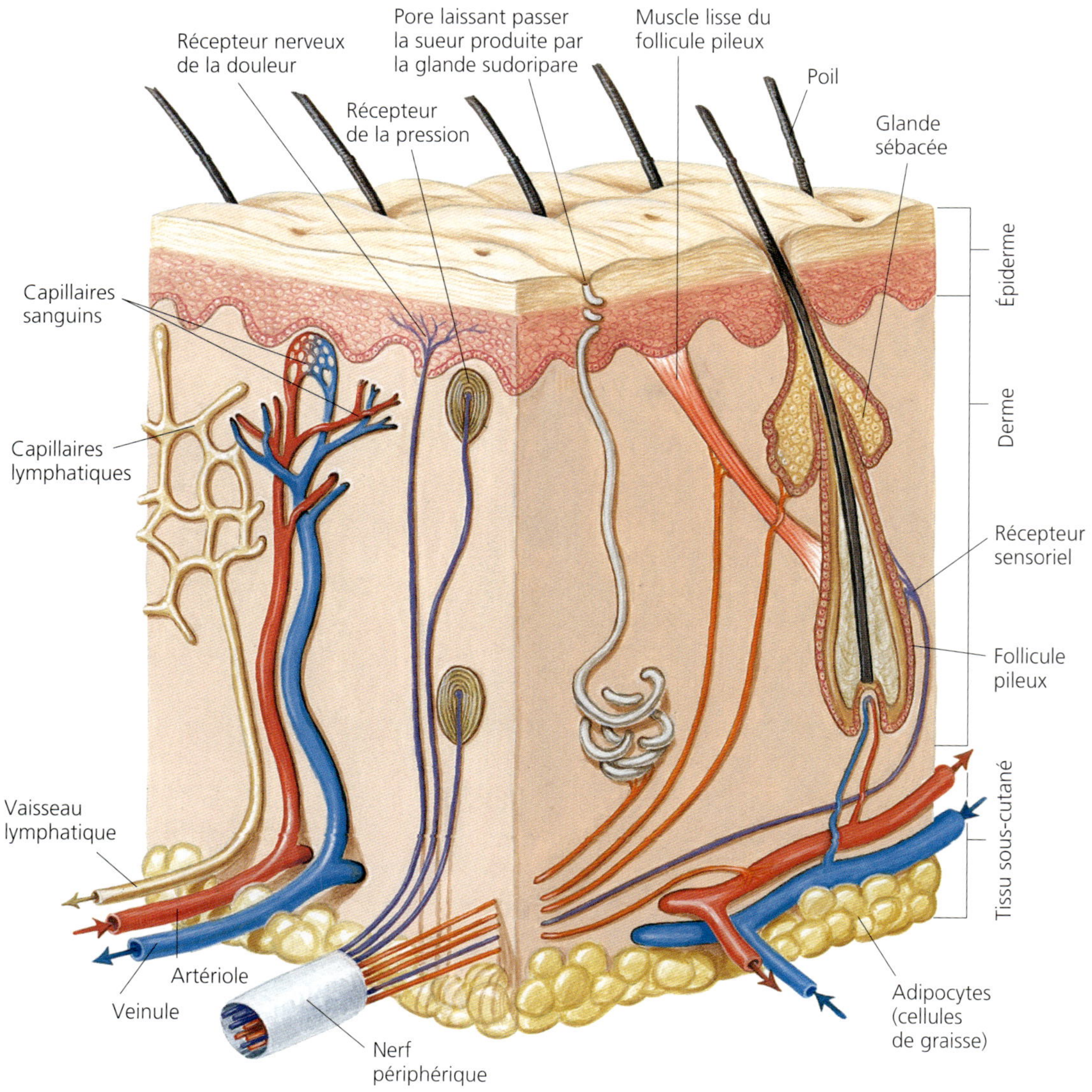

- *Les ongles sont des plaques de cellules mortes compressées et durcies (kératinisées). En règle générale, ils sont roses. Une teinte bleutée doit faire soupçonner une oxygénation insuffisante du sang.*
- *La transpiration est produite par les glandes sudoripares qui s'ouvrent par des pores dans l'épiderme. La transpiration se compose d'eau, de sels minéraux et de traces d'urée (déchets produits par l'organisme). Elle est légèrement acide, empêchant la prolifération des bactéries.*
- *Les poils sont des filaments souples constitués de cellules mortes agglomérées. Ils sont fabriqués dans les follicules pileux, ces derniers contenant aussi des récepteurs sensoriels capables de détecter les déplacements des poils à la surface de la peau. De petits muscles lisses s'insèrent entre l'épiderme et le follicule pileux. Lorsque nous avons froid ou peur, le système nerveux active ces muscles qui dressent les poils : c'est la chair de poule.*
- *Les glandes sébacées sécrètent du sébum, une substance lubrifiante qui, en remontant à la surface de la peau, la garde douce et humide, renforce le poil et contient une substance chimique antibactérienne.*

Les vaisseaux sanguins cutanés se trouvent dans le derme. L'oxygène et les éléments nutritifs sont diffusés depuis le derme vers les cellules vivantes de l'épiderme. Le derme abrite aussi de minuscules vaisseaux lymphatiques chargés de drainer le liquide en excès qui se trouve dans les espaces intercellulaires et d'éliminer les bactéries qui auraient pénétré dans le derme. Ce drainage lymphatique peut être bloqué, par exemple, par un bandage trop serré. Un gonflement à l'extrémité du bandage indique que la circulation lymphatique ne s'effectue pas correctement.

La peau est très bien innervée. Des récepteurs détectent tout changement de température et sont sensibles à la douleur, au toucher et à la pression, informant le cerveau sur les changements survenant dans le milieu extérieur. En fonction de ces changements, des fibres nerveuses motrices autonomes contractent les muscles lisses des artérioles pour réduire l'afflux sanguin. Elles peuvent aussi augmenter ou réduire la sécrétion des glandes sudoripares et sébacées. Enfin, elles commandent la contraction des muscles lisses qui entourent les racines des poils.

Le tissu sous-cutané comprend aussi de nombreuses cellules de graisse (adipocytes), qui protègent les structures sous-jacentes des chocs mécaniques. L'organisme peut mobiliser ces réserves de graisse, cette dernière jouant aussi un rôle dans la régulation de la température.

La température de la peau et du corps

Outre son rôle de barrière naturelle contre les infections et sa capacité à fabriquer de la vitamine D, la peau sert aussi à réguler la température du corps en collaboration avec le système nerveux, qui commande l'afflux de sang et la transpiration. Lorsque la température du corps augmente, les vaisseaux sanguins de la peau s'élargissent, augmentant ainsi l'afflux de sang afin de fournir aux glandes sudoripares le liquide dont elles ont besoin pour fabriquer de la sueur. L'évaporation de cette sueur rafraîchit la peau et les vaisseaux sanguins du derme. La peau est pâle ou rosée. Elle donne une impression de fraîcheur et elle est légèrement humide. Mais si la température du corps continue d'augmenter, le système nerveux perd peu à peu le contrôle des glandes sudoripares et des capillaires du derme. La peau devient sèche, chaude et rouge : la personne est en danger.

Par une journée de forte chaleur, le corps humain est capable de perdre jusqu'à 7 litres d'eau. Si l'on ne boit pas suffisamment pour compenser cette perte, la déshydratation peut être fatale. Inversement, lorsque la température du corps est trop basse, le système nerveux réduit le diamètre des capillaires sanguins, réduisant l'apport de sang à la peau afin d'éviter toute déperdition de chaleur par l'épiderme et de protéger les organes internes. La peau pâlit, en général, et l'on a la chair de poule.

La peau d'une personne en état de choc est souvent pâle, froide et humide, en raison d'une constriction (resserrement) des vaisseaux sanguins et d'une activation des glandes sudoripares.

Le système cardiovasculaire est l'ensemble formé par le cœur et les vaisseaux sanguins. Il transporte l'oxygène, les éléments nutritifs, les hormones et les déchets dans l'ensemble de l'organisme, et participe au mécanisme de régulation de la température corporelle.

Le cœur

Le cœur est un muscle qui, en se contractant, fait circuler le sang dans toutes les parties du corps. Dans chacun de ses côtés (cœur droit et cœur gauche) se trouvent deux cavités, l'une chargée de collecter le sang (oreillette), l'autre chargée de l'expulser (ventricule). Deux séries de valves empêchent le sang de refluer. Les parois du cœur sont formées d'un muscle qui se contracte pour chasser le sang dans les artères et qui se relâche, entre deux contractions, pour aspirer le sang venant des veines.

La circulation pulmonaire permet au sang de se recharger en oxygène dans les poumons. Le sang passe ensuite dans le côté gauche, où il est chassé, par les artères, vers l'ensemble de l'organisme (circulation générale). Les tissus cardiaques sont eux-mêmes irrigués par les artères coronaires.

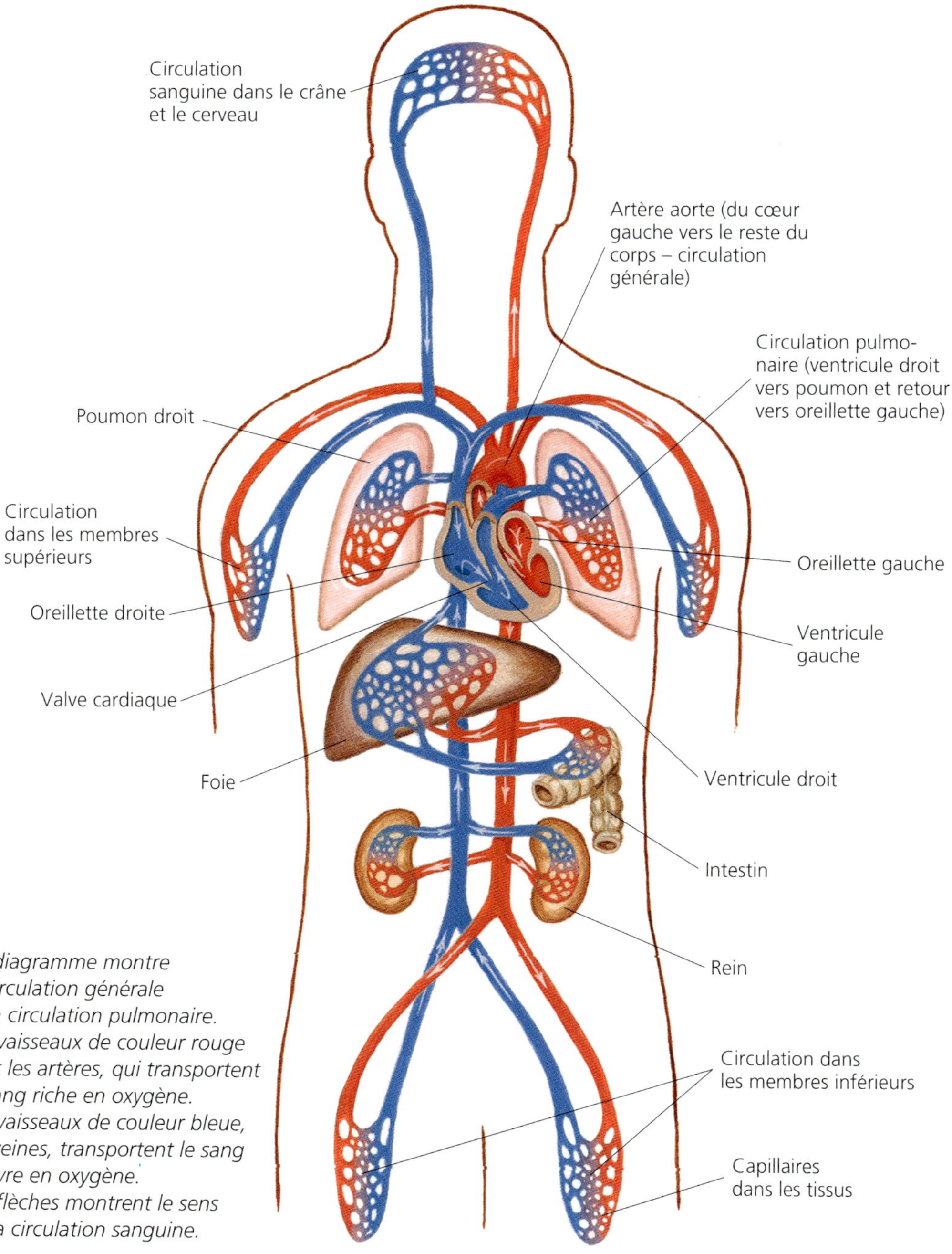

Ce diagramme montre la circulation générale et la circulation pulmonaire. Les vaisseaux de couleur rouge sont les artères, qui transportent le sang riche en oxygène. Les vaisseaux de couleur bleue, les veines, transportent le sang pauvre en oxygène. Les flèches montrent le sens de la circulation sanguine.

La circulation du sang

Le ventricule gauche chasse le sang riche en oxygène dans l'aorte, d'où il se diffuse par des artères de plus en plus étroites jusqu'aux artérioles, divisées en capillaires extrêmement fins. Lorsque le sang parvient aux capillaires, l'oxygène et les hormones qu'il contient se diffusent dans les tissus entre les cellules, puis à l'intérieur de celles-ci. Le gaz carbonique, les déchets organiques et la chaleur passent alors des cellules dans les tissus, puis des tissus dans la circulation sanguine.

Le sang pauvre en oxygène provenant des capillaires est ensuite transporté par des vaisseaux de plus en plus larges, des veinules jusqu'aux veines. Ces dernières véhiculent le sang jusqu'à l'oreillette droite du cœur, où il est aspiré dans le ventricule droit, puis chassé vers les poumons. Le gaz carbonique dissous dans le sang est alors diffusé dans les alvéoles pulmonaires, puis il est expiré. Inversement, l'oxygène inspiré est diffusé par les alvéoles pulmonaires, dans le sang où il se dissout. Le cycle se poursuit alors du côté gauche du cœur.

Le sang et les vaisseaux sanguins

Le sang se compose essentiellement de plasma, un liquide qui transporte les globules rouges (chargés de transporter l'oxygène et le gaz carbonique), les globules blancs (qui défendent l'organisme contre les agressions extérieures), les plaquettes (qui facilitent la coagulation quand les parois des vaisseaux sanguins sont endommagées) et d'autres composants chimiques.

Les éléments nutritifs se diffusent dans le sang au niveau de capillaires situés dans le système digestif. Le sang transporte aussi des hormones (messagers chimiques ayant une action sur des cellules précises dans certains tissus) et des déchets (autres que le gaz carbonique). Les déchets sont éliminés dans l'urine fabriquée par les reins et les autres matières sont décomposées et recyclées ailleurs dans l'organisme.

Chaque contraction du cœur chasse le sang dans les artères par pulsations, en créant une onde de pression qui se propage dans les vaisseaux sanguins. Les fibres élastiques qui forment les parois des principales artères se déforment légèrement

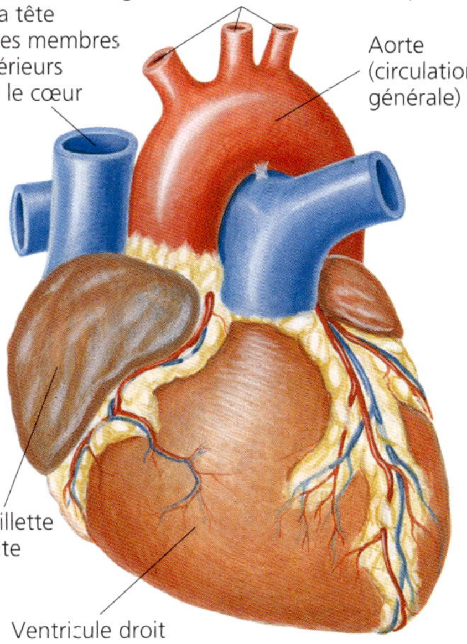

Le cœur et ses principaux vaisseaux sanguins, en vue antérieure. Les artères coronaires irriguent le muscle cardiaque.

à chaque pulsation cardiaque, c'est-à-dire à chaque augmentation de la pression. En raison de ce phénomène, on peut sentir le pouls au niveau des artères qui affleurent sous la peau.

L'adaptation du diamètre des artères et des artérioles met en jeu les systèmes nerveux et cardiovasculaire. Elle permet de s'assurer que les tissus reçoivent la quantité de sang adaptée à leurs besoins.

Les parois des veines sont souples et la pression qui y règne est peu élevée. Ces vaisseaux sont aussi dotés de valves qui empêchent le sang de refluer. Le sang se déplace dans les veines, grâce à la force de gravité ou à la contraction de muscles striés qui, en effectuant une compression, renvoient le sang vers le cœur.

La station debout prolongée par temps chaud entraîne parfois une stagnation du sang dans les veines des membres inférieurs : ce dernier n'arrivant plus en volume suffisant au cœur ni au cerveau, il se produit un évanouissement. Pour prévenir le problème, il faut agiter les orteils de façon à ce que les muscles des jambes compriment les veines. Une personne s'étant évanouie récupérera plus rapidement si elle peut s'allonger, jambes légèrement surélevées afin de faciliter le retour veineux vers le cœur.

LE SYSTÈME RESPIRATOIRE

Les cellules de l'organisme consomment de l'oxygène et produisent du gaz carbonique en permanence. Chaque cellule est donc dotée d'un système permettant la respiration cellulaire. Par ailleurs, on appelle respiration pulmonaire l'échange d'oxygène et de gaz carbonique entre des capillaires et l'air contenu dans les poumons. La respiration se fait en deux temps : l'air est inhalé dans les poumons, puis il est expulsé, par les voies respiratoires. Les organes chargés de la respiration forment le système respiratoire.

Les organes du système respiratoire

La respiration fait intervenir des muscles, des membranes et des os (les côtes), ainsi que certaines parties des systèmes cardiovasculaire et nerveux. L'appareil respiratoire comprend les voies respiratoires elles-mêmes (conduits tubulaires dans lesquels circule l'air) et les poumons, où se fait l'échange gazeux.

L'air est inspiré par les narines, passe dans la cavité nasale puis emprunte le pharynx (gorge), le larynx (où se trouvent aussi les cordes vocales), la trachée et les deux bronches, points d'entrée dans les poumons. Les parois de la trachée, des bronches et des grandes bronchioles sont dotées d'anneaux cartilagineux qui maintiennent ces voies respiratoires toujours ouvertes. Elles sont également dotées de muscles lisses qui se contractent pour rétrécir le diamètre des voies respiratoires ou qui, en se relâchant, permettent au contraire à ces dernières de retrouver leur diamètre d'origine.

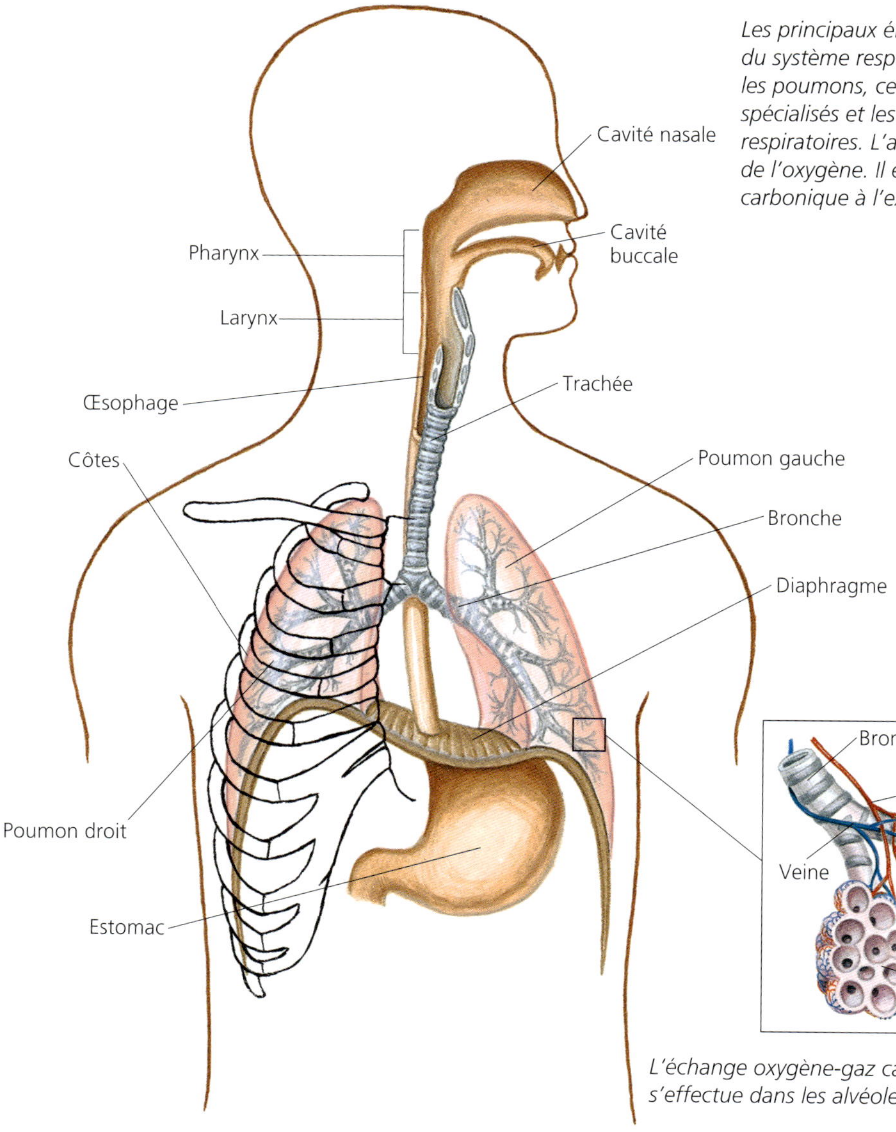

Les principaux éléments du système respiratoire sont les poumons, certains muscles spécialisés et les voies respiratoires. L'air inspiré contient de l'oxygène. Il est chargé en gaz carbonique à l'expiration.

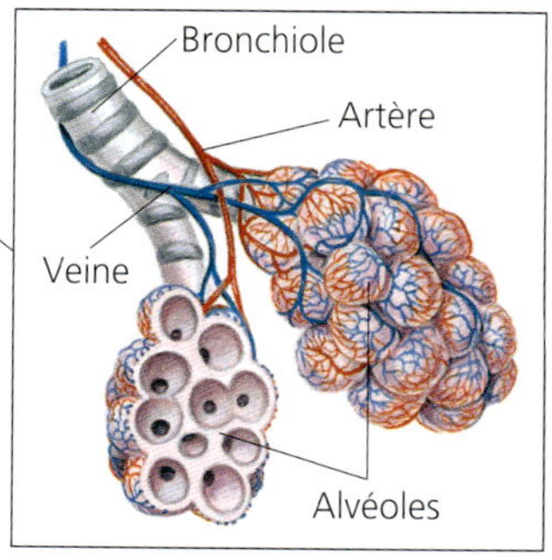

L'échange oxygène-gaz carbonique s'effectue dans les alvéoles.

Les poumons forment un réseau de tissu conjonctif élastique dont l'aspect rappelle celui d'une éponge. Ils contiennent aussi les bronches ainsi qu'une artère et une veine pulmonaires. Les bronchioles, irriguées par des vaisseaux sanguins, se divisent en éléments toujours plus petits aboutissant à des millions d'alvéoles, de minuscules sacs creux où se produisent les échanges gazeux.

Les alvéoles sont munies d'une membrane extrêmement fine et directement en contact avec les capillaires. L'oxygène contenu dans l'air des alvéoles traverse cette membrane pour se fixer sur les globules rouges contenus dans le sang des capillaires. Le gaz carbonique effectue le trajet en sens inverse et il est rejeté à l'expiration.

Les autres fonctions du système respiratoire

Outre leur fonction première – permettre la circulation de l'air –, certains organes de l'appareil respiratoire ont aussi d'autres rôles.

- *La cavité nasale détecte les odeurs.*
- *La bouche permet aussi de respirer grâce au pharynx.*
- *Les cordes vocales peuvent se refermer pour protéger l'ouverture de la trachée. L'épiglotte, qui fait partie de l'appareil digestif, protège aussi la trachée en déviant les aliments vers l'œsophage.*
- *Le revêtement des voies respiratoires est bien irrigué, ce qui réchauffe et humidifie l'air qui arrive jusqu'aux délicates alvéoles. De même, le mucus produit par les voies respiratoires permet de filtrer les particules et de piéger les agents infectieux contenus dans l'air.*

Le mécanisme de la respiration

Chaque poumon est entouré d'une enveloppe très lisse et très fine, la plèvre, constituée de deux membranes fortement liées par simple phénomène de pression négative. La membrane extérieure tapisse la cage thoracique (formée par les côtes, les muscles du thorax et le diaphragme). Les deux feuillets composant la plèvre « collent » les poumons à la cage thoracique et l'espace entre ces deux feuillets supprime toute friction entre la cage thoracique et les poumons lorsque ces derniers se vident et se remplissent.

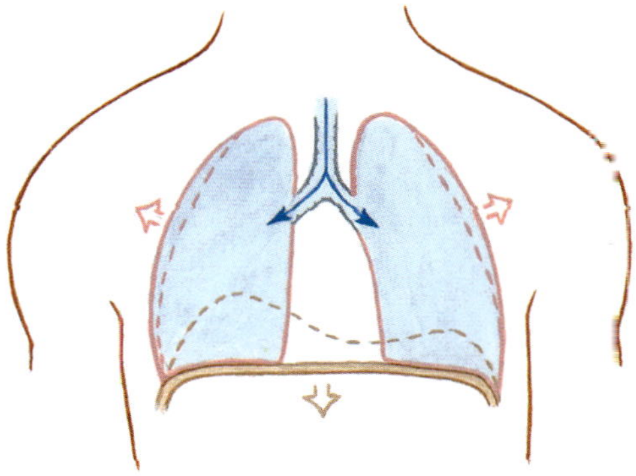

À l'inspiration, la poitrine se soulève parce que les muscles des côtes écartent et soulèvent ces dernières. Le diaphragme se contracte, s'abaisse et s'aplatit. L'air s'engouffre dans les poumons par les voies respiratoires

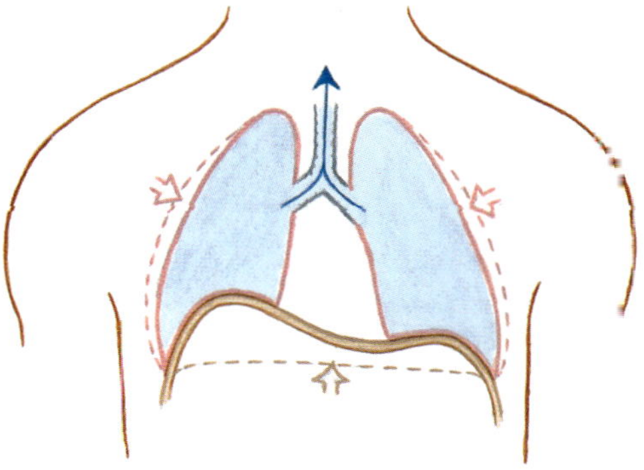

À l'expiration, la cage thoracique retrouve son volume normal grâce au relâchement musculaire. L'air est donc expulsé sans effort.

À l'inspiration, des nerfs commandent aux muscles du diaphragme et des côtes de se contracter. Le diaphragme, qui forme un dôme séparant le thorax de l'abdomen, s'abaisse et s'aplatit. Les côtes sont repoussées vers le haut et l'extérieur par les muscles intercostaux. Enfin, les poumons, élastiques, gonflent jusqu'à remplir l'ensemble de la cage thoracique pendant que l'air s'engouffre dans les voies respiratoires.

Inversement, à l'expiration, les nerfs cessent de transmettre l'ordre de contraction. Les muscles se relâchent. La cage thoracique et le diaphragme retrouvent leur volume d'origine et le tissu élastique des poumons se détend. L'air est expulsé naturellement.

Par une action mécanique et chimique, le système digestif décompose les aliments que nous consommons en éléments simples, pouvant être directement absorbés par les cellules de l'organisme. Il élimine aussi les résidus de la digestion.

Le système digestif se compose d'une part d'un tube doté de muscles et d'autre part d'organes associés : langue et dents dans la cavité buccale, glandes salivaires, foie, vésicule biliaire et pancréas, qui sécrètent des liquides participant à la digestion.

Le rôle du tube digestif

Le tube digestif est un long tube qui commence par la cavité buccale et se termine par le canal anal. La digestion commence dans la bouche, avec la mastication des aliments et leur imprégnation par la salive. Les aliments passent ensuite dans le pharynx, puis devant l'épiglotte – où ils sont déviés vers l'œsophage, qui s'étend de la gorge à l'abdomen. Le bol alimentaire entre alors dans l'estomac, qui se trouve lui-même dans l'abdomen.

L'estomac brasse les aliments et les mélange aux sucs gastriques. La digestion se poursuit dans l'intestin grêle, où le bol alimentaire est mélangé à d'autres liquides, notamment des enzymes et de la bile, sécrétés respectivement par le pancréas et par la vésicule biliaire. C'est aussi dans l'intestin grêle que les éléments nutritifs sont véritablement absorbés, les lipides passant dans la lymphe par des capillaires lymphatiques, tandis que les protides et les glucides sont absorbés par les capillaires sanguins.

Les résidus de la digestion sont déshydratés et compactés dans le gros intestin, puis acheminés vers le rectum et le canal anal avant d'être évacués sous forme de selles au niveau de l'anus.

La structure du tube digestif

Pour schématiser, le tube digestif est formé de deux couches de muscles lisses. Les muscles de la couche intérieure ont une structure circulaire. Leurs contractions diminuent le diamètre du tube digestif. Les muscles de la couche extérieure, longitudinaux, raccourcissent le muscle lorsqu'ils se contractent. L'activité de ces muscles est coordonnée par des fibres nerveuses autonomes. En d'autres termes, les muscles retiennent le bol alimentaire dans une zone du tube digestif, où il est brassé, puis ils se resserrent successivement : ce mouvement, dit péristaltique, pousse les matières alimentaires vers la partie du tube digestif où se produit l'étape suivante de la digestion.

Le péritoine est une membrane qui soutient les viscères dans la cavité abdominale. Sa structure, très complexe, varie en fonction de la partie de l'intestin considérée.

Les fragilités du système

Les blessures et les maladies de cette partie du corps peuvent entraîner de graves complications.

Le tube digestif et les autres organes de la digestion sont très irrigués. Selon l'endroit où elle se produit, une blessure grave à la paroi abdominale peut entraîner une rupture du foie ou d'un important vaisseau sanguin. Cela entraîne une hémorragie dans l'abdomen, qui, outre les douleurs importantes qu'elle provoque, met en danger la vie de la victime.

En cas d'accident, la rupture du pancréas peut aussi entraîner le déversement des puissants enzymes digestifs contenus dans cet organe dans la cavité abdominale, provoquant de fortes douleurs.

L'une des réactions naturelles de l'organisme en cas de blessure est une contraction des muscles squelettiques à l'endroit de la blessure. Une coupure profonde de la paroi abdominale peut entraîner une contraction des muscles abdominaux provoquant une éviscération (sortie des viscères).

Les nerfs du tube digestif comportent des fibres motrices autonomes qui commandent l'activité des muscles lisses, ainsi que des fibres sensorielles qui informent le cerveau de l'étirement et de la douleur dans cette partie de l'organisme. En raison du développement spécifique du système nerveux dans cette région du corps, la douleur provoquée par un organe interne est souvent ressentie dans un endroit non lésé ou n'ayant aucune relation avec l'organe en question : c'est la douleur irradiée. Si la victime se plaint d'une douleur dans une région du corps qui n'est pas lésée, elle doit consulter un médecin au plus vite. Ce dernier vérifiera alors l'état des organes internes.

La diarrhée (selles liquides) survient lorsque le gros intestin n'accomplit pas son travail de déshydratation des résidus alimentaires. Les vomissements sont provoqués par des contractions involontaires de l'estomac, accompagnées d'une contraction du diaphragme et des muscles abdominaux. Une diarrhée et des vomissements répétés entraînent une déshydratation et provoquent un déséquilibre dans la composition chimique du sang, extrêmement graves chez les enfants en bas âge et les personnes âgées.

Le système digestif se compose du tube digestif (comprenant l'estomac et les intestins) et d'organes spécialisés, comme la vésicule biliaire.

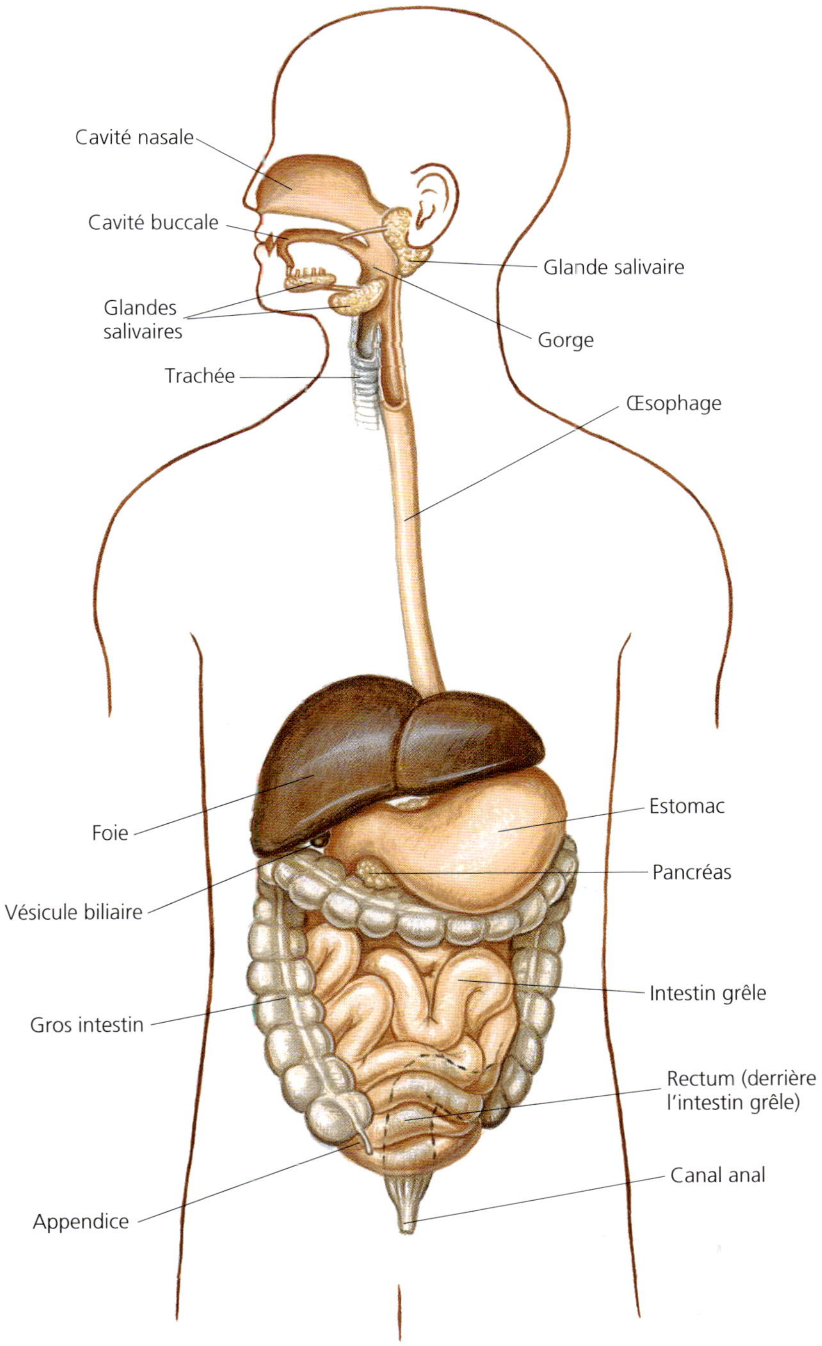

LA PRÉVENTION DES ACCIDENTS

Comment éviter les accidents grâce à de simples précautions de bon sens

- Sécurité incendie
- Sécurité électrique
- Sécurité enfant
- Sécurité dans le garage, l'atelier et le jardin

En sécurité chez soi

Dès qu'on a fermé sa porte d'entrée, on a le sentiment d'être en sécurité chez soi. Les statistiques montrent que ce n'est malheureusement pas le cas puisque c'est là que les accidents sont le plus fréquents. On est en moyenne plus en sécurité au volant de sa voiture que chez soi.

Les blessures causées par les accidents domestiques sont très diverses: chutes, brûlures, projections d'eau bouillante, plaies provoquées par des instruments coupants ou pointus, inhalations toxiques, étouffements, électrocutions et accidents causés par des jouets.

Ces accidents touchent surtout les personnes âgées de plus de 65 ans et les enfants de moins de 5 ans, qui passent beaucoup plus de temps chez eux que le reste de la population. Ils n'ont pas la même conscience du danger et sont plus fragiles physiquement, ce qui les expose à des risques plus importants que des adultes dans la force de l'âge.

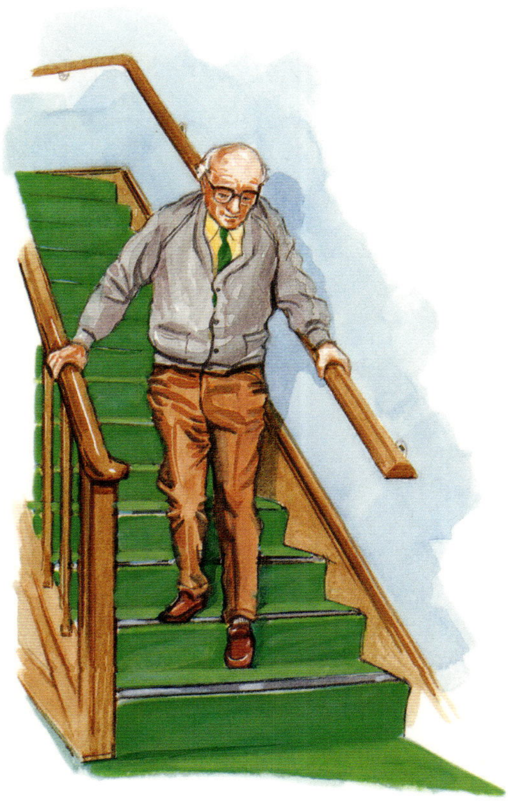

Installez une rampe solide le long du mur en plus de la balustrade et posez des bandes antidérapantes sur le rebord de chacune des marches pour renforcer la sécurité dans l'escalier. S'il y a de la moquette, elle doit parfaitement adhérer.

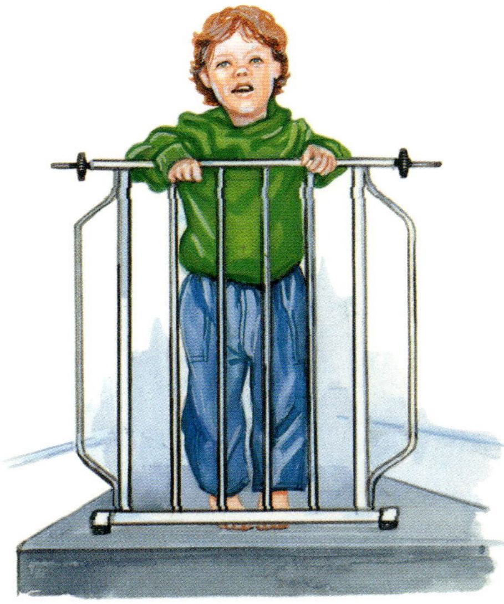

Utilisez des barrières de sécurité pour limiter les mouvements de l'enfant dans la maison, et installez-les systématiquement en bas et en haut des escaliers.

Les bambins, inexpérimentés et curieux de découvrir le monde qui les entoure, ne savent pas évaluer le danger potentiel que représentent l'eau, le feu, l'électricité, les produits toxiques et les nombreux objets de la vie quotidienne. Les personnes âgées peuvent voir leur mobilité réduite et souffrir d'une baisse de la vue, de l'ouïe et de l'odorat.

Personne n'est toutefois à l'abri des accidents domestiques. Ceux-ci se produisent en général dans des moments de tension, par exemple lors d'un déménagement ou lorsqu'un membre de la famille est souffrant. Ils surviennent bien souvent à l'occasion de tâches tout à fait courantes. Avec un peu de prévoyance, vous pouvez limiter le risque d'accident. Il suffit d'identifier le danger potentiel et de le supprimer.

Les pièces communes

Les accidents sont fréquents dans les pièces communes comme la salle de séjour et la salle à manger, car c'est là que l'on passe la majeure partie de son temps de loisirs. Ils surviennent aussi dans des zones de passage comme l'entrée, les escaliers et les paliers.

Dans ces pièces, les principaux risques d'accident sont les chutes sur des sols glissants, les blessures provoquées par des meubles aux bords durs ou pointus qui empiètent sur les zones de passage, et les brûlures dues aux radiateurs et aux feux de

CONSEILS POUR ÉVITER LES INCENDIES

Les incendies domestiques sont le plus souvent dus à des négligences. Il suffit de quelques précautions simples pour protéger sa famille et ses biens.

- Rangez les allumettes et les briquets hors de portée des enfants.
- Ne fumez jamais au lit. Après une réception, vérifiez qu'il ne reste aucun mégot mal éteint sur les chaises et les canapés en tissu.
- Ne faites rien sécher près des radiateurs et des cheminées.
- Si une casserole prend feu, recouvrez-la d'une couverture antifeu, d'un couvercle ou d'un torchon mouillé. **Ne versez jamais d'eau sur de l'huile enflammée.**
- Si vous avez une cuisinière à gaz, vérifiez que les boutons sont bien fermés quand vous ne vous en servez pas et fermez le robinet d'arrivée de gaz quand vous vous absentez plus de quelques heures.
- Faites attention aux rallonges électriques. Ne les faites pas courir sous un tapis ou sur de simples crochets.
- Ne branchez jamais plus de deux appareils sur une même prise de courant.
- Si des fils électriques sont endommagés, faites-les réparer immédiatement. Ils présentent un risque d'incendie et peuvent tuer.
- N'utilisez pas d'allume-feu liquide. Conservez ce type des produits sous clef, dans des récipients étiquetés et bien fermés, de préférence hors de la maison, dans un atelier ou un garage.
- Veillez à ce que les cheminées soient correctement protégées par un pare-feu, surtout s'il s'agit de foyers ouverts. Éloignez-en les pièces de mobilier vite inflammables, notamment les tapis et les canapés en tissu.
- N'installez jamais un radiateur à proximité des rideaux ou des meubles, en particulier s'ils sont recouverts de tissu.
- Installez un détecteur de fumée entre les chambres et les lieux potentiels d'incendie : cuisine, salle de séjour ou buanderie.
- Fermez les portes de communication la nuit pour éviter la propagation d'un éventuel incendie et laissez la clef sur la porte extérieure au cas où vous devriez évacuer les lieux dans l'urgence.
- Utilisez un tuyau d'arrosage suffisamment long pour atteindre toutes les parties de la maison et du jardin. Laissez-le branché en permanence.

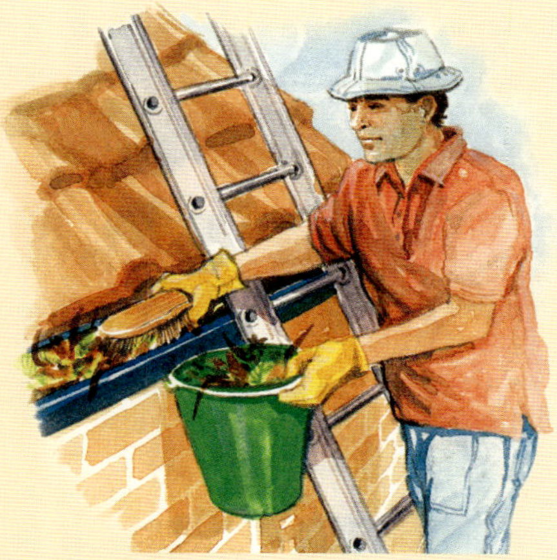

Enlevez les feuilles et les branches des toits et des gouttières.

cheminée. Les personnes âgées sont souvent victimes de chutes sur des sols glissants ou inégaux, particulièrement dans la salle de bains et la buanderie.

Nettoyez immédiatement la moindre éclaboussure. N'oubliez pas que le savon, comme tout produit de nettoyage, peut transformer un sol en patinoire. Prenez soin de toujours rincer soigneusement après lavage. Le sol doit être plan et lisse, sans aspérité susceptible de provoquer des faux pas. Veillez à ce que les paillassons aient une surface antidérapante en contact avec le sol et qu'ils n'empiètent pas sur les marches et les paliers.

Le bord des marches doit être muni d'une bande antidérapante fixée par des vis ou des adhésifs. Veillez à ce que la cage d'escalier soit correctement éclairée et équipée de deux interrupteurs, l'un sur le palier et l'autre au pied des marches. Les marches doivent être régulières, sans brusque rupture de hauteur ou de profondeur. Il faut pouvoir s'appuyer

ÉLECTRICITÉ : NE PRENEZ AUCUN RISQUE

Les accidents d'origine électrique peuvent survenir dans n'importe quelle pièce de la maison avec prise de courant, mais ils se produisent surtout là où se trouvent des matériaux inflammables et dans des zones par nature humides (salle de bains et cuisine).

■ Ne vous fiez jamais aux appareils électriques lorsqu'il s'agit de sécurité.
– Éteignez toujours un appareil électrique avant de le débrancher.
– Ne branchez jamais plus de deux appareils sur une même prise.
– N'utilisez jamais un appareil dont le fil est dénudé ou la prise endommagée. Faites-le réparer.

■ En cas de coupure de courant, éteignez tous les appareils de chauffage. Des incendies risquent de se déclencher au redémarrage.

■ Ne vaporisez pas de nettoyant ménager ou d'insecticide sur des prises de courant ou des interrupteurs et éloignez des radiateurs les matières inflammables – journaux, rideaux, literie.

■ Une prise qui se met à chauffer lorsqu'un appareil est en fonctionnement est défectueuse et peut occasionner un court-circuit avec risque d'électrocution et de brûlure.

■ S'il y a des enfants, protégez toutes les prises avec des cache-prise en plastique.

■ Ne remplacez jamais un fusible par un autre tolérant un ampérage supérieur.

fermement sur la rampe ou la balustrade. Laissez les couloirs allumés la nuit ; il est conseillé d'utiliser des veilleuses sur secteur pour éclairer le sol.

Anticipez les dangers que représentent les meubles bas ainsi que des fils électriques et veillez à ce que le téléphone reste accessible. Les meubles à éléments modulaires ou hauts et les étagères doivent être solidement fixés au mur ou suffisamment stables pour que des enfants ne puissent pas les faire basculer. S'il y a des enfants à la maison, les cheminées et les radiateurs doivent être protégés par des écrans inamovibles.

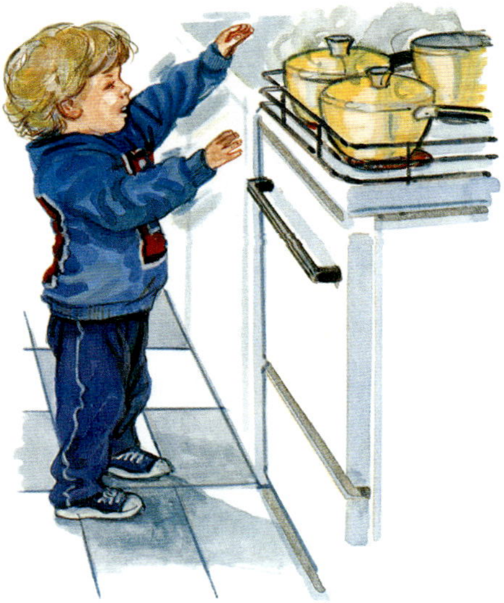

Un rail métallique de protection permet de limiter les risques liés à la plaque de cuisson.

La cuisine

Ce n'est une surprise pour personne, la cuisine, avec ses multiples ustensiles et les projections et autres bouillonnements résultant de la cuisson des aliments, est un lieu à haut risque.

Si l'on veut une cuisine sûre, il faut qu'elle soit bien conçue. Il convient donc d'organiser l'espace et les zones de rangement de façon à minimiser les mouvements et les trajets. Le plan de travail principal doit être situé le plus près possible de la table de cuisson et du four afin de réduire au minimum le transport des casseroles bouillantes et/ou pesantes. Quand vous allez de la table de cuisson au plan de travail, veillez à ne pas croiser le chemin de ceux qui traversent la cuisine. Optez pour un revêtement de sol antidérapant.

Une cuisine doit être bien éclairée, surtout au niveau des espaces de travail. L'éclairage au néon est préférable aux ampoules classiques à filament car il minimise les ombres.

Installez les prises de courant dans des endroits accessibles. Les appareils électriques doivent être placés à distance de l'évier et les récipients renfermant des liquides chauds doivent toujours être posés loin du bord des tables ou des plans de travail pour éviter que les enfants n'y accèdent. N'orientez jamais les queues des casseroles vers l'extérieur de la table de cuisson.

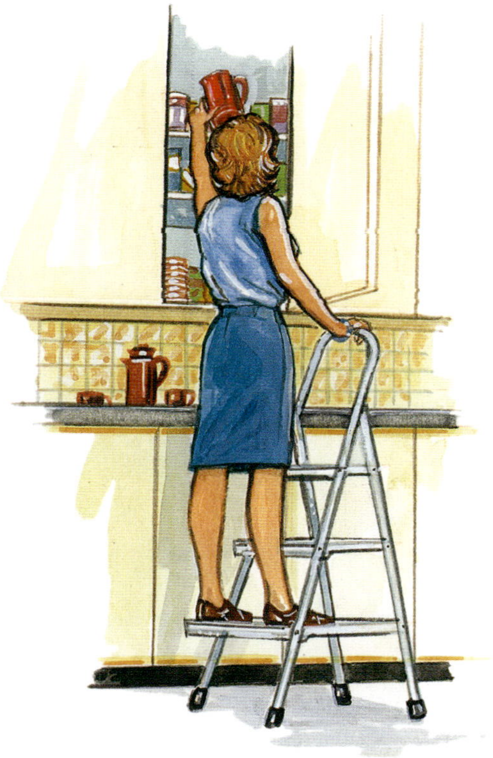

Pour atteindre les étagères en hauteur ou changer une ampoule, investissez dans un robuste escabeau de cuisine.

Un petit escabeau muni d'une rampe de préhension haute et solide est bien plus sûr qu'une chaise lorsque l'on veut atteindre une étagère en hauteur ou changer une ampoule. Vous serez surpris de constater à quel point il vous sera utile.

S'il y a des enfants à la maison, stockez les produits toxiques, les détergents et les produits sous pression dans un placard fermé à clef qu'ils ne pourront pas ouvrir. Quand vous travaillez dans la cuisine, veillez à ce que les plus petits ne risquent rien en les installant par exemple dans un parc ou en leur interdisant l'entrée de la pièce par une barrière de sécurité.

La cuisine est la pièce de la maison qui présente le plus grand risque d'incendie, du fait de la chaleur et de la présence de produits inflammables tels que l'huile ou les graisses animales. Les incendies domestiques surviennent le plus souvent en début de soirée, dans la cuisine, au moment de la préparation du repas du soir.

Ayez toujours un extincteur à portée de main, de préférence à poudre sèche, le plus efficace en cas d'inflammation de liquides ou de problèmes électriques. Une couverture antifeu peut être pratique si votre huile prend feu. Autre précaution utile : installez le robinet du jardin le plus près possible de la porte de la cuisine et ayez un tuyau d'arrosage suffisamment long branché en permanence.

La salle de bains

C'est une zone particulièrement dangereuse pour les personnes âgées. Pour éviter les chutes, douches, baignoires et sol doivent être équipés de surfaces antidérapantes. Pour renforcer encore la sécurité, installez des barres de préhension sur les murs pour disposer de points d'appui à proximité de la baignoire, de la douche et des toilettes.

La salle de bains se révèle la pièce la plus dangereuse pour les enfants. Il ne faut jamais les y laisser sans surveillance. Les principaux dangers sont l'électrocution et la noyade. Souvenez-vous qu'il suffit de 1 cm d'eau pour qu'un jeune enfant se noie. Les enfants, et particulièrement les bébés, risquent aussi de s'ébouillanter. Ne laissez donc pas un enfant capable d'ouvrir un robinet sans surveillance dans la salle de bains en compagnie de son petit frère ou de sa petite sœur.

Pour baigner un nourrisson, faites d'abord couler l'eau froide. Vérifiez la température avant de l'y plonger. Lorsque vous y trempez le coude, le bain doit être tiède et agréable, sans être chaud.

Empêchez les enfants de s'ébouillanter en réglant la chaudière sur 50 °C maximum. Pour vérifier, mettez-la en position tiède et non chaud et mesurez la température avec

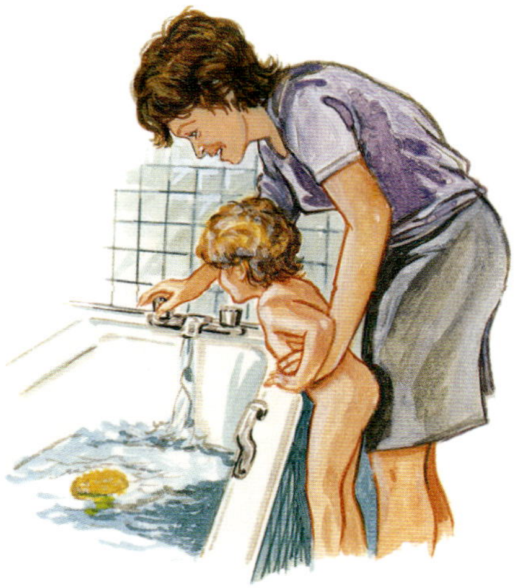

Faites toujours couler d'abord l'eau froide quand vous donnez le bain à un enfant. Assurez-vous que le robinet d'eau chaude ne fuit pas. Ne laissez jamais un jeune enfant seul dans la salle de bains.

COMMENT ÉVITER LES INTOXICATIONS

Grâce aux emballages de sécurité, aux avertissements figurant sur les récipients et à une prise de conscience globale du risque, les intoxications accidentelles ne sont plus aussi fréquentes que par le passé.

Un adulte peut s'intoxiquer en prenant par erreur une surdose de médicaments. Mais la plupart des intoxications concernent des enfants et surviennent parce que des adultes ont laissé des substances toxiques à leur portée. Dotés d'un sens de l'odorat et du goût encore peu développé et d'une bonne dose de curiosité naturelle, les enfants sont capables d'ingurgiter tout ce qui leur tombe sous la main. Pour eux, des comprimés ressemblent à des bonbons et des liquides dangereux peuvent être tout à fait buvables.

Verrouillez l'armoire à pharmacie

Il est arrivé que des enfants avalent du cirage, de l'insecticide, de l'antigel, du déboucheur, de l'eau de Javel et d'autres produits utilisés dans la maison ou au garage. Mais les médicaments constituent la première cause d'intoxication. Les plus couramment incriminés sont les calmants, les produits contre la toux et les rhumes et les antihistaminiques. Pour éviter tout problème, rangez toujours les médicaments après usage dans un placard fermé à clef. Demandez qu'on vous vende des comprimés dans des emballages de sécurité ou

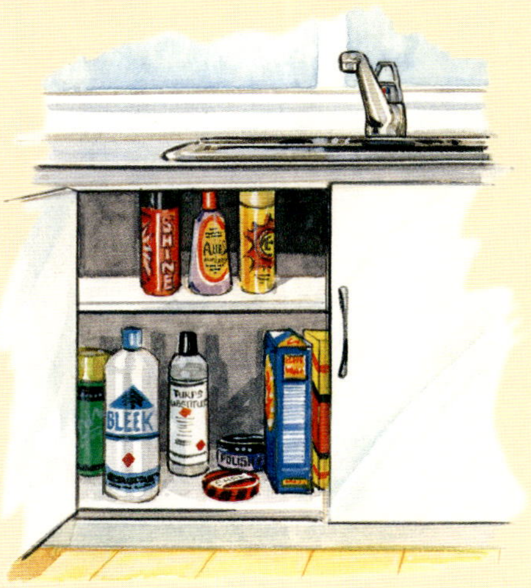

Ne laissez jamais aucun produit ménager sous l'évier. Rangez-les hors de portée des enfants jusqu'à ce qu'ils soient capables d'en connaître l'usage.

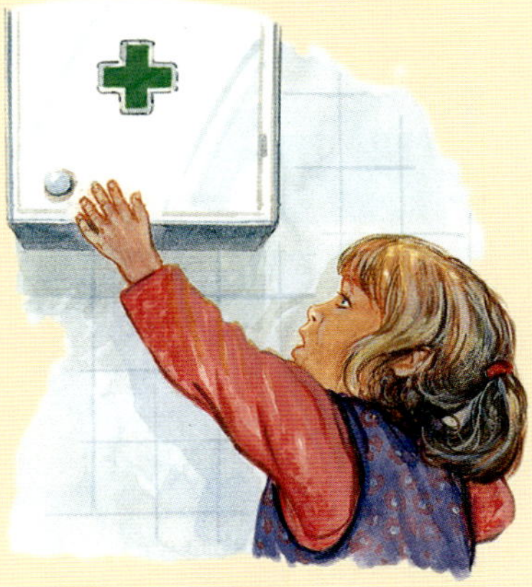

Installez l'armoire à pharmacie hors de portée des enfants. Assurez-vous qu'elle ferme à clef.

conditionnés sous blister, que les enfants ouvrent plus difficilement. Rapportez les médicaments périmés à votre pharmacien.

Ne prenez jamais de médicaments devant les enfants, car ils adorent imiter leurs parents.

Lorsque vous allez voir des amis ou des parents, surveillez vos enfants, car ils pourraient dénicher une armoire à pharmacie facilement accessible.

Les produits ménagers occasionnent environ 15 % des intoxications. Les plus fréquemment incriminés sont les produits à base de soude, utilisés pour déboucher les canalisations, les décapants pour nettoyer les fours et les détergents pour le lave-vaisselle. Ces produits peuvent occasionner des brûlures graves, voire mortelles en cas d'ingestion. Les dérivés du pétrole comme le kérosène, le white-spirit et l'essence sont dangereux en cas d'ingestion, et plus encore en cas d'inhalation. Ils doivent être stockés hors de portée des enfants, de préférence sous clef dans une armoire équipée d'une serrure que les enfants ne pourront ouvrir.

Laissez les produits dans leur emballage

Laissez toujours les produits toxiques dans leur emballage d'origine et assurez-vous qu'ils sont correctement étiquetés. Ne stockez pas les produits alimentaires et les produits ménagers au même endroit. Lorsque vous n'utilisez plus un produit toxique, il faut vous en débarrasser.

Conservez à proximité du téléphone les numéros de votre médecin traitant, du centre antipoison et de l'hôpital le plus proche ou consultez la liste des numéros d'urgence figurant à la fin de cet ouvrage.

un thermomètre. Les conduites d'eau chaude doivent être isolées ou protégées. Les robinets d'eau chaude et d'eau froide doivent être clairement identifiables. Installez des serrures que les enfants ne pourront pas ouvrir sur les placards de la salle de bains afin de maintenir hors de leur portée les médicaments et autres produits potentiellement toxiques. Il est préférable que les lavabos n'empiètent pas sur la baignoire. Évitez les angles trop aigus lorsqu'ils sont encastrés. Les parois de la cabine de douche doivent être en verre incassable et feuilleté. Tout meuble ou sanitaire sur lequel on pourrait grimper doit rester à distance des fenêtres. Il faut pouvoir déverrouiller les serrures des portes de la salle de bains et des toilettes de l'intérieur comme de l'extérieur.

Les prises de courant doivent être installées hors de portée des enfants lorsqu'ils se trouvent dans la baignoire, la douche ou sur un sol humide. Et les appareils électriques doivent avoir des cordons très courts et sans spires pour qu'on ne puisse les déplacer dans une zone humide. Débranchez-les et rangez-les lorsqu'ils ne servent pas.

La chambre

Les jeunes enfants sont curieux et avides de découvertes mais inconscients des nombreux dangers qui les guettent. Chez les enfants de moins de 1 an, un accident sur cinq met en cause le mobilier de la chambre. Le plus souvent, ces meubles ont basculé.

La chambre est une pièce où les enfants peuvent s'abstraire du monde des adultes et jouer sans surveillance. Comme leurs jeux sont souvent assez turbulents, les parents doivent veiller à sécuriser l'environnement au maximum. Les principaux risques sont les chutes depuis les lits superposés ou les fenêtres, les brûlures contre les radiateurs et les blessures occasionnées par des jouets dangereux. Le mobilier doit être le plus souvent possible fixé au mur.

Les lits superposés sont déconseillés avant l'âge de 9 ans. Si, faute de place, la chambre dispose de lits superposés, il doivent être équipés d'un garde-corps pour empêcher les enfants de tomber pendant leur sommeil. Le garde-corps doit avoir

Minimisez le risque de blessure si l'enfant fait des bêtises dans sa chambre en prenant quelques mesures de précaution.

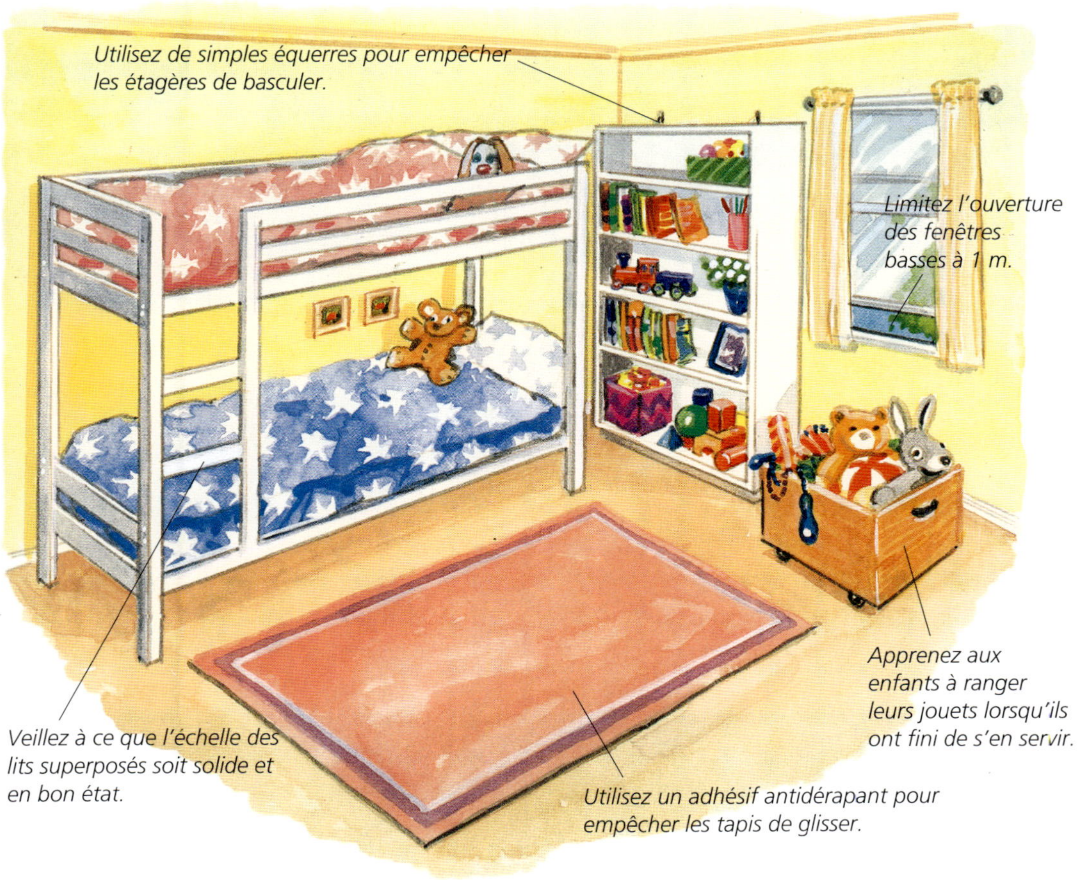
Utilisez de simples équerres pour empêcher les étagères de basculer.
Limitez l'ouverture des fenêtres basses à 1 m.
Apprenez aux enfants à ranger leurs jouets lorsqu'ils ont fini de s'en servir.
Veillez à ce que l'échelle des lits superposés soit solide et en bon état.
Utilisez un adhésif antidérapant pour empêcher les tapis de glisser.

QUELQUES CONSEILS POUR ÉVITER LA MORT SUBITE DU NOURRISSON

La mort subite du nourrisson, syndrome caractérisé par le fait que l'enfant cesse brusquement de respirer, est la première cause de mortalité chez les enfants de moins de 1 an. La période la plus risquée se situe entre 2 et 4 mois. Les plus exposés sont les prématurés, les bébés ayant un faible poids à la naissance, nourris au biberon et vivant dans un foyer où les parents fument.

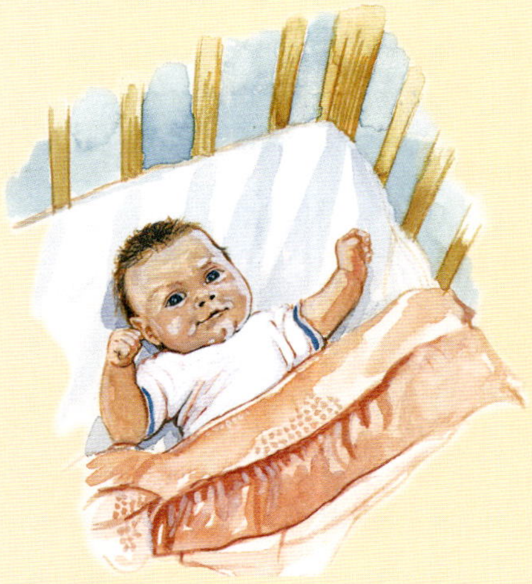

Evitez les oreillers pour les enfants de moins de 1 an. Ne laissez jamais une tétine autour du cou de l'enfant.

Il est possible d'avoir recours à un système de surveillance électronique par microphone, qui permet d'entendre à distance la respiration de l'enfant. Mais cela suppose que les parents restent à l'écoute.
Voici quelques conseils de prévention.

- Assurez-vous que l'enfant n'a pas trop chaud. Utilisez des draps et des couvertures légers. Les duvets, les gigoteuses et les tours de lit sont déconseillés.

- Couchez systématiquement l'enfant sur le côté ou sur le dos, jamais sur le ventre. Quand l'enfant dort sur le côté, le bras qui est dessous doit être tendu vers l'avant pour éviter qu'il ne roule sur le ventre. Les pieds de l'enfant doivent être au fond du berceau.

- Utilisez un matelas ferme et bien adapté, sans oreiller. Ne faites pas dormir l'enfant sur un matelas à eau ou rembourré de billes de polystyrène. Veillez à ce que l'enfant vive dans un environnement non fumeur.

au moins 15 cm de haut. L'échelle doit faire partie intégrante du lit.

Au sol, il faut choisir un matériau souple qui absorbe les chocs afin d'atténuer les chutes. Les fenêtres situées à moins de 1,50 m du sol ne doivent pas avoir une ouverture de plus de 1 m. Sinon, il faut les munir de garde-corps, amovibles en cas d'incendie.

Il ne faut pas installer les meubles près des fenêtres pour empêcher les enfants de grimper et d'enjamber le rebord. Évitez les angles trop aigus pour minimiser le risque de blessure grave en cas de chute.

Prévoyez suffisamment d'espace pour le rangement des jouets. En traînant par terre, ils risqueraient de faire trébucher quelqu'un. Veillez à ce que les stores et les rideaux n'aient aucun cordon qui pende.

Si vous utilisez une couverture chauffante, vérifiez qu'elle est en bon état. Ne posez rien sur le lit lorsqu'elle est en marche et éteignez-la dès que vous n'en avez plus besoin pour éviter une surchauffe. Soyez attentif au moindre signe d'usure tel que des traces de brûlure et vérifiez que le cordon électrique et la prise ne sont pas endommagés. Ne posez jamais un bébé sur une couverture en fonctionnement.

Les lits d'enfants occasionnent aussi de nombreux accidents. Choisissez un lit dont les enfants ne puissent ni enjamber les bords ni tomber, et où ils ne risquent pas de se coincer la tête, les bras ou les jambes entre les barreaux. Si le lit est sur roulettes, supprimez-en deux : il sera plus difficile à déplacer. Éloignez systématiquement le lit des fenêtres, des radiateurs et des prises pour limiter le risque de chute, de brûlure ou d'électrocution.

Utilisez un parc suffisamment lourd pour ne pas basculer, et ne vous servez jamais d'un lit comme parc. N'y mettez jamais de jouets encombrants ou volumineux car l'enfant pourrait s'en servir pour escalader la rambarde.

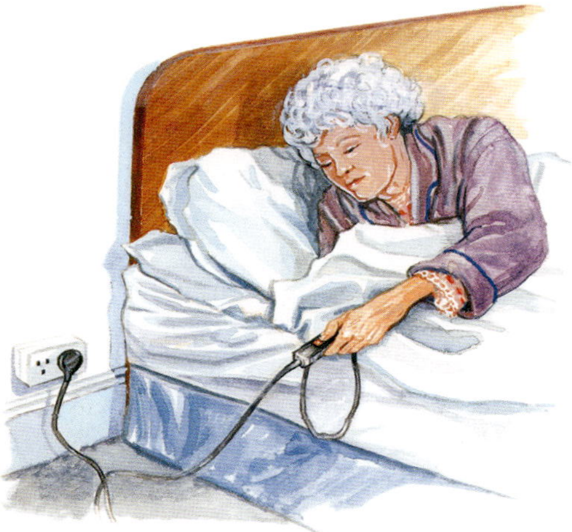

Si vous vous servez d'une couverture électrique pour réchauffer le lit, éteignez-la avant de vous endormir.

Dans la mesure du possible, posez les couffins et les transats à même le sol et changez l'enfant par terre en l'allongeant sur une serviette. Il ne risquera ainsi jamais de tomber. Ne laissez jamais un bébé sans surveillance dans son déambulateur.

Les jouets

Des jouets mal conçus ou soumis à un usage non conforme peuvent être à l'origine d'accidents mortels et de blessures graves. Les enfants de moins de 3 ans sont les plus exposés. Ils risquent surtout la suffocation, en avalant des jouets ou de petites choses – boutons, perles, pièces de monnaie ou éléments qui se détachent des jouets.

Les jouets qui lancent des projectiles – fusils, arcs et flèches, fléchettes et avions – peuvent provoquer des blessures graves s'ils présentent des défauts de conception. Un jouet ne doit pas pouvoir tirer d'autres projectiles que ceux pour lesquels il est conçu, notamment des crayons ou des clous. Choisissez uniquement des fléchettes souples à ventouse.

Les peluches peuvent poser problème lorsque les coutures lâchent parce qu'elles sont trop sollicitées. Le rembourrage (des billes de polystyrène par exemple) peut être avalé et l'enfant peut s'étrangler. Les jouets en mousse sont déconseillés avant 3 ans, car les enfants risquent de les mordre ou d'en déchirer des morceaux qui pourraient les étrangler.

Les jouets doivent être dépourvus de cordes, de rubans ou de ficelles de plus de 30 cm pour éviter que les bébés et les jeunes enfants ne s'étranglent par accident. Les crayons de couleur, peintures et autres feutres doivent être certifiés non toxiques.

Lisez les étiquettes figurant sur les jouets. Elles doivent vous indiquer l'âge recommandé pour l'usage du jouet et préciser qu'il est non toxique et non inflammable.

Les coffres à jouets sont souvent à l'origine d'accidents graves. Les enfants de moins de 2 ans sont les plus exposés. Comme ils ont assez de force pour les ouvrir, ils peuvent se pencher à l'intérieur et laisser retomber le couvercle sur leur tête ou leur cou. Même les coffres à jouets conçus avec des matériaux légers restent dangereux. Mieux vaut supprimer le couvercle des coffres à jouets, ou opter pour un modèle sans couvercle ou équipé d'un couvercle coulissant.

La buanderie

Le risque potentiel est tout aussi grand dans la buanderie que dans la cuisine ou la salle de bains. Mais, comme ailleurs, il suffit de quelques précautions simples pour limiter fortement le risque d'électrocution, de brûlure ou d'intoxication.

Les détergents, l'eau de Javel, les produits chimiques et les aérosols doivent être enfermés sous clef dans une armoire. Veillez à ce que le robinet du lave-linge et les prises des autres appareils électroménagers soient placés hors de portée des jeunes enfants.

Ne laissez jamais un enfant s'approcher d'un fer à repasser ou d'une centrale vapeur en chauffe.

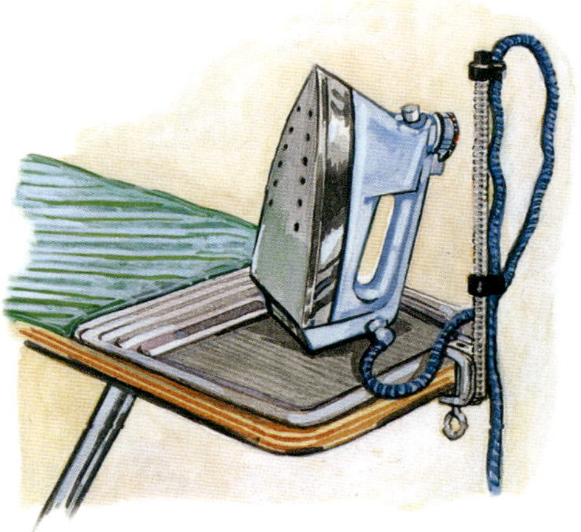

Une tige verticale fixée à la table à repasser maintient le cordon à distance du rebord de la table et l'empêche de s'effilocher.

La plupart des accidents surviennent à l'intérieur de la maison, mais les adultes comme les enfants peuvent également se blesser dans le jardin, la cour, le garage, l'abri de jardin ou l'atelier.

Dans le jardin

Pour éviter les chutes, les escaliers et les allées en pente doivent être faciles d'accès. Veillez à ce que les marches soient de hauteur et de largeur sensiblement égales. Les allées en pente ne doivent pas être trop raides.

Veillez à bien éclairer les escaliers, les allées et les chemins que vous empruntez lorsqu'il fait nuit. Si vous craignez pour votre sécurité, installez un éclairage qui s'allume au moindre mouvement et qui chassera les intrus. Il est généralement possible de remplacer les lampes existantes par ce type d'éclairage sans pour autant modifier l'installation électrique. Sinon, utilisez des lampes solaires.

Les escaliers, surtout lorsqu'ils sont très lisses, laqués ou pavés d'ardoises, par exemple, doivent être munis d'une bande antidérapante. Débarrassez régulièrement les allées de la mousse et des feuilles.

Une fois par semaine, inspectez le jardin pour enlever tout objet susceptible de provoquer des chutes. Ne laissez pas traîner par terre les binettes et les râteaux. Rangez-les en position verticale, la pointe de l'outil dirigée vers le bas. Ne laissez pas les tuyaux et les buses d'arrosage dans les allées après

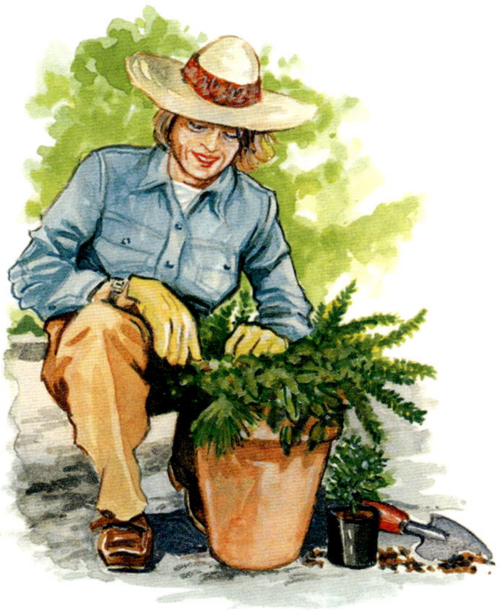

Pour jardiner, protégez-vous du soleil en portant un chapeau à larges bords, et enfilez des gants contre les coupures et les piqûres.

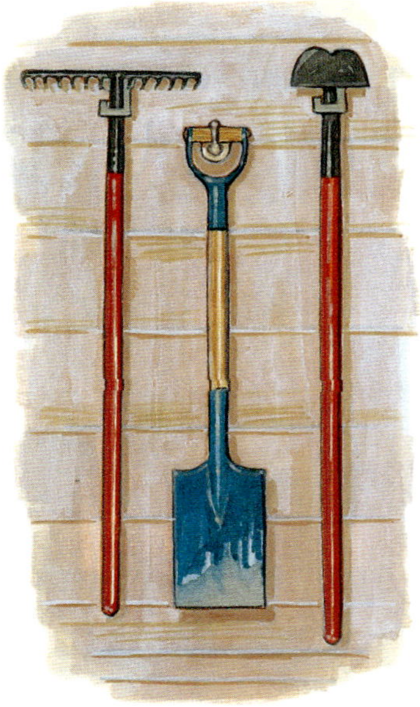

Rangez toujours vos outils lorsque vous avez fini de vous en servir, surtout lorsqu'il s'agit d'ustensiles de jardin tranchants.

usage et veillez à ce que la corde à linge soit fixée suffisamment haut pour que l'on puisse passer dessous sans problème. De même, taillez et élaguez les arbres et les buissons pour qu'ils ne fassent pas obstacle lorsqu'on circule dans les allées.

Pour soulever de lourdes charges, gardez le dos bien droit. Fléchissez les bras et les jambes pour vous placer à hauteur de l'objet, en ayant les pieds un peu écartés et légèrement décalés l'un par rapport à l'autre. Tenez la charge près du corps et gardez le menton rentré.

Essayez de bêcher à la verticale, ne faites pas levier et ne chargez pas trop votre bêche pour pouvoir la soulever sans difficulté. Gardez les jambes écartées et tenez la charge près de votre centre de gravité. Lorsque vous tondez le gazon, n'oubliez pas de vous protéger, en portant notamment des gants et des bottes bien adaptées pour vous protéger les chevilles.

Les gants de jardin sont indispensables pour éviter coupures, échardes et piqûres d'insectes. Si vous découvrez un nid de guêpes, faites-le détruire. Renseignez-vous pour cela auprès de la mairie ou des pompiers.

Dans le jardin, les jeunes enfants se blessent le plus souvent en tombant sur leurs jouets. Prévoyez un espace de jeu ouvert et dépourvu d'obstacle. Cette zone doit être séparée par une clôture de l'allée du garage, de la piscine, d'éventuels escaliers ou séries de marches dans le jardin et de tout animal qui risquerait de blesser l'enfant.

Les jeux d'extérieur doivent avoir une bonne stabilité et respecter les normes de sécurité. Dans l'idéal, il faut prévoir une surface qui amortisse les chocs, telle que des écorces de pin ou des copeaux de bois – environ 20 cm d'épaisseur sur un rayon de 2 m autour de la structure.

Pour la sécurité des plus petits, il faut parfois supprimer ou modifier les jeux destinés aux plus grands. Enlevez par exemple les échelles des cabanes construites dans les arbres.

Les trampolines sont déconseillés pour les jeunes enfants, car les chutes sont fréquentes. Veillez à ce qu'il soit utilisé par un seul enfant à la fois. Le cadre doit être capitonné et le trampoline placé à distance des arbres et des haies, et entouré d'une surface amortissant les chocs.

Dans le garage

Les portes du garage doivent toujours être fermées à clef et la serrure doit être située à 1,50 m du sol au moins. Sur une porte automatique, l'interrupteur doit être placé hors de portée des enfants. Lorsque vous garez votre véhicule dans le garage, éteignez immédiatement le moteur et ôtez la clef de contact. Vérifiez que le véhicule est verrouillé, que le frein à main est bien serré et que la voiture est en prise. Si le véhicule est garé dans une allée en pente raide, ne vous contentez pas de ces précautions : utilisez par exemple de lourdes cales pour empêcher la voiture d'avancer ou de reculer. Les aires de jeu doivent être situées à distance de l'allée du garage pour éviter le risque d'accident, surtout en marche arrière.

Les substances dangereuses comme les produits chimiques, la peinture et l'essence pour la tondeuse à gazon ne doivent pas être stockées en plein air au fond d'une cour. Il faut les entreposer sur des étagères en hauteur ou dans des armoires fermées à clef du garage ou d'un abri de jardin, de préférence également verrouillé.

Autour de la piscine

Les noyades, le plus souvent dans des piscines privées, sont la première cause de mortalité chez les enfants de moins de 5 ans, ceux de 1 à 3 ans étant les plus exposés.

Elles se produisent souvent lorsque celui qui est chargé de surveiller la piscine

Renseignez-vous à la mairie pour connaître la réglementation en vigueur concernant le type de barrière autorisée pour clôturer les piscines.

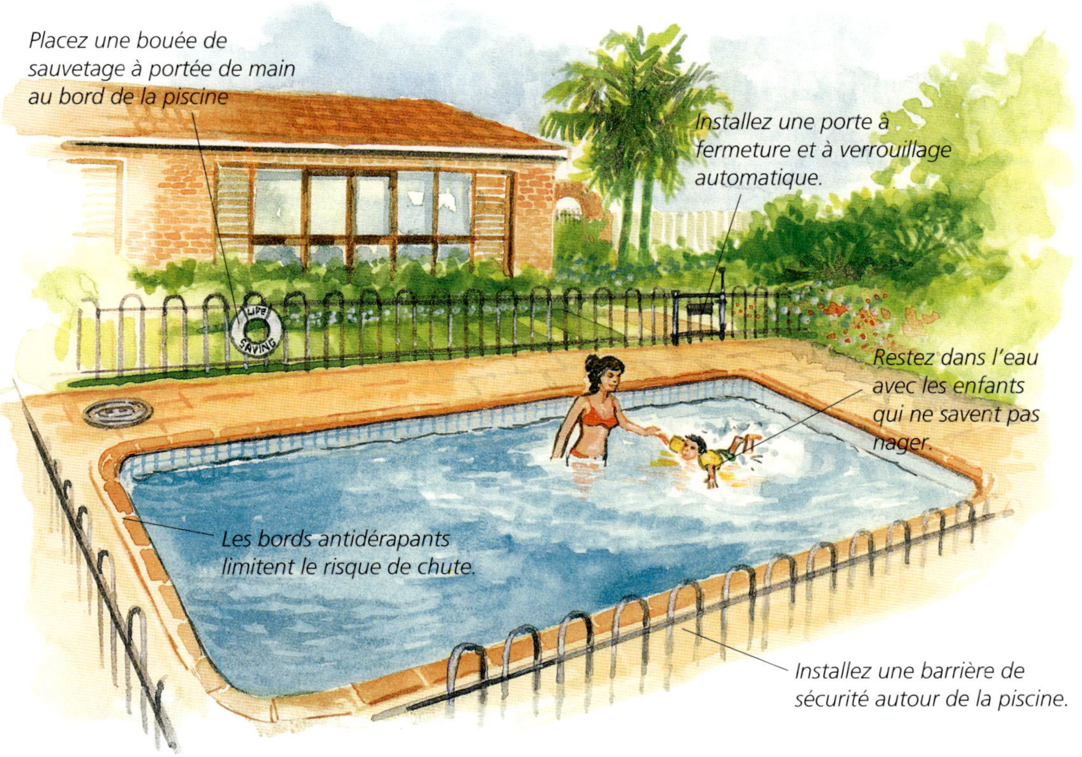
Placez une bouée de sauvetage à portée de main au bord de la piscine
Installez une porte à fermeture et à verrouillage automatique.
LIFE SAVING
Restez dans l'eau avec les enfants qui ne savent pas nager.
Les bords antidérapants limitent le risque de chute.
Installez une barrière de sécurité autour de la piscine.

a l'attention détournée par un coup de fil ou une sonnerie à la porte.

Il faut constamment surveiller les enfants autour des piscines, des bassins à poissons et des bassins d'ornement – vous pouvez recouvrir ces derniers d'un caillebotis ou d'un grillage métallique. Quand vous quittez la piscine, emmenez l'enfant avec vous.

Depuis le 1er janvier 2004, toute piscine enterrée neuve doit être entourée d'une barrière de sécurité munie d'une porte à fermeture et à verrouillage automatiques aux normes. Les piscines déjà construites devront en être équipées avant fin 2005. Une fois installées, la barrière et la porte doivent être maintenues en parfait état. Assurez-vous qu'il n'y a rien à proximité de la barrière qui puisse faciliter son franchissement. Protégez le matériel de filtration.

Videz systématiquement les piscines gonflables et les pataugeoires après usage et dégonflez-les ou stockez-les verticalement.

Dans l'atelier ou la cabane à outils

Les négligences dans l'utilisation d'outils à moteur, notamment ceux munis de lames non protégées comme les scies, les tronçonneuses ou les meuleuses d'angle,

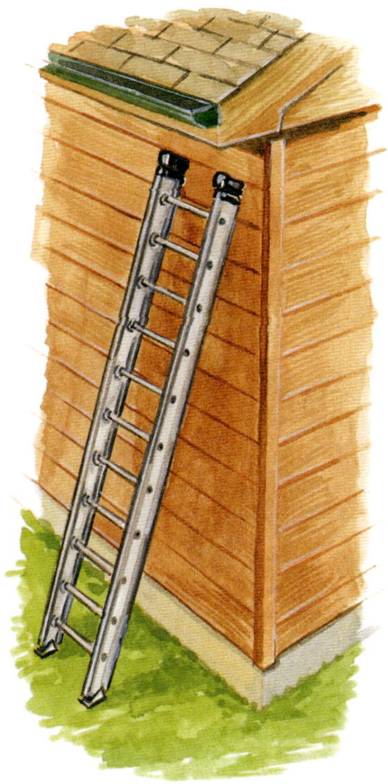

Veillez à ce que la distance entre la base et le mur d'appui soit égale à un quart de la hauteur de l'échelle.

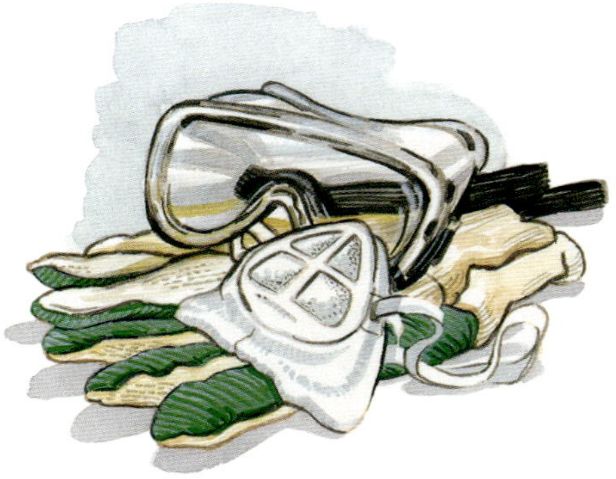

Portez des lunettes de protection et des gants quand vous utilisez des outils coupants et un masque pour les travaux de ponçage ou de peinture.

constituent l'une des causes les plus fréquentes d'accidents domestiques.

Attention aux outils émoussés qui peuvent facilement glisser et blesser l'utilisateur. Veillez à ce que vos outils soient toujours bien affûtés et en bon état et votre atelier soigneusement rangé.

Si votre atelier ne possède pas sa propre installation électrique (avec fusibles et disjoncteur), pensez à équiper son câble d'alimentation électrique d'un disjoncteur indépendant au niveau de la maison. Et branchez de préférence vos outils sur des prises de terre. Lorsque vous utilisez des outils à mouvement rotatif ou à chaîne, évitez les vêtements susceptibles de se prendre dans le mécanisme. Pour poncer du bois ou utiliser de la colle, du décapant ou de la peinture, travaillez dans une pièce bien ventilée ou portez un masque.

Portez systématiquement des lunettes de protection pour faire de la soudure, pour vous servir d'une perceuse, pour meuler ou poncer de la pierre ou du bois. Pour utiliser de l'ammoniaque, de la soude caustique, de l'acide ou des diluants pour la peinture, portez des gants en caoutchouc, protégez vos vêtements par une combinaison ou un tablier, rincez-vous la peau immédiatement en cas d'éclaboussure.

Lorsque vous travaillez sur une échelle, son inclinaison doit être telle que la distance entre la base et le mur d'appui soit au moins égale au quart de sa hauteur. Assurez-vous qu'elle est bien stable à la base. Ne la posez pas sur une surface meuble ou glissante. Si vous utilisez un escabeau, dépliez-le entièrement et gardez toujours une marge de sécurité de trois marches par rapport au sommet.

EN CAS D'ORAGE…

Les lieux à éviter

Si vous vous trouvez dehors sous l'orage et s'il vous est impossible de vous abriter dans un bâtiment ou une voiture, certains lieux offrent une meilleure protection que d'autres. Outre les lieux décrits ci-dessous, évitez de vous réfugier sous un arbre isolé ou près d'une clôture en métal.

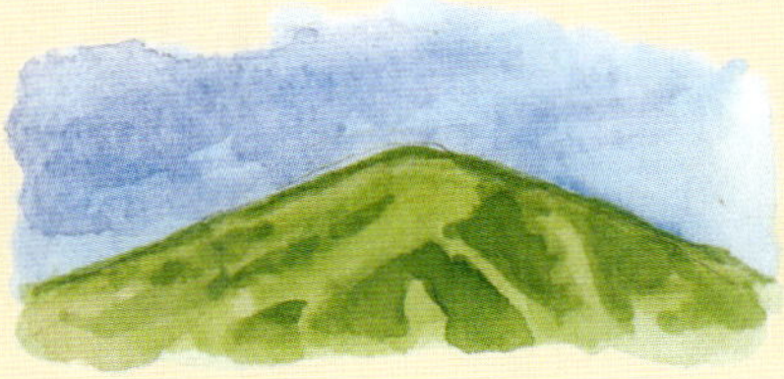

Sommets isolés

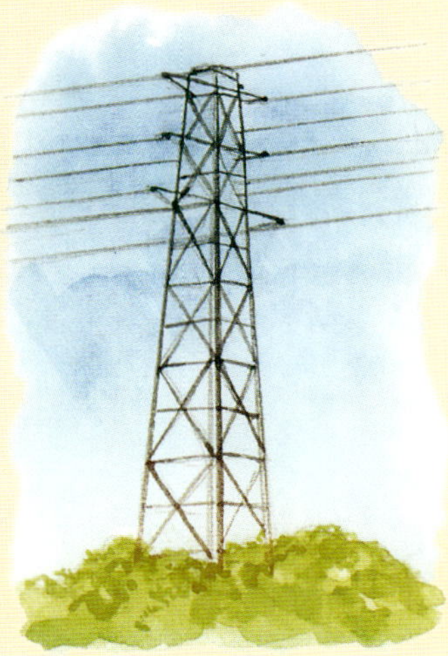

Pylônes électriques

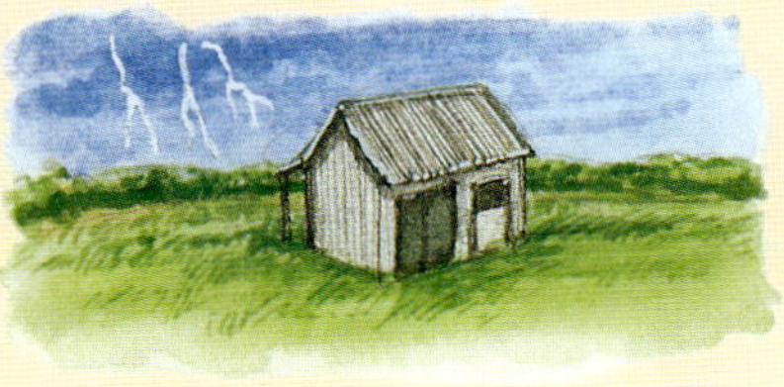

Bâtiments isolés

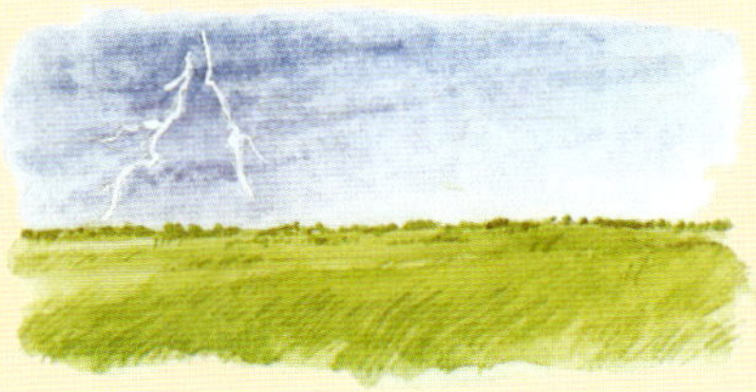

Grands espaces vides

Les lieux les plus sûrs

Ces dessins illustrent les lieux les plus sûrs pour s'abriter durant un orage.
Voir aussi foudroiement p. 102.

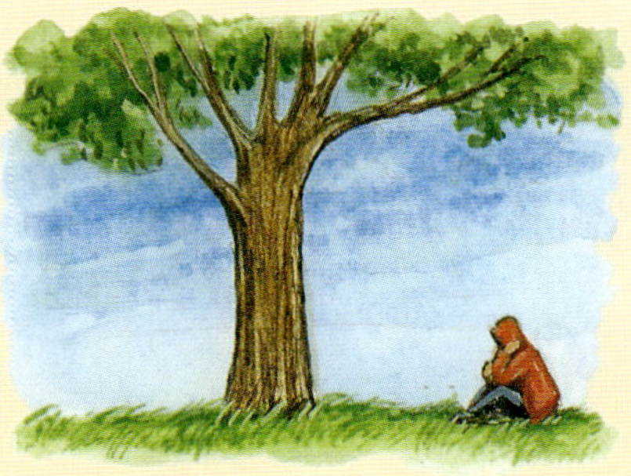

Un arbre, mais loin du tronc

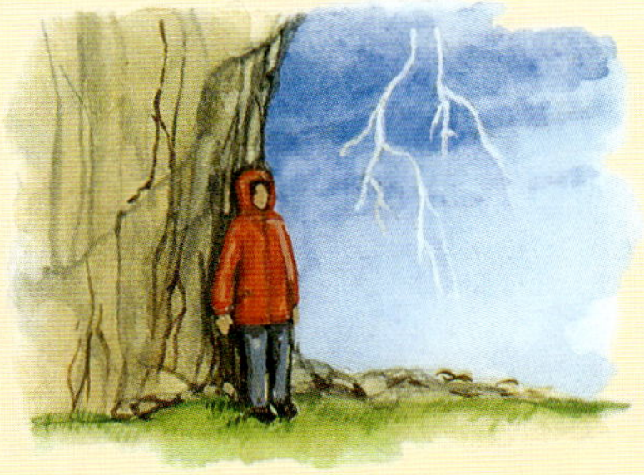

Une falaise en surplomb

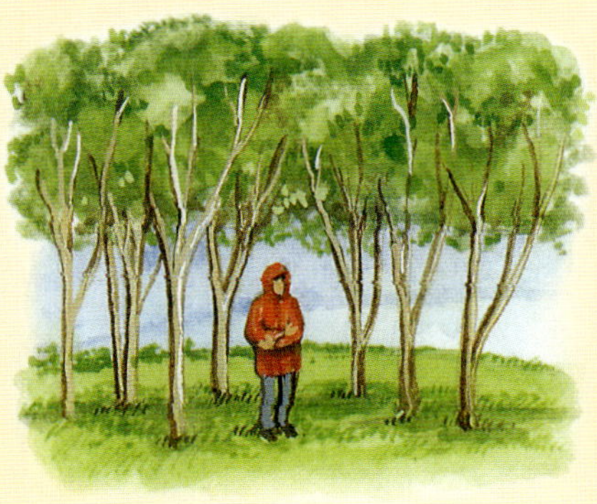

Un bosquet avec des arbres de même hauteur

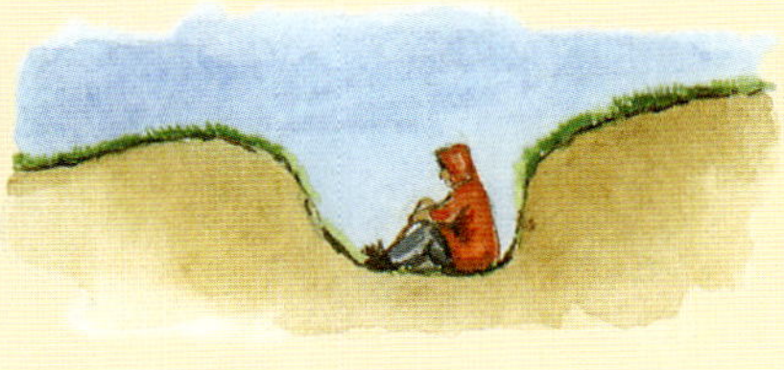

Un creux dans le sol

L'ALCOOL ET LES DROGUES

L'alcool et les drogues ne sont pas des produits anodins. Il est important de connaître leurs effets, car leur consommation en excès peut entraîner de graves conséquences pour la vie.

- Les effets de l'abus d'alcool
- Accoutumance et dépendance
- Où aller en cas de problème
- Les effets des autres drogues, dont les amphétamines, le cannabis, la cocaïne, l'héroïne…
- Les jeunes et la drogue

Quand l'alcool devient un problème

Boire de l'alcool avec modération n'a généralement rien de nocif. Mais il faut savoir que l'alcool est une drogue et que sa consommation régulière ou excessive peut entraîner aussi bien des problèmes de santé que des problèmes relationnels.

Boire un verre ou deux constitue souvent un moment de détente agréable. Cependant, l'alcool a des effets à court terme gênants, voire graves. Certains individus manifestent une attitude agressive, d'autres sont complètement désinhibés, ce qui peut entraîner des comportements irresponsables – prendre le volant, avoir une relation sexuelle non protégée, par exemple. Le lendemain, la « gueule de bois » est inévitable et peut affecter les résultats professionnels.

La consommation régulière d'alcool induit en outre des problèmes de santé à long terme – maladies de l'estomac, du foie, lésions cérébrales, etc. Ce risque s'accroît lorsque l'on consomme une quantité d'alcool très importante en quelques heures ou qu'on boit en continu durant plusieurs jours ou plusieurs semaines.

L'alcool est une drogue

D'un point de vue médical, l'alcool est classé parmi les sédatifs, car il ralentit l'activité de certaines parties du cerveau et du système nerveux. Comme il n'a pas besoin d'être digéré, il passe directement dans le sang par les parois de l'estomac et de l'intestin. Les effets de l'alcool dépendent des individus et varient selon les facteurs suivants :

- *quantité et rapidité avec laquelle l'alcool est absorbé ;*
- *taille et poids, notamment la proportion de graisse dans les tissus : l'alcool est absorbé de la même façon par tous les tissus excepté par les graisses, qui l'absorbent plus lentement ;*
- *état de santé général et surtout fonctionnement du foie ;*
- *moment où l'alcool est consommé, par exemple lors d'un repas, en solitaire ou lors d'une fête, après un effort physique intense ;*
- *fait de consommer de l'alcool seul ou associé à d'autres drogues ;*
- *âge et sexe. Les enfants, les jeunes et les femmes sont généralement plus sensibles aux effets de l'alcool que les hommes adultes. Ils sont plus vite intoxiqués et le restent plus longtemps, car ils présentent en général une masse corporelle plus faible, un foie de plus petite taille et une proportion de graisse plus importante.*

Après avoir bu de l'alcool, la personne peut se sentir plus détendue, perdre ses inhibitions, avoir un temps de réaction plus lent, des étourdissements, des troubles de la vision et une élocution confuse. Une consommation importante d'alcool en un temps bref peut provoquer des maux de tête, des nausées, des tremblements et des vomissements.

Ce qu'observe l'entourage

Les effets de l'abus d'alcool sont plus visibles pour les autres que pour celui qui boit. Selon la quantité absorbée, l'alcool perturbe la coordination des mouvements, la clarté de jugement et l'équilibre de l'individu – ce qui peut induire des accidents, notamment de la route. L'alcool peut aussi accentuer une dépression, un sentiment de culpabilité, de manque d'estime de soi, d'angoisse et de colère, si bien que, selon sa personnalité, l'individu peut devenir très loquace ou bien se comporter de manière agressive, voire violente.

L'alcoolisme – c'est-à-dire la consommation abusive et régulière d'alcool associée à une dépendance – a également des conséquences au plan social. Il limite la capacité à avoir une pensée claire et affecte les relations de la personne avec son entourage, qui peut alors se trouver en position très vulnérable. Les problèmes relationnels peuvent être graves, l'alcool allant souvent de pair avec la violence et la maltraitance. L'alcoolisme est aussi responsable de difficultés professionnelles et d'accidents sur le lieu de travail.

En cas d'overdose

L'attitude souvent laxiste de la société à l'égard de l'alcool contribue à masquer le fait que certains individus font des overdoses d'alcool tout comme d'autres font des overdoses d'autres drogues. L'alcool peut provoquer un coma, voire la mort, en interférant dans le contrôle cérébral de la respiration, même si les personnes succombent généralement avant. Le risque d'overdose est plus important si l'alcool a été consommé en même temps que des drogues telles que des tranquillisants ou de l'héroïne.

La conduite à tenir

- *Si la victime est dans un état de conscience fortement altéré ou inconsciente, mais continue de respirer, allongez-la en position latérale de sécurité* ***(voir p. 17-18).***
- *Desserrez les vêtements et veillez à ce que son visage soit tourné vers le sol, de façon à éviter toute obstruction des voies respiratoires en cas de vomissement.*
- *Appelez le 15 ou le 18 si la victime vomit à répétition ou si son état d'excitation ou d'agitation perdure.*
- *Si la victime s'arrête de respirer, effectuez immédiatement les gestes de réanimation* ***(voir p. 19-23).***
- *Appelez le 15 ou le 18 si la victime est diabétique ou s'il y a eu mélange d'alcool et d'autres substances.*

Savoir s'arrêter : les limites recommandées

Les boissons alcoolisées renferment une quantité d'alcool très variable allant de 0,9 % à 60 % d'alcool pur. Pour ne pas excéder les limites acceptables, vous devez convertir la quantité bue en verres standards (sur la base du pourcentage moyen d'alcool par volume pour chaque type de boisson). Un verre standard contient en moyenne 10 g d'alcool. Sur les bouteilles et autres emballages est souvent précisée la quantité de verres standards contenue. Une bouteille de vin de 75 cl, par exemple, renferme de sept à huit verres standards. En général, un verre standard équivaut à 42,5 cl de bière légère, 28,5 cl de bière forte, 10 cl de vin et 3 cl d'alcool fort. Il est recommandé de s'abstenir de boire au moins deux jours par semaine, quelle que soit sa consommation quotidienne.

Hommes

- *Jusqu'à trois verres standards par jour : risque faible*
- *De trois à six verres standards par jour : risque moyen*
- *Plus de six verres standards par jour : dangereux*

CONSÉQUENCES DE L'ALCOOLISME À LONG TERME

L'alcoolisme finit par provoquer des problèmes de santé et par endommager certains organes de manière permanente. Ces problèmes sont généralement accompagnés ou précédés de problèmes sociaux, familiaux et professionnels.

Troubles liés à l'alcool

■ Troubles du foie. Sous l'effet toxique de l'alcool, le foie accumule des graisses nocives. Certains sujets peuvent guérir s'ils arrêtent de boire mais d'autres peuvent développer des complications graves comme des hépatites ou des cirrhoses.

■ Troubles gastriques et pancréatiques et anémie chroniques.

■ Lésions du système nerveux central. Les alcooliques peuvent ressentir une sensation de fourmillement aux extrémités et une perte de sensibilité dans les mains et les pieds.

■ Lésions du cerveau. L'alcool a pour effet de provoquer des pertes de mémoire, une confusion mentale, des troubles de l'apprentissage et parfois des hallucinations.

■ Difficultés au cours de la grossesse. Les chercheurs ont établi une relation claire entre certains problèmes enregistrés au cours de la grossesse et la consommation d'alcool. Les statistiques montrent que les femmes enceintes qui boivent présentent davantage de risques de faire une fausse couche, d'avoir un enfant mort-né ou un prématuré que celles qui évitent tout alcool. Le plus sûr est de ne pas boire du tout, surtout au cours des trois premiers mois de la grossesse, au moment de la formation des organes et des membres du fœtus.

Femmes

- *Jusqu'à deux verres par jour : risque faible*
- *De deux à quatre verres standards par jour : risque moyen*
- *Plus de quatre verres standards par jour : dangereux*

L'alcool au volant

L'alcool empêche de conduire correctement, car il affaiblit la capacité de jugement, la coordination et l'équilibre. En France, le taux d'alcoolémie maximale autorisé est de 0,5 g par litre de sang (ou 0,25 mg par litre d'air expiré) ; ce taux est dépassé quand on absorbe 2 verres standards en moyenne.

Le taux d'alcool dans le sang dépend beaucoup de la quantité d'alcool consommée et du temps passé à boire. Mais d'autres facteurs entrent en jeu, comme la fatigue physique, la masse grasse corporelle ou la vitesse du métabolisme du foie, ce qui complique le calcul du nombre de verres au-delà duquel la limite légale est franchie. Certains individus, notamment la plupart des femmes et ceux qui boivent l'estomac vide, dépassent la limite légale plus rapidement que d'autres. Pour être sûr de rester en dessous de la limite de 0,5 g par litre, il est préférable de ne pas boire du tout, car un seul verre standard peut suffire à ce que vous soyez en infraction.

Accoutumance et dépendance

La plupart des individus développent progressivement une accoutumance à l'alcool. S'ils sont des consommateurs réguliers d'alcool, ils risquent d'augmenter les doses pour obtenir les mêmes effets.

Un individu est considéré comme dépendant lorsque l'alcool se met à occuper une place centrale dans ses pensées, ses émotions et ses activités. L'alcool n'est plus un plaisir. Celui qui est dépendant éprouve le besoin d'en consommer pour se sentir bien, c'est-à-dire gérer le stress et l'angoisse du quotidien. Un individu qui atteint ce niveau de dépendance aura beaucoup de mal à s'arrêter de boire et risque de souffrir d'une puissante envie d'alcool.

La dépendance peut être influencée par des facteurs comme l'environnement, la personnalité de l'individu, la drogue elle-même ou la combinaison de tous ces facteurs. Des problèmes de famille, une activité professionnelle stressante, la pression des collègues ou tout simplement une envie irrépressible d'alcool peuvent avoir un certain effet sur le niveau de dépendance à l'alcool.

Certains individus ne font des abus que dans des situations particulières et peuvent rester de longues périodes sans boire. D'autres sont rarement ivres mais passent leur journée à boire de l'alcool en petites quantités.

Les effets du sevrage

Le problème n'apparaît parfois au grand jour qu'une fois que la personne a cessé de boire ou lorsqu'elle a brutalement réduit sa consommation. Elle peut alors ressentir un certain nombre de symptômes liés au sevrage : transpiration, tremblement des mains, accélération du pouls et hausse de la tension, nervosité, anxiété, désorientation, nausées, vomissements, confusion mentale, dépression et insomnie. Ils se manifestent en

Chaque verre standard (ci-contre) contient environ la même quantité d'alcool. Un homme peut boire sans grand risque jusqu'à trois verres par jour et une femme jusqu'à deux verres par jour.

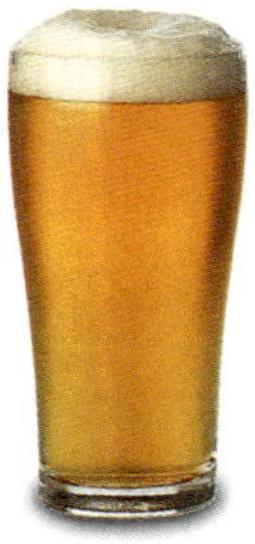

Un demi de bière à 5° (25 cl)

ou

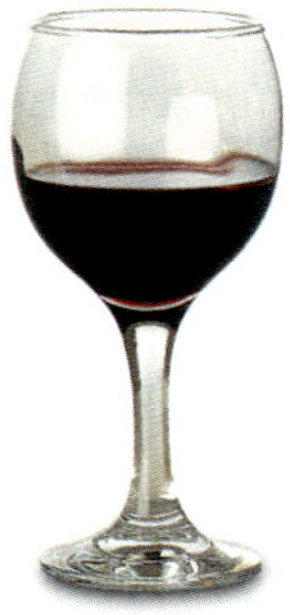

Un verre ballon de vin à 12° (10 cl)

ou

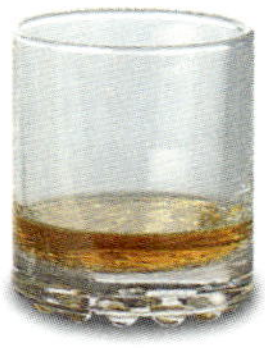

Une dose de whisky (3 cl à 40°)

ÊTES-VOUS ALCOOLIQUE ?

La liste ci-dessous peut vous aider à déterminer si vous-même ou quelqu'un de votre famille est dépendant de l'alcool.

Problèmes juridiques Avez-vous déjà été détenu, arrêté ou condamné pour une infraction liée à la consommation d'alcool ?

Problèmes financiers Consacrez-vous une partie substantielle de votre revenu à l'alcool ou bien avez-vous contracté des dettes pour acheter de l'alcool ?

Santé physique Votre médecin vous a-t-il déjà dit que votre consommation d'alcool était nocive pour votre santé ? Avez-vous déjà consulté un médecin ou êtes-vous déjà allé à l'hôpital pour des problèmes de santé liés à l'alcool, par exemple une hépatite, des convulsions ou des pertes de mémoire ? Avez-vous la « gueule de bois » une fois par semaine, voire plus ?

Santé mentale Avez-vous déjà eu des pertes brutales de mémoire ou des flash-back après avoir bu de l'alcool ? Avez-vous recours à l'alcool pour faire face à des sentiments de colère, de frustration, d'angoisse ou de stress ? Vous êtes-vous déjà senti déprimé, voire suicidaire et avez-vous eu recours à l'alcool pour surmonter la douleur ?

Relations sociales Vos amis ou votre famille se sont-ils déjà plaints de votre consommation d'alcool ? Avez-vous déjà négligé vos obligations familiales ou professionnelles en raison de l'alcool ?

Travail/Études Avez-vous déjà démissionné ou changé de poste parce que vous aviez des problèmes liés à l'alcool (ou parce que vous risquiez d'en avoir) ? L'alcool a-t-il déjà affecté vos résultats professionnels ? Avez-vous déjà pris des jours de congé parce que vous aviez trop bu la veille ? Avez-vous déjà été en retard ou avez-vous manqué des rendez-vous ?

Si vous avez répondu oui à l'une de ces questions, vous êtes peut-être en train de devenir dépendant par rapport à l'alcool, ou bien vous l'êtes déjà. Consultez votre médecin ou trouvez un organisme qui vous vienne en aide comme les Alcooliques anonymes (voir p. 274 : Où aller si vous avez un problème d'alcoolisme).

général 6 à 24 heures après le dernier verre et s'aggravent progressivement au cours des 2 à 12 jours qui suivent.

Des crises peuvent aussi survenir aux premiers stades du sevrage. Dans les cas graves, cela peut aller jusqu'au delirium tremens, caractérisé par une agitation aiguë, une confusion mentale, une désorientation extrême et une hyperactivité. On peut aussi constater une température corporelle très élevée accompagnée d'un rythme cardiaque anormalement rapide, des illusions sensorielles et des hallucinations. Le sujet peut devenir violent.

Cette étape du sevrage dure en général trois ou quatre jours et peut conduire à la mort du sujet, en raison de fortes fièvres, d'un accident cardiovasculaire ou d'une lésion traumatique. C'est pourquoi les alcooliques profonds ne doivent pas arrêter de boire du jour au lendemain sans suivi médical. Dans ce cas, le plus sage est de se rendre à l'hôpital ou dans un centre de désintoxication pour suivre un traitement spécifique.

Vivre avec un alcoolique

Vivre avec un alcoolique peut être très stressant. Pour rester positif et traverser cette période difficile, contactez tout d'abord les associations compétentes pour obtenir le plus d'informations possible sur le problème. Faites ensuite appel à votre bon sens, votre courage, votre sens des responsabilités, votre calme, votre patience et votre sens de l'humour. Voici quelques conseils :

- *Vous ne pouvez pas empêcher une personne alcoolique de boire. C'est à elle de prendre la décision d'arrêter.*
- *Cherchez le soutien psychologique de ceux qui comprennent les difficultés que vous rencontrez.*
- *Préoccupez-vous de certains aspects de*

votre vie que vous avez négligés. Reprenez par exemple des relations avec des gens que vous avez un peu perdus de vue.

- *Ne compromettez pas votre propre bien-être physique et mental. Les disputes risquent d'affecter encore un peu plus l'amour-propre de la personne alcoolique et de provoquer des violences.*
- *Ne restez pas constamment avec la personne alcoolique.*
- *N'essayez pas de l'empêcher de boire en négociant. Ne lui demandez pas d'arrêter de boire pour vous prouver son amour ou son amitié. De même, ne menacez pas de la quitter si vous n'êtes pas prêt à mettre cette menace en pratique.*
- *N'essayez pas d'empêcher la personne de boire en lui supprimant brusquement l'alcool. Cela peut briser la confiance et provoquer une crise de sevrage qui exigera le recours à un médecin.*
- *Ne protégez pas un alcoolique qui a des dettes ou qui ne remplit pas ses obligations familiales. Lui faciliter la vie ne fera qu'encourager son comportement irresponsable.*

Cherchez une assistance extérieure

Encouragez la personne alcoolique à voir un médecin, à adhérer à l'association des Alcooliques anonymes ou à contacter un autre organisme compétent en la matière (voir ci-dessous) et proposez de l'accompagner.

OÙ ALLER SI VOUS AVEZ UN PROBLÈME D'ALCOOLISME

Le sevrage peut être source de graves complications. Si vous voulez arrêter de boire, n'essayez pas de le faire seul. Demandez l'avis d'un médecin.

Le rôle du médecin

Un médecin va évaluer votre état de santé et apprécier le soutien que peuvent vous apporter votre famille et vos amis ; il va également mesurer si vous êtes psychologiquement prêt pour le sevrage. Ce bilan constitue la base d'un futur traitement. En général, il consiste en une hospitalisation accompagnée d'une aide médicamenteuse pour atténuer les effets du sevrage.

Les organisations qui peuvent vous aider

Dans l'annuaire, vous trouverez les coordonnées des associations ou structures médicales qui pourront vous aider, vous et votre famille. En voici quelques-unes :

– l'association des Alcooliques anonymes (AA. Tél. : 0820 32 68 83) ;
– les centres de cure ambulatoire en alcoologie (CCAA) ;
– les unités d'accueil hospitalier en alcoologie ;
– les comités départementaux d'éducation pour la santé.

Consultez également la liste des numéros d'urgence mentionnés à la fin de ce livre ou adressez-vous à votre caisse d'assurance maladie (CPAM) ou encore à votre caisse d'allocations familiales (CAF) pour obtenir des informations.

Les risques en cas d'abus

L'usage de drogue, quelle qu'elle soit, peut avoir de graves conséquences : altération du comportement, augmentation du risque d'accident, détresse de la famille et des amis. En cas d'overdose, la vie est menacée. Les urgences en matière de drogue sont généralement liées à des overdoses.

Ce sont les sédatifs puissants qui présentent le plus grand risque. Les sédatifs sont des drogues qui ont tendance à faire dormir et ralentissent l'activité musculaire. Lorsqu'ils sont absorbés en trop grande quantité, ils peuvent ralentir tout l'organisme jusqu'à plonger le sujet dans le coma et, dans les cas extrêmes, entraîner la mort du patient par arrêt de la respiration.

Même si le sujet plongé dans le coma respire encore, il peut succomber en s'étranglant à cause de vomissements ou suffoquer parce que sa langue revient vers l'arrière et bloque la trachée. Les drogues qui présentent le plus grand risque de provoquer un coma sont les opiacés comme l'héroïne ou la morphine, les tranquillisants (benzodiazépines), l'alcool et les vapeurs de solvants, colles, essence à briquet et autres produits volatils de ce type.

La mort consécutive à un coma est moins fréquente avec les autres grandes catégories de drogues, notamment les stimulants, comme la cocaïne et les amphétamines, et les hallucinogènes comme le LSD.

Quel que soit le risque de coma ou d'overdose, toutes les drogues sont dangereuses – mais plus ou moins selon leur force et la dose absorbée. Elles altèrent toujours (et parfois profondément) la capacité de jugement et le comportement, et peuvent aboutir à de graves accidents.

Les consommateurs de LSD, par exemple, peuvent imaginer qu'ils volent et sauter par une fenêtre. Le cannabis à haute dose peut entraîner un état de confusion mentale accompagné de désorientation susceptible de durer plusieurs jours. La prise d'amphétamines à dose massive provoque une perte de contact avec la réalité ; la personne peut alors commettre des infractions sans se préoccuper des conséquences.

L'injection de drogue

L'injection de drogue directement dans le sang comporte des risques graves pour l'usager, qui s'ajoutent aux risques du produit en lui-même. Une piqûre mal faite peut provoquer des ulcères cutanés, l'affaissement des parois des veines et des thromboses susceptibles d'entraîner la mort.

L'utilisateur peut aussi contracter des maladies infectieuses graves telles qu'une septicémie, une hépatite ou le sida. Ces infections sont dues à la manipulation imprudente des seringues, à l'utilisation d'eau impure pour diluer la drogue dans la seringue et à l'échange d'aiguilles et de seringues.

En général, l'absorption de drogue par injection dans une veine est le mode de consommation le plus dangereux, car la totalité de la dose a une action immédiate sur l'organisme. Les amphétamines n'ont, par exemple, qu'un effet légèrement nocif si elles sont avalées, car la digestion répartit l'effet de la drogue sur plusieurs heures. Si la même dose est injectée, l'intensité du « flash » qui en résulte est accrue.

L'héroïne est la plus puissante des drogues illicites. L'organisme développe une accoutumance au produit et exige des doses de plus en plus fortes. Toutefois, si l'utilisateur décroche pendant un temps, l'accoutumance disparaît. L'injection d'une forte dose de produit peut alors être mortelle.

Les cocktails dangereux

Le danger lié à la consommation de drogue est d'autant plus important que les produits en vente dans la rue sont souvent mélangés avec d'autres substances pour permettre aux dealers de faire davantage de profit.

Les additifs ou les impuretés peuvent eux-mêmes être toxiques ou contaminés par des organismes malades, ou encore être impropres à l'usage qui est fait de la drogue. L'utilisateur, par désespoir, peut par exemple décider de s'injecter de l'héroïne impure (qui ne peut qu'être fumée) aux effets toxiques imprévisibles. De même, un additif peut provoquer nausées et vomissements avec des conséquences fatales pour un utilisateur somnolent.

De très nombreux produits de mauvaise qualité circulent sur le marché et sont vendus par les dealers comme étant purs. Les utilisateurs n'ont généralement aucun moyen de savoir ce qu'ils achètent, ni quelle est la puissance du produit, et par conséquent la dose que leur organisme est capable de supporter. Les utilisateurs eux-mêmes associent les drogues pour en faire des cocktails aux conséquences désastreuses. Par exemple, un tranquillisant ou une boisson alcoolisée peuvent être absorbés pour tenter de mettre un terme aux effets d'un stimulant.

Mais les drogues, y compris celles qui ont des effets antagonistes quand elles sont prises séparément, ne se neutralisent pas forcément quand elles le sont successivement dans un temps très rapproché. Dans certains cas, elles peuvent se combiner pour renforcer l'intoxication avec des résultats imprévisibles et parfois tragiques.

Les drogues affectent la chimie de l'organisme de différentes manières. Les overdoses de LSD, par exemple, sont rares, sans doute parce qu'il agit comme un déclencheur sur l'organisme. Une fois que ce déclencheur chimique a produit son effet, les quantités supplémentaires de drogue n'ont que peu d'effet. Prendre deux ou trois fois la dose normale ne changera rien pour l'utilisateur.

Avec les colles et les solvants, la marge de manœuvre est, en revanche, très étroite entre la dose suffisante pour que l'utilisateur se mette à planer et la dose potentiellement dangereuse. Une seule dose, consistant en quelques inspirations profondes, peut n'entraîner qu'une simple intoxication, tandis qu'une dose deux fois plus importante peut se révéler mortelle en provoquant l'arrêt de la respiration.

L'overdose, une menace permanente

Le respect des doses, quelle que soit la drogue, ne met pas totalement à l'abri du risque d'overdose, car les drogues n'ont pas forcément le même effet selon les individus. Certains, hypersensibles à la cocaïne, risquent un choc mortel après avoir sniffé la poudre. Toutes les drogues présentent un risque, même à petite dose.

L'âge, le poids et l'état de santé général jouent aussi un rôle dans les effets d'une dose donnée. D'une façon générale, les sujets âgés ou de santé délicate courent un plus grand risque d'overdose que des jeunes en pleine santé âgés d'une vingtaine d'années. De même, plus le poids de l'individu est important, plus la dose se dilue dans l'organisme. Un sujet grand et corpulent est a priori moins sensible à une dose donnée qu'un sujet petit et mince.

La façon dont la drogue est absorbée joue également un rôle. Une dose prise par injection provoque un effet beaucoup plus violent et présente, par conséquent, un risque d'overdose beaucoup plus important qu'une même quantité de drogue inhalée, fumée ou ingérée.

Un consommateur qui s'approvisionne dans la rue n'a aucun moyen fiable de savoir ce qu'on lui vend, ni quelle est la force du produit. La drogue risque d'avoir été coupée ou mélangée. L'additif peut lui-même être toxique ou bien il peut s'agir d'une drogue moins chère amplifiant les effets de la drogue à laquelle elle a été mélangée ; dans ce cas, les conséquences sont imprévisibles.

Vos enfants face à la drogue

Il est possible de repérer qu'un enfant ou un adolescent se drogue avant d'être confronté à une situation d'urgence. Un changement de comportement inattendu ou une baisse brutale des résultats scolaires sont des indices qui doivent vous alerter. Si vous avez la preuve que votre enfant se drogue, évitez de dramatiser.

La drogue est assez répandue chez les jeunes. Il arrive qu'un jeune succombe à la tentation sous la pression du groupe pour faire partie d'une bande. Une explication détaillée et explicite des risques encourus devrait suffire à l'empêcher de recommencer. Ne faites rien à l'insu de votre enfant.

Toutefois, le problème est souvent d'origine psychologique. Tous les jeunes rencontrent des difficultés en grandissant et les drogues peuvent sembler un moyen facile de remédier à la solitude et à l'angoisse.

Voici quelques conseils :

- *Faites tout ce que vous pouvez pour rester en bons termes avec votre enfant. Lui seul pourra vous dire ce qui passe réellement.*
- *Soyez compréhensif et discutez des problèmes. Incitez le jeune à trouver des amis en dehors de la sphère de la drogue et à se tourner vers des activités qui l'aideront à prendre confiance en lui.*
- *Faites des projets ou prévoyez des activités afin que votre enfant ait un but et ne retombe pas dans la dépression et l'angoisse.*
- *Informez-vous sur la ou les drogues consommées. Sont-elles fumées, ingérées, injectées ou inhalées ? S'agit-il de stimulants ou de relaxants ? Depuis quand consomme-t-il ces substances et avec quelle fréquence ?*
- *Consultez votre médecin de famille. Il vous conseillera sur la meilleure conduite à tenir.*
- *Si la dépendance est ancienne, il peut être nécessaire de faire appel à un spécialiste pour gérer les symptômes du sevrage. Mais les soins et l'attention des amis et de la famille restent essentiels. Même après avoir suivi des cures de désintoxication dans un établissement spécialisé, de nombreux drogués replongent dès qu'ils sont livrés à eux-mêmes.*

LES AMPHÉTAMINES

Les amphétamines (encore appelées speed, ice ou crystal) sont une famille de substances qui stimulent l'activité cérébrale. En France, elles sont très peu prescrites comme médicaments – hormis le chlorhydrate de méthylphénidate (Ritaline®, Concerta®) pour traiter l'hyperactivité de l'enfant –, et leur délivrance est étroitement contrôlée.

Les dealers vendent également une poudre blanche, le sulfate d'amphétamine, souvent coupée avec d'autres substances comme de la craie ou du talc, parfois présentée comme étant de la cocaïne.

Les comprimés et les gélules sont avalés tandis que le sulfate d'amphétamine en poudre peut être aspiré par le nez, avalé ou dissous dans de l'eau et injecté.

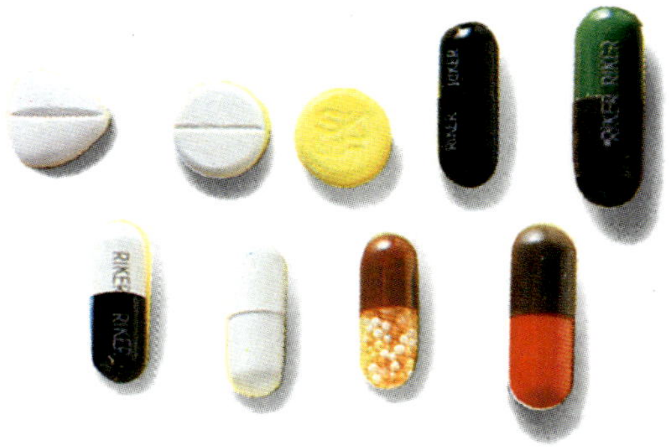

Amphétamines sous forme de comprimés ou de capsules (taille réelle approximative)

Les effets de la drogue

Les amphétamines stimulent l'activité mentale et physique ; elles font disparaître la sensation de fatigue et de malaise. Les usagers n'ont plus besoin de dormir pendant 6 à 32 heures et leurs inhibitions décroissent. Ces drogues dessèchent la bouche – leurs usagers ont fréquemment soif.

Prises à des doses excessives ou répétées, ces drogues induisent une impression de détachement par rapport au réel, parfois accompagnée d'hallucinations. Et faute de ressentir la fatigue, l'usager peut se retrouver dans un état d'épuisement total.

Une fois passé l'effet de la drogue, un sentiment de dépression s'installe, souvent profonde et persistante, ce qui incite l'utilisateur à prendre une nouvelle dose. La drogue devient une habitude, et les personnes dépendantes ressentent en général un besoin aigu de drogue ainsi qu'un sentiment de dépression et d'angoisse lorsqu'elles sont en manque.

À plus forte dose, l'usager perd conscience de la réalité. Il cesse de communiquer avec son entourage et devient sujet aux accidents. Les consommateurs n'ont plus conscience des conséquences de leurs actes et peuvent devenir violents, voire commettre des crimes. La sensation insupportable de manque peut contraindre l'usager à se livrer à la mendicité, à la prostitution et au vol.

Un dérivé particulier : l'ecstasy

L'ecstasy (3,4-méthylènedioxyméthamphétamine, ou MDMA), devenue très populaire, est un dérivé des amphétamines. On le trouve sous forme de comprimés de couleur et de forme diverses ornés d'un motif. L'ecstasy est souvent vendue dans les lieux festifs (raves et soirées, boîtes de nuit, bars), car elle détend, induit une euphorie légère, exacerbe les sens et donne le sentiment de comprendre et d'aimer tout le monde.

Elle s'accompagne d'une forte déshydratation, dangereuse en cas d'activité physique intense dans un lieu surchauffé et clos. De ce fait aussi, sa consommation présente un risque pour les personnes souffrant d'arythmie cardiaque, d'asthme, d'épilepsie, de problèmes rénaux ou de diabète. Son usage régulier entraîne une dégénérescence des cellules cérébrales (dont on ignore si elle est réversible), mais ne semble pas induire de dépendance physique. Comme pour toute amphétamine, la « descente » peut entraîner une crise dépressive, parfois plusieurs jours après la prise.

En cas d'overdose

Si la stimulation est trop forte, elle induit une hyperactivité, des actes irrationnels, des crises de frustration ou d'hystérie et des hallucinations. Les symptômes se traduisent notamment par une accélération du pouls, une respiration plus rapide, une grande agitation et même des crises nerveuses ou paranoïaques. Si cela se prolonge, la température peut augmenter.

La conduite à tenir

- *Assurez-vous que l'utilisateur ne prend pas d'autres stimulants ni d'autres drogues. Tenez la victime à l'écart des lumières fortes, du bruit et de l'agitation, qui ne peuvent qu'intensifier la crise.*
- *Essayez de calmer la victime. Ne cessez pas de la surveiller pour éviter les accidents. Si le sujet est violent, une certaine contrainte physique peut s'avérer nécessaire, mais ne prenez aucun risque ni pour vous ni pour la victime.*
- *Demandez un avis médical en téléphonant à votre médecin ou au 15. Si la victime est transportée à l'hôpital, les médecins lui administreront peut-être un lavage d'estomac pour éliminer les drogues qui n'auraient pas encore été assimilées.*

Dans les cas graves, il faut plusieurs heures avant que l'overdose s'atténue ; le médecin peut alors donner un sédatif.

LE NITRITE D'AMYLE (POPPERS)

Le nitrite d'amyle est un vasodilatateur qui sert à traiter l'angine de poitrine (douleur dans la poitrine due à une insuffisance d'oxygène au niveau du muscle cardiaque). Il est vendu sous les marques Anginine® et Nitradisc®.

Détourné de son usage thérapeuthique, ce produit se trouve en vente libre dans les sex-shops sous la forme d'ampoules ou de petites fioles de verre opaque contenant un liquide transparent. Les ampoules sont généralement enveloppées dans du coton. Les usagers l'appellent jolt, rush, jack hammer ou, plus couramment, poppers. Il sert généralement à intensifier le plaisir au cours de l'activité sexuelle. L'usager inhale le produit directement à partir de la fiole ou imbibe le coton.

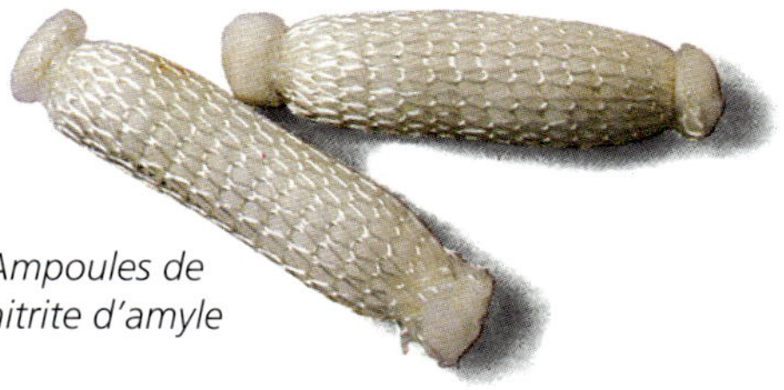

Ampoules de nitrite d'amyle

Les effets de la drogue

La drogue provoque un « flash » presque immédiat qui exacerbe les sensations. L'usager ressent une vive chaleur intérieure, sa sensualité est décuplée et il connaît un état d'euphorie qui, pour persister, exige souvent la prise de plusieurs ampoules et s'accompagne alors de maux de tête lancinants et de vertiges.

Le consommateur donne l'impression d'être ivre, exalté et/ou confus. Souvent, des plaques rouges apparaissent sur la peau. Le liquide dégage une odeur particulière d'éther qui le rend aisément repérable.

En cas d'overdose

La prise régulière de poppers entraîne une anémie grave parce que les globules rouges du sang perdent leur capacité à fixer l'oxygène, ainsi qu'une congestion durable du visage. Les maux de tête sont violents et fréquents et l'usager peut connaître des problèmes d'érection.

À forte dose, le produit endommage les cloisons nasales et provoque des vertiges violents. Le bégaiement, l'incohérence du sujet et les autres symptômes d'intoxication s'amplifient. Dans les cas graves, l'usager peut s'évanouir et souffrir de difficultés respiratoires.

<u>La conduite à tenir</u>

- *Faites immédiatement un bouche-à-bouche si la victime cesse de respirer* ***(voir p. 20).*** *S'il n'y a plus de signe de vie, commencez une réanimation cardiopulmonaire* ***(voir p. 19-23)*** *et appelez parallèlement le 15 ou le 18. Sinon, restez à côté de la victime pour éviter des accidents tant que l'intoxication n'a pas cessé.*
- *Attendez que les effets de la drogue se dissipent, ce qui prend environ une demi-heure, à condition qu'il n'y ait pas d'autres drogues en cause.*

LE CANNABIS

Le cannabis est la drogue illicite la plus répandue. Il se présente généralement sous trois formes : l'herbe, la résine et l'huile. Elles sont toutes trois issues du chanvre indien *(Cannabis sativa).*

Les fleurs et les feuilles séchées de la plante, généralement appelées marijuana, pot, herbe ou dope, sont roulées et fumées. La couleur va du gris-vert au gris-brun. La texture peut être fine, comme de l'herbe séchée, ou grossière, comme du thé.

La résine de la plante est une forme de cannabis plus concentrée, le haschisch, ou shit. Elle est pressée en blocs vendus à l'unité dont la couleur va du brun clair au noir. Le haschisch est en général mélangé à du tabac et fumé ou incorporé dans les aliments et ingéré.

Le cannabis est aussi disponible sous forme d'huile dont la couleur va du brun doré au noir. C'est la forme la plus concentrée. Elle est généralement fumée après avoir été versée sur le filtre ou le papier d'une cigarette.

Le cannabis se fume souvent dans des cigarettes roulées (joints), associé à du tabac, ou dans des pipes à eau (bong). La substance chimique active du cannabis est le THC (delta-9 tétrahydrocannabinol). Une fois fumé, le THC est rapidement absorbé dans le sang via les parois des poumons et acheminé jusqu'au cerveau. L'effet de la drogue peut se faire sentir en quelques minutes et se prolonger durant cinq heures. La quantité de THC qui passe dans le sang dépend de la concentration du cannabis.

Celui-ci peut aussi être mélangé à des aliments comme des gâteaux ou des biscuits et ingéré. Les effets peuvent se faire sentir au bout d'une heure et se prolonger durant quatre à sept heures.

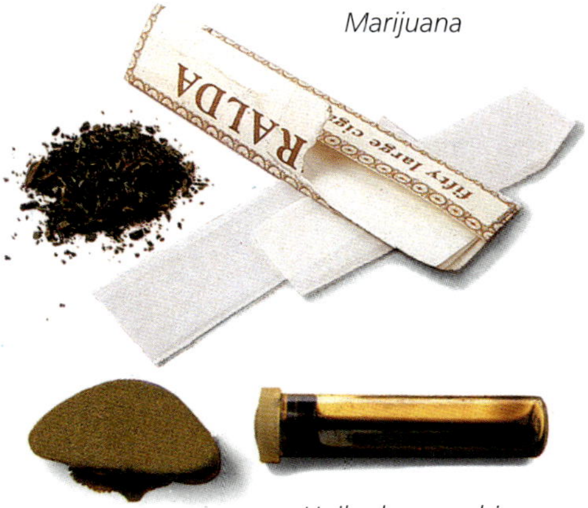

Marijuana

Résine

Huile de cannabis

Les effets de la drogue

Le effets du cannabis varient selon un certain nombre de facteurs : la quantité consommée et la concentration de cannabis ; la manière de consommer le cannabis ; la taille et le poids du consommateur ; son humeur ; son habitude du cannabis ; sa consommation en association avec d'autres drogues ; le fait que l'utilisateur soit seul ou en groupe.

Le cannabis est une drogue de la famille des sédatifs qui, à faible dose, rend l'utilisateur détendu et euphorique. On peut aussi constater une perte des inhibitions, une accélération du rythme cardiaque, des difficultés de concentration et un manque de coordination.

À forte dose, ces effets sont amplifiés et l'usager peut éprouver une distorsion de la perception du temps, des sons et des couleurs. On peut aussi constater de la confusion, de l'agitation, des hallucinations, de l'angoisse ou de la panique. Le cannabis a également des effets sur la mémoire à court terme, la pensée logique et la capacité à exécuter des tâches complexes telles que la conduite d'un véhicule. Ces symptômes disparaissent généralement lorsque les effets de la drogue se dissipent. L'usager a souvent les yeux rouges et parle ou rit davantage qu'à l'accoutumée. La drogue peut aussi accentuer l'appétit, la conscience de soi et la somnolence.

Les études ont mis en évidence un certain nombre d'effets à long terme chez ceux qui consomment du cannabis régulièrement et à forte dose :

- *Risques accrus de bronchite, de cancer du poumon et de maladies respiratoires liés à la présence de tabac et à l'absence de filtre dans les joints. En outre, les fumeurs de cannabis ont tendance à prendre des inspirations plus profondes.*
- *Perte de motivation. Certains consommateurs réguliers, et particulièrement les jeunes, ont tendance à n'avoir plus ni énergie ni dynamisme et à perdre tout intérêt pour les autres activités.*
- *Diminution de la concentration et des capacités de mémorisation et d'apprentissage. Ces effets peuvent perdurer plusieurs semaines après l'arrêt de la consommation du cannabis mais semblent réversibles.*
- *Baisse du désir sexuel, réduction de la production de sperme et cycles menstruels irréguliers.*
- *Plus rares, troubles psychiques (délire de persécution, hallucinations, angoisses).*

L'usage du cannabis à haute dose peut générer une légère accoutumance : l'usager a besoin de doses de cannabis de plus en plus fortes pour parvenir à un résultat identique à celui qu'il obtenait auparavant avec des doses plus faibles.

Une utilisation régulière peut conduire le consommateur à une dépendance psychologique, le cannabis devenant l'élément central de ses préoccupations. Une dépendance physique peut survenir chez ceux qui consomment du cannabis fréquemment et à haute dose. Si le sujet est physiquement dépendant, il aura des symptômes de sevrage en cas d'arrêt brusque ou de diminution de la consommation. Ces symptômes s'apparentent à ceux de la grippe : manque d'appétit, perte de poids, troubles du sommeil, angoisse et agitation.

En cas d'overdose

Bien que le cannabis n'ait jamais été directement à l'origine d'un décès, l'usage de cannabis, même à faible dose, peut être indirectement mortel du fait d'accidents engendrés par le manque de concentration et l'excès de confiance en soi et de sérénité, et, en cas d'overdose, par la panique, la paranoïa, la désorientation et les hallucinations. Le cannabis peut également être dangereux en cas d'interaction avec d'autres drogues comme l'alcool. Les effets du cannabis sont alors accrus, souvent de manière imprévisible.

<u>La conduite à tenir</u>

- *Empêchez la victime de reprendre du cannabis. Calmez-la et rassurez-la.*
- *Veillez à éviter les accidents, par exemple en l'empêchant de conduire ou d'utiliser des outils dangereux.*
- *Demandez conseil à un médecin si la personne a des hallucinations ou si son comportement se trouve gravement perturbé.*

LA COCAÏNE

La cocaïne se présente généralement sous forme d'une fine poudre blanche enveloppée dans de petits paquets de papier ou de plastique. La cocaïne pure étant très chère, la plupart des doses sont coupées avec d'autres substances.

Cette drogue est couramment appelée coke ou neige. La poudre est généralement prisée (sniffée) mais elle peut aussi être dissoute dans de l'eau et injectée.

La cocaïne sous forme de poudre ne peut pas être fumée, car la drogue est détruite par la chaleur. Un extrait de cocaïne, appelé base libre, peut être fumé et a un effet plus rapide.

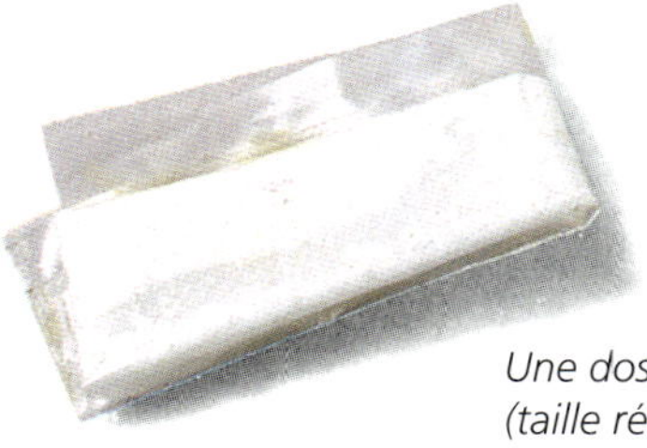

Une dose de cocaïne (taille réelle)

Les effets de la drogue

La cocaïne accroît le rythme cardiaque et rend l'usager plus vif et plus énergique. À haute dose, elle peut provoquer des hallucinations. L'usager peut donner le sentiment d'être de meilleure humeur et de perdre ses inhibitions. Il peut apparaître légèrement intoxiqué ou davantage sujet aux accidents, ou avoir un comportement imprévisible qui peut aller jusqu'à des accès de violence. Un état dépressif s'installe à mesure que les effets de la drogue se dissipent. Cette dépression est soulagée par une nouvelle dose, si bien que la drogue crée une dépendance. Le lendemain, les usagers se sentent souvent très déprimés.

La cocaïne a aussi tendance à assécher les muqueuses nasales. Certains usagers ne cessent de renifler comme s'ils avaient un tic nerveux.

Lorsqu'un usager dépendant arrête la cocaïne ou réduit sa dose, il est en état de manque : il ressent une profonde dépression, des nausées, a des crises de tremblements et peut avoir des envies suicidaires.

Un dérivé particulier : le crack

Le crack est un mélange de cocaïne, de bicarbonate de soude et d'ammoniaque qui se présente sous la forme de petits cailloux blanchâtres. Il se fume après chauffage. De ce fait, il atteint encore plus rapidement le cerveau que l'héroïne et, en conséquence, ses effets sont plus intenses mais aussi plus brefs. Il crée rapidement une forte dépendance psychique.

Son usage régulier endommage le cerveau, entraînant des hallucinations et des troubles de l'humeur qui persistent encore longtemps après l'arrêt de sa consommation. Il provoque aussi de graves lésions du système respiratoire et, en cas d'overdose, des arrêts respiratoires et/ou cardiaques potentiellement mortels.

En cas d'overdose

Certains individus se montrent très sensibles à la cocaïne. Une faible dose suffit alors à provoquer un malaise dû à un dysfonctionnement du rythme cardiaque ou une crise d'épilepsie. Les overdoses provoquent couramment des troubles du rythme cardiaque, des crises cardiaques, des ruptures de vaisseaux sanguins cérébraux, des hallucinations et des délires de persécution.

<u>La conduite à tenir</u>

- *Si un usager est subitement victime d'un malaise, appelez immédiatement le 15 ou le 18.*
- *Pour le traitement des malaises,* ***voir p. 57*** *(choc [état de])* *et pour les crises d'épilepsie,* ***voir p. 89.***
- *Empêchez tout usage de drogue et tentez de calmer et de rassurer la victime.*
- *Maintenez-la à l'écart des lumières vives, du bruit et de l'agitation ; surveillez-la pour éviter les accidents.*

L'HÉROÏNE

L'héroïne se présente généralement sous forme de poudre. C'est un dérivé de l'opium. La poudre est blanche une fois raffinée mais plus souvent brune ou jaune en raison des impuretés qu'elle renferme. On l'appelle smack, cheval ou encore schnouff. Une dose est un fix ou un hit.

La drogue est en général utilisée en injection après avoir été dissoute dans de l'eau. Elle peut être injectée directement dans une veine ou sous la peau. L'héroïne peut aussi se fumer ou s'avaler.

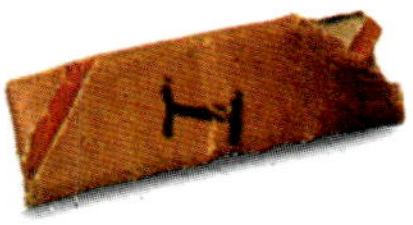

Doses d'héroïne telles qu'on les trouve sur le marché noir (taille réelle)

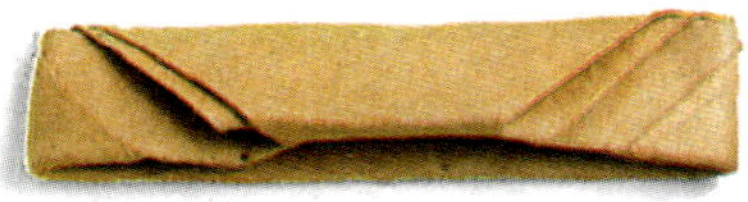

Les effets de la drogue

La prise d'héroïne induit rapidement un « flash » – une extase éphémère, orgasmique qui s'obtient avec des doses toujours plus élevées, car l'organisme s'y accoutume très vite. Le flash est suivi d'une sensation d'apaisement (y compris de la douleur) et d'euphorie, puis de somnolence. Cette dernière s'accompagne parfois de nausées et de vertiges et d'un ralentissement cardiaque.

Les gens dépendants de l'héroïne prennent de la drogue pour rester dans un état « normal » ou pour échapper aux symptômes du sevrage, très violents et pénibles.

Les signes extérieurs d'intoxication sont peu visibles. L'usager semble se retirer dans son monde intérieur. À forte dose, la somnolence est marquée. En revanche, on remarquera des traces de piqûre sur l'intérieur des avant-bras et à la pliure du bras, des ulcères ou des cicatrices d'anciens ulcères.

Des seringues usagées, des aiguilles et des ampoules, ou bien des feuilles d'aluminium et des pailles (qui servent à aspirer la drogue par le nez) signalent également la consommation de cette drogue. Si l'usager ne peut s'approvisionner en héroïne, il ressent des symptômes de sevrage très aigus et peut avoir un comportement très agité et violent. Il plongera souvent dans la délinquance pour se payer de nouvelles doses de drogue.

L'héroïne est aussi très dangereuse lorsqu'elle est associée à d'autres drogues, notamment l'alcool et les tranquillisants. Toutes ces drogues sont des sédatifs et leur association peut ralentir l'organisme jusqu'au coma ou à la mort.

Les signes d'une overdose sont les suivants :

- *profond coma. La victime continue à respirer mais reste inconsciente.*
- *les pupilles sont réduites à la taille de têtes d'épingle.*
- *la respiration peut cesser.*

En cas d'overdose

Les individus qui ont arrêté la drogue depuis quelque temps, à l'hôpital ou en prison par exemple, sont particulièrement exposés au risque d'overdose. Une seule injection dans les jours qui suivent la sortie peut les tuer, car l'organisme n'est plus en mesure de tolérer les doses auxquelles il était précédemment accoutumé.

La conduite à tenir

- *Appelez immédiatement le 15 ou le 18.*
- *Si la respiration s'arrête, retirez tout ce qui pourrait faire obstruction à l'intérieur de la bouche et faites un bouche-à-bouche* ***(voir p. 20)****. Continuez jusqu'à ce que la respiration reprenne ou jusqu'à ce qu'un médecin arrive.*
- *Si la victime respire tout en étant inconsciente, vérifiez que rien n'obstrue les voies respiratoires et mettez-la en position latérale de sécurité* ***(voir p. 19-23).***

COLLE, SOLVANTS, ESSENCE À BRIQUET

De nombreux produits ménagers et industriels contiennent des solvants qui dégagent des vapeurs psychotropes : colles, vernis, alcools, décapants, produits de nettoyage à sec, vernis à ongles, dissolvants. L'essence et l'essence à briquet ont des propriétés similaires.

Les colles et les solvants sont inspirés soit par le nez, soit par la bouche. Les vapeurs sont parfois inspirées directement à partir du tube, de la boîte ou de l'aérosol. Mais elles sont plus souvent inhalées à partir d'un sac plastique ou d'un sac en papier dans lequel on a versé le produit ou à partir d'un linge imbibé.

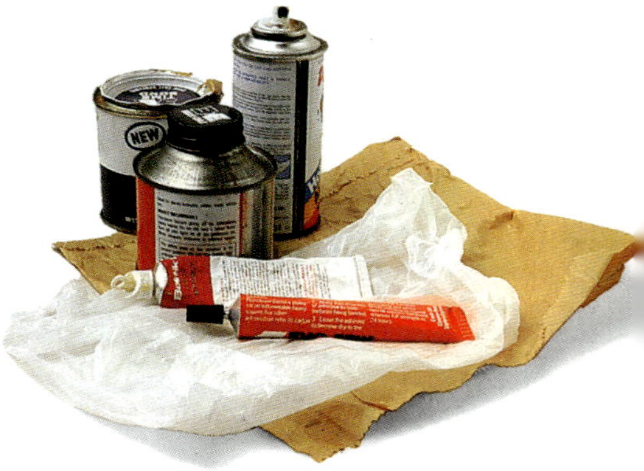

Les effets de la drogue

La drogue détend et apaise rapidement, comme l'alcool, et peut provoquer des hallucinations. Elle induit ensuite une somnolence et un état d'abrutissement.

L'usager donne l'impression d'être ivre, a des troubles de l'équilibre et une élocution confuse. La vapeur inhalée laisse souvent une odeur forte. De la colle renversée, un linge imbibé ou des sacs en plastique abandonnés doivent vous alerter : un produit domestique a peut-être été détourné de son usage initial.

En cas d'overdose

Une intoxication grave peut conduire à une défaillance cardiaque (mort instantanée), à des suffocations ou à des vomissements. Des accidents (chute, noyade) et des étouffements à cause du sac plastique sont aussi à craindre.

La conduite à tenir

- *Supprimez immédiatement la source des vapeurs. Ouvrez les portes et fenêtres si vous êtes à l'intérieur d'une pièce.*
- *Éliminez tout ce qui pourrait faire obstruction à l'intérieur de la bouche et faites un bouche-à-bouche si la respiration s'arrête* ***(voir p. 20).***
- *Si la victime est inconsciente ou dans un état comateux, mais respire, allongez-la aussitôt en position latérale de sécurité* ***(voir p. 17-18).*** *Appelez le 15 ou le 18.*
- *Si la victime est consciente mais désorientée, surveillez-la attentivement. Si son état se détériore ou ne s'améliore pas dans les cinq minutes, appelez le 15 ou le 18.*
- *Veillez à éviter tout risque d'incendie. Les colles et les solvants sont souvent inflammables, voire explosifs, en particulier l'essence. Une simple étincelle émise par un appareil électrique défaillant pourrait enflammer la vapeur.*
- *Surveillez la victime tant que l'effet de la drogue ne s'est pas dissipé.*

LSD ET AUTRES HALLUCINOGÈNES

De nombreux hallucinogènes sont d'origine naturelle et ont été traditionnellement utilisés par les sorciers et les chamans pour modifier l'état de conscience. Le LSD (diéthylamide de l'acide lysergique, également appelé acide) est ainsi extrait de l'ergot de seigle, un champignon parasite de la céréale. Plusieurs champignons surnommés champignons magiques, telle l'amanite muscarine, contiennent aussi des substances hallucinogènes ; ils sont souvent vendus séchés. Citons également des plantes comme la belladone, le datura, la jusquiame et le chanvre indien, ou encore le peyotl, un cactus mexicain vendu sous forme séchée et dont est tirée la mescaline.

Les hallucinogènes synthétiques sont identifiés par leurs abréviations – STP ou DOM, DMT, PCP, etc. Ils se présentent sous forme de comprimés ou de gélules de forme, de taille et de couleur variables. Le LSD se trouve aussi sous forme de micropointes, de feuilles de gélatine et de papier buvard imprégné. La plupart des hallucinogènes se prennent par voir orale.

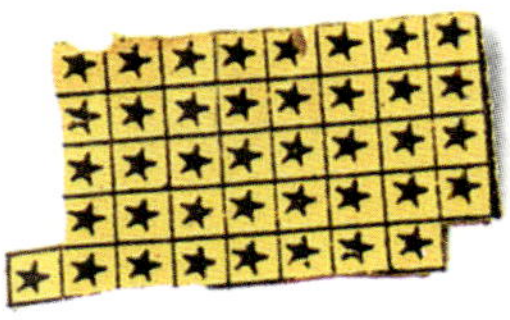
Papier imprégné de LSD

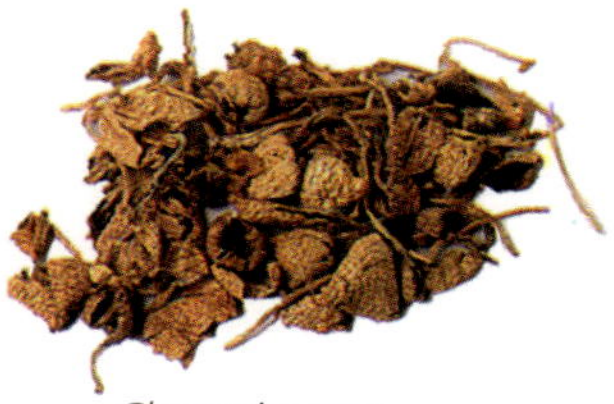
Champignons magiques (séchés)

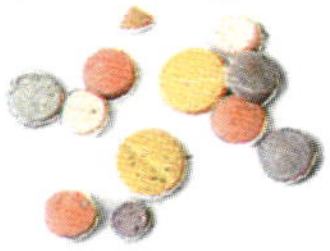
Pilules de LSD

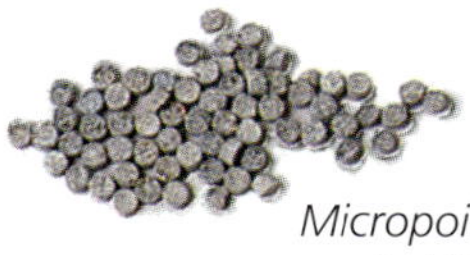
Micropointes de LSD

Les effets de la drogue

Tous les hallucinogènes induisent un « trip » (un voyage) dû à d'intenses modifications sensorielles (auditives, visuelles) et des délires durant plusieurs heures. La redescente, très pénible, s'accompagne d'angoisses, de phobies, de crises de panique et/ou de paranoïa. Leur usage régulier provoque des accidents psychiatriques graves et durables mais il n'entraîne pas de dépendance physique.

L'effet survient environ une demi-heure après l'ingestion et peut se prolonger durant 4 heures ou plus selon l'importance de la dose. Les perceptions sensorielles sont altérées et les usagers sont envahis par des images violemment colorées, qui peuvent être terrifiantes.

Il y a très peu de symptômes physiques visibles. L'usager semble vivre un rêve éveillé ou être en extase mais peut être capable de décrire son expérience de manière plus ou moins cohérente. Il peut être victime d'accident, car il perd contact avec la réalité.

En cas de « mauvais trip », l'usager, qui veut se protéger contre des terreurs imaginaires et se comporte de manière hystérique en tentant de leur échapper, peut parfois être violent.

En cas d'overdose

Les vraies overdoses sont rares mais la prise de n'importe quel hallucinogène en quantité excessive amplifie ou prolonge l'expérience.

Les urgences résultent souvent de mauvais trips où les sentiments négatifs prennent le dessus. Ils sont particulièrement fréquents lors de la première utilisation : l'usager éprouve un profond sentiment de terreur, d'angoisse ou de panique qui peut le conduire à se blesser accidentellement.

La conduite à tenir

- *Si la victime est inconsciente, mais respire, retirez tout ce qui peut faire obstruction à l'intérieur de la bouche et allongez-la en position latérale de sécurité* ***(voir p. 17-18).***
- *Restez avec la victime pour éviter les accidents et empêchez-la de prendre d'autres drogues. Une certaine contrainte physique peut s'avérer nécessaire.*
- *Tenez la victime à l'écart des lumières vives, du bruit et de l'agitation. Lorsque c'est possible, installez-la dans la pénombre, parlez-lui calmement et rassurez-la.*
- *Si la crise dure plus de quatre heures, appelez le 15 ou le 18.*
- *Si vous redoutez une intoxication, appelez le 15 ou le 18.*

LA MÉTHADONE

La méthadone se présente généralement sous forme d'un sirop ambré vendu en petites fioles de verre. Elle est aussi disponible en comprimés et en petites ampoules renfermant une solution transparente.

Cette drogue n'est légale que dans le cadre d'un programme de traitement de substitution où elle contribue à améliorer la santé et le quotidien des sujets dépendants à l'héroïne et aux autres opiacés. Elle permet une sortie plus facile de la dépendance. La méthadone est alors administrée en sirop.

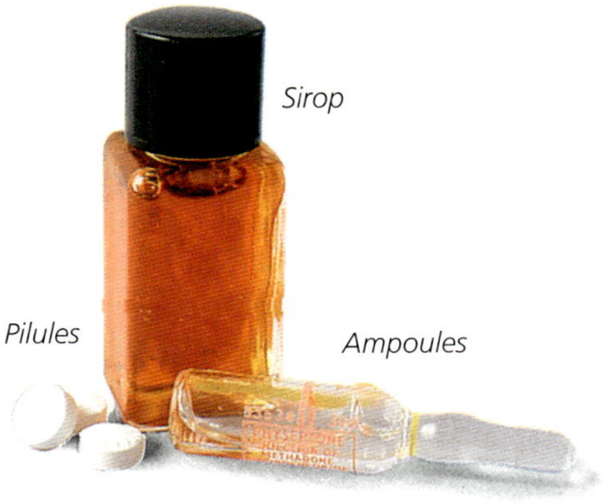

Les effets de la drogue

La méthadone a des effets similaires à ceux de l'héroïne ; ils durent toutefois un peu plus longtemps. Les usagers qui cessent brusquement d'en consommer souffrent de symptômes de sevrage proches de ceux de l'héroïne ; ils peuvent durer plusieurs semaines : malaise, bâillements, pleurs, diarrhées, maux d'estomac, frissons, troubles du sommeil et états de manque.

Comme la méthadone est prescrite pour supprimer les symptômes de sevrage, on n'observe normalement aucun effet perceptible si l'individu prend la dose prescrite. Les symptômes d'overdose sont les mêmes que pour l'héroïne et leur traitement est identique.

TRANQUILLISANTS MAJEURS

Les tranquillisants majeurs (de la famille des benzodiazépines) sont des médicaments vendus en comprimés et en gélules de forme et de couleur variées. Certains se présentent sous forme de sirop ou d'ampoules. Les plus courants sont le Serepax®, le Valium®, le Diazepam® et le Rohypnol®.

Les tranquillisants sont en général ingérés. Ils agissent sur le système nerveux central en ralentissant les réponses physiques, mentales et émotionnelles, et ont aussi un effet relaxant sur les muscles. Ils sont en général prescrits pour une courte durée, car ils finissent par créer une dépendance physique et psychologique.

Les utilisateurs de drogues les consomment souvent de manière dangereuse, associés à de l'alcool ou bien pour « redescendre » en douceur après avoir pris des stimulants. Ces médicaments peuvent aussi être injectés.

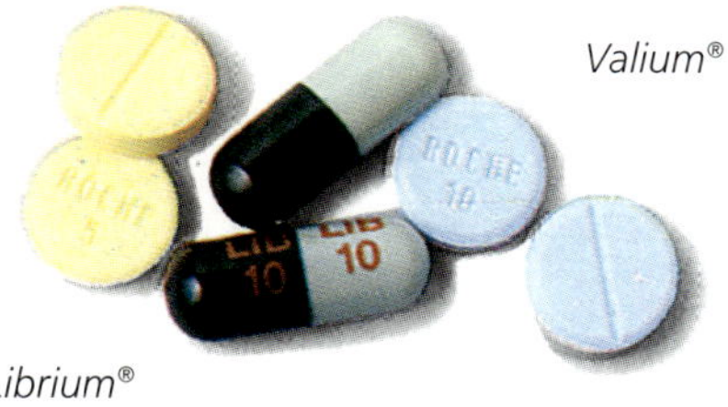

(Taille réelle approximative)

Les effets de la drogue

Les usagers éprouvent un apaisement de leur agitation mentale et de leurs tensions affectives. Les effets sont les suivants : relaxation, somnolence, léthargie, envies irrépressibles de dormir, difficultés d'élocution et pertes de mémoire d'événements récents. L'usage chronique ou excessif de tranquillisants tend à engendrer de la dépression, un manque de tonus musculaire et un discours décousu.

Les usagers présentent des symptômes d'ébriété, des troubles de l'équilibre et une grande maladresse. À des doses plus importantes ou en association avec l'alcool, ces produits sont source de confusion, de somnolence, ainsi que de difficultés d'élocution et de coordination des mouvements.

La prise de tranquillisants associée à d'autres sédatifs comme l'alcool et l'héroïne peut être très dangereuse et entraîner un coma, voire la mort.

LE GHB (ACIDE GAMMA-HYDROXY-BUTYRATE DE SODIUM)

Depuis les années 1990, ce médicament utilisé en anesthésie a, comme bien d'autres, été détourné de son usage thérapeutique dans un but festif mais aussi criminel. Son usage non thérapeutique est illicite depuis 1999.

Dans la rue, on l'appelle encore ecstasy liquide (ou Liquid X) et on le trouve sous forme liquide incolore (plus rarement de poudre ou de granulés à dissoudre dans un liquide). On l'appelle aussi « drogue du viol », car son ingestion (ici à l'insu du consommateur) induit dans un délai très bref une amnésie quasi totale durant toute la durée de l'agression, ce qui assure l'impunité du violeur.

Les effets de la drogue

Habituellement ingéré, le GHB engendre en quelques minutes un état proche de l'ébriété. Le consommateur « plane » comme avec l'ecstasy et perd ses inhibitions. Il ne se souviendra plus de ce qui s'est passé pendant tout le temps où la drogue aura agi.

À forte dose (plus de 1 g), il provoque des vertiges et un état incohérent, et induit une somnolence puis un sommeil profond qui peut devenir comateux et durer jusqu'à 24 heures.

En cas d'overdose

Comme pour l'ecstasy, aucune overdose proprement dite n'a été observée et on ne connaît pas encore les effets à long terme d'une telle drogue, notamment sur le cerveau.

En revanche, des cas de coma (réversible) ont été observés quand le GHB avait été absorbé avec de l'alcool. Dans un tel cas, mettez la victime en position latérale de sécurité **(voir p. 17-18)** et appelez immédiatement les secours.

LES SERVICES D'URGENCE

- Quand faut-il avoir recours aux urgences ?
- Les numéros utiles : permanences téléphoniques d'urgence, associations avec écoute téléphonique, services d'urgence spécialisés

NUMÉROS D'URGENCE

Numéro européen : 112

Samu : 15

(Pour les sourds et malentendants, faire le 3618 sur un Minitel puis le 01 60 90 15 38)

Pompiers : 18

Police-secours : 17

Plus d'un Français sur cinq passe, chaque année, par le services des urgences, mais près d'un malade sur deux faisant un infarctus y arrive par ses propres moyens.
Les urgences seraient-elles mal utilisées ou mal connues ? Quand doit-on appeler les numéros d'urgence ? Comment se rend-on au service des urgences d'un hôpital ?
Ces quelques pages tentent de vous aider à prendre une décision et vous donnent les numéros de téléphone les plus importants.
Vous trouverez aussi des numéros d'urgence et d'aide téléphonique propres à votre région dans les pages jaunes de l'annuaire de France Télécom et auprès de votre mairie.

Qui appeler ?

Si vous vous trouvez confronté à un problème médical d'apparence bénigne (blessure légère, fièvre ou douleurs inexpliquées mais supportables...) et que votre médecin de famille ne peut vous recevoir parce qu'il est débordé ou que son cabinet est fermé, appelez le médecin de garde de votre ville – son numéro de téléphone devrait vous être communiqué par le répondeur de votre médecin – ou une société de médecins d'urgence. La mairie, la gendarmerie ou le commissariat de police, et les pompiers de votre ville sont aussi en mesure de vous communiquer ces numéros. S'il n'y a aucun médecin de garde, évitez de vous rendre aux urgences de l'hôpital le plus proche. Tout au plus, appelez-les ou, mieux, appelez le 15.
Si vous avez le moindre doute ou en cas d'urgence médicale évidente (blessure saignant abondamment, douleur ou fièvre aiguës, personne inconsciente, victime d'un accident...), appelez impérativement les secours d'urgence : le 15 pour le Samu (Service d'aide médicale d'urgence), dont les médecins de permanence téléphonique vous aideront à évaluer la situation ; le 18 pour les pompiers ; le 17 pour la police.
Par ailleurs, vous disposez désormais d'un nouveau numéro unique d'urgence, le 112 (numéro d'urgence européen), que l'on peut appeler tous les jours 24 heures sur 24 depuis n'importe où en France et dans les DOM-TOM, gratuit depuis n'importe quel poste téléphonique – cabine publique, poste fixe ou portable. Vous serez alors mis en relation avec le centre de réception des urgences du département où a été passé l'appel, qui vous enverra les secours adaptés à votre situation (Samu, pompiers, police).
Hors des grandes villes, les pompiers, dont la caserne est souvent plus proche des habitations, vous enverront des secours au plus vite. En revanche, si une réanimation est nécessaire, appelez plutôt le 15 ; le Samu vous enverra alors une ambulance du Smur (Service mobile d'urgence et de réanimation), équipée pour effectuer une anesthésie ou une réanimation.
En cas d'empoisonnement (notamment si un enfant avale des baies toxiques ou des produits ménagers), appelez d'abord le 15 puis le centre antipoison de votre région (voir liste p. 289) afin d'obtenir au plus vite les conseils adéquats.

Comment sont organisées les urgences françaises ?

Les secours transportent la victime à l'hôpital, où son état est évalué. Selon la gravité de ce dernier, la victime repartira chez elle, restera à l'hôpital ou sera transférée dans un autre hôpital afin d'être soignée dans un service spécialisé (grands brûlés, obstétrique, pédiatrie, chirurgie cardiaque ou autre).
Vous pourrez peut-être accompagner la victime dans l'ambulance. En revanche, lors du transport par les pompiers ou le Samu, vous devrez suivre en voiture. Cette dernière option est souvent préférable car l'arrivée à l'hôpital est, certes, assurée par l'ambulance, mais tel ne sera pas le cas pour le départ. Vous risquez alors de devoir appeler un taxi ou un ami pour rentrer chez vous.

Quand la blessure est psychique...

En cas d'accident, d'attentat comme de maladie, les blessures ne sont pas toujours corporelles. Depuis une dizaine d'années,

les victimes d'accident et d'attentat sont prises en charge psychologiquement par des urgentistes (psychiatres et psychologues), qui tentent de remédier au plus vite aux dégâts psychiques – ce qui ne dispense pas d'un suivi psychologique ultérieur.
Si vous ou l'un de vos proches ressentez une profonde détresse psychologique, vous trouverez ci-dessous des numéros de téléphone qui vous proposeront une aide d'urgence.
Si vous êtes très déprimé, n'hésitez pas à appeler Suicide Écoute ou l'une des associations d'aide téléphonique propre à votre problème ou maladie (voir liste ci-après).

Et après ?

Il n'est pas toujours facile de vivre avec une maladie, une blessure provisoirement invalidante ou un handicap, que cela vous touche vous-même ou atteigne une personne proche. Vous trouverez une écoute et des conseils pratiques auprès de différentes associations dont les numéros de téléphone sont donnés ci-après.
Votre Caisse d'assurance maladie vous expliquera également de quelles aides pratiques – femme de ménage, garde-malade, infirmière à domicile, assistance scolaire à domicile, etc. – vous pouvez bénéficier. Pensez aussi à contacter votre mutuelle et votre assurance.

Et à l'étranger ?

Avant de partir dans un autre pays, demandez toujours à son ambassade ou à son consulat (plutôt qu'à l'agence de voyages) les procédures d'urgence qui lui sont propres. Dans toute l'Europe, le numéro de secours d'urgence est le 112.

EN RÉSUMÉ

Blessure ou maladie bénignes

- **Heures ouvrables :** appelez le médecin de famille.
- **Heures non ouvrables :** appelez le médecin de garde ou une société de médecins d'urgence.
- **Heures non ouvrables et pas de médecin de garde :** composez le 15.

Blessure ou maladie graves, victime inconsciente

À toute heure : appelez le 15 (Samu), le 18 (Pompiers) ou le 112.

NUMÉROS UTILES

Les numéros de téléphone commençant par 0800, 0803, 0804 et 0805 sont gratuits depuis n'importe quel poste fixe (téléphone privé ou cabine publique). Les numéros en 0810 et 0811 coûtent le prix d'un appel local quel que soit le lieu d'appel depuis un poste fixe et quelle que soit sa durée.

PERMANENCES TÉLÉPHONIQUES D'URGENCE

Centres antipoison

ANGERS	02 41 48 21 21
BORDEAUX	05 56 96 40 80
LILLE	0825 812 822
LYON	04 72 11 69 11
MARSEILLE	04 91 75 25 25
NANCY	03 83 32 36 36
PARIS	01 40 05 48 48
RENNES	02 99 59 22 22
STRASBOURG	03 88 37 37 37
TOULOUSE	05 61 77 74 47

Suicide Écoute / SOS Suicide

01 45 39 40 00

(pour Paris ; voir les pages jaunes de l'annuaire téléphonique pour le numéro de l'antenne départementale)

Allô Enfance maltraitée 119

Depuis tout poste (appel gratuit)

SAMU social 115

Depuis tout poste (appel gratuit)

SOS Femmes battues 01 43 48 20 40

(pour Paris ; voir les pages jaunes de l'annuaire téléphonique pour le numéro de l'antenne départementale)

Drogues, Alcool, Tabac Info Service

0800 23 13 13

Depuis un portable 01 70 23 13 13

POUR PARIS ET LA RÉGION PARISIENNE

SOS Œil : 01 40 92 93 94

SOS Brûlures : 01 58 41 41 41 (Paris) et 01 46 25 24 96 (Suresnes)

SOS Dents : 01 43 37 51 00

ASSOCIATIONS AVEC ÉCOUTES TÉLÉPHONIQUE

Alcooliques anonymes	0820 32 68 83
Croix-Rouge Écoute	0800 858 858
Écoute Cancer	0810 810 821
Sida Info Service	0800 840 800
Hépatites Info Service	0800 845 800

NUMÉROS D'URGENCE

pour les sourds et malentendants

Composer sur un Minitel le 3618, puis taper l'un des numéros suivants :

* **Allô Enfance Maltraitée** 0800 55 95 97
* **SOS Suicide** 01 48 78 00 78 (n° national) ou le numéro de l'antenne départementale
* **Sida Info Service** 0800 14 04 04

SERVICES D'URGENCES SPÉCIALISÉES

Dans la liste qui suit vous trouverez les principaux services d'urgences spécialisées des capitales régionales. Sont également mentionnés certains établissements spécialisés (*) à même de fournir dans leur domaine les meilleurs conseils en cas de besoin. Attention ! La plupart de ces numéros vous mettent directement en contact avec le service d'urgences spécialisées concerné. Ne l'appelez pas pour une autre spécialité que celle indiquée ni pour un simple bobo.

1 Urgences pédiatriques (enfants de 0 à 15 ans)
2 Urgences ophtalmologiques
3 Urgences ORL (nez-gorge-oreilles)
4 Urgences stomatologie (bouche et dents)
5 Urgences main (réimplantation et chirurgie réparatrice lourde 24 h/24)
6 Urgences psychiatriques
7 Urgences neurologiques
8 Urgences cardiovasculaires

AMIENS
1 Hôpital Nord
2, place Victor-Pauchet
Tél. : 03 22 66 80 00

8 Hôpital Sud
Avenue René-Laënnec-Salouël
Tél. : 03 22 45 60 00

5 CHG
1, avenue Michel-de-l'Hospital
02691 Saint-Quentin
Tél. : 03 23 06 77 77

ANGERS
1 CHU
4, rue Larrey
Tél. : 02 41 35 44 27

5 Centre de la main
2, rue Auguste-Gautier
Tél. : 02 41 86 86 41 ou 02 41 68 73 73

AVIGNON
5 Clinique Fonvert-Saint-François
ZAC Val du Soleil, Quartier de Guerre
84700 Sorgues
Tél. : 04 90 03 63 33

BESANÇON
1 Hôpital Saint-Jacques
2, place Saint-Jacques
Tél. : 03 81 66 81 66

5, 8 Hôpital Jean-Minjoz
3, boulevard Flemming
Tél. : 03 81 66 82 42

BORDEAUX
1, 5 Hôpital Pellegrin
Place Amélie-Raba-Léon
Tél. : 05 56 79 56 79

5 Clinique Saint-Martin
Allée des Tulipes
33600 Pessac
Tél. : 05 56 46 76 76

CAEN
1 Hôpital Clemenceau
Avenue du Général-Clemenceau
Tél. : 02 31 27 27 27

1, 5, 6 CHU de Caen
Avenue de la Côte-de-Nacre
Tél. : 02 31 06 31 06

CLERMONT-FERRAND
1 Hôtel-Dieu
Boulevard Léon-Malbreyt
Tél. : 04 73 750 750

5 Clinique de la Châtaigneraie
63110 Beaumont
Tél. : 04 73 27 11 11

6 Hôpital Gabriel-Monpied*
58, rue Montalembert
Tél. : 04 73 750 750

DIJON
1 Hôpital pour enfants*
2, boulevard du Maréchal-de-Lattre-de-Tassigny
Tél. : 03 80 29 30 31

5 Clinique Drevon
9, rue des Princes-de-Condé
Tél. : 03 80 29 45 00

GRENOBLE
1 Hôpital de La Tronche
Boulevard de la Chantourne
38700 La Tronche
Tél. : 04 76 76 54 69

5 Hôpital Albert-Michallon
Pont des Hôpitaux
38700 La Tronche
Tél. : 04 76 76 55 44

LILLE
5 Clinique Lille-Sud
96, rue Gustave-Delory
59810 Lesquin
Tél. : 03 20 95 75 75

LIMOGES
1, 5 CHU Limoges
2, avenue Martin-Luther-King
Tél. : (1) 05 55 05 64 61 ; (5) 05 55 05 55 55

LYON
2, 5 Hôpital Édouard-Herriot
5, place d'Arsonval – 3e
Tél. : 0820 820 69

Centre des Grands-Brûlés
20, quai Claude Bernard – 7e
Tél. : 04 78 61 89 50

5 Clinique du Tonkin
26, rue du Tonkin
69100 Villeurbanne
Tél. : 04 72 82 66 00

MARSEILLE
5 Clinique d'Istres
Route de Martigues
13800 Istres
Tél. : 04 42 47 60 60

1, 6 Hôpital de la Timone
264, rue Saint-Pierre
Tél. : (1) 04 91 38 60 00 ;
(6) 04 91 38 70 91

MONTPELLIER

1, 5 Hôpital Lapeyronie
191, avenue du Doyen-Gaston-Giraud
Tél. : (1) 04 67 33 81 74 ;
(5) 04 67 33 81 67

7 Hôpital Gui-de-Chauliac*
2, avenue Émilie-Bertin
Tél. : 04 67 33 67 33

NANCY

6 Hôpital central
29, avenue du Maréchal-de-Lattre-de-Tassigny
Tél. : 03 83 85 12 56

1 Hôpital de Brabois Enfants
Rue du Morvan
54500 Vandœuvre-lès-Nancy
Tél. : 03 83 15 30 30

5 Hôpital Jeanne-d'Arc
54201 Dommartin-lès-Toul
Tél. : 03 83 65 63 59

NANTES

1 Hôpital Mère-Enfant*
7, quai Moncousu
Tél. : 02 40 08 38 06

5 Clinique Jeanne-d'Arc
21, rue des Martyrs
Tél. : 02 51 84 88 00

6 CHS de Blain
Le Bon Piétin
44130 Blain
Tél. : 02 40 08 51 51 51

NICE

5 Hôpital Saint-Roc
5, rue Pierre-Dévoluy
Tél. : 04 92 03 33 75

1 Hôpital Archer
Route de Saint-Antoine-Ginestière
Tél. : 04 92 03 55 55

NÎMES

5 Polyclinique Grand Sud
Avenue Saint-André-de-Codols
Tél. : 04 66 04 31 46

ORLÉANS

1 Hôpital Porte-Madeleine*
1, rue Porte-Madeleine
Tél. : 02 38 51 44 44

PARIS

1 Hôpital Armand-Trousseau
26, avenue du Docteur-Arnold-Netter – 12e
Tél. : 01 44 73 74 75

1 Hôpital Saint-Vincent-de-Paul
82, avenue Denfert-Rochereau – 14e
Tél. : 01 40 48 81 11

1, 3, 7 Hôpital Necker
149, rue de Sèvres – 15e
Tél. : 01 44 49 40 00

1, 5 Hôpital Robert-Debré
48, boulevard Sérurier – 19e
Tél. : 01 40 03 20 00 ;
01 40 03 22 73

2 Hôtel-Dieu
2, rue d'Arcole – 4e
Tél. : 01 42 34 80 36 ou
01 42 34 82 34

2 Hôpital des Quinze-Vingts
28, rue de Charenton – 12e
Tél. : 01400215 20

3, 4, 6, 7 Hôpital Lariboisière
2, rue Ambroise-Paré – 10e
Tél. : 01 49 95 65 65

4 Hôpital de la Pitié-Salpêtrière (pour enfants)
Pavillon Gaston-Cordier
83, boulevard de l'Hôpital – 13e
Tél. : 01 42 17 72 47

5 Hôpital Boucicaut
78, rue de la Convention – 15e
Tél. : 01 53 78 81 16

5 Clinique Jouvenet
6, square Jouvenet – 16e
Tél. : 01 42 15 40 00

5 Clinique du Trocadéro
47, avenue Paul-Doumer – 16e
Tél. : 01 40 72 10 10

5, 7 Hôpital Bichat
46, rue Henri-Huchard – 18e
Tél. : 01 40 25 80 80,
poste 53187

1, 4, 6, 7 Hôpital de la Pitié-Salpêtrière
47, boulevard de l'Hôpital – 13e
Tél. : 01 42 16 00 00

7 Hôpital Sainte-Anne
1, rue Cabanis – 14e
Tél. : 01 45 65 80 00

ÎLE-DE-FRANCE

1 Centre hospitalier François-Quesnay
2, boulevard Sully
78200 Mantes-la-Jolie
Tél. : 01 34 97 40 00

1, 6, 8 Hôpital de Poissy
10, rue du Champ-Gaillard
78300 Poissy
Tél. : (1) 01 39 27 55 91 ;
(6) 01 39 27 56 49 ;
(8) 01 39 27 52 26

1 Centre hospitalier de Rambouillet
13, rue Pasteur
78120 Rambouillet
Tél. : 01 34 83 78 85

1, 6, 8 Hôpital de Saint-Germain-en-Laye
20, rue Armagis
78100 Saint-Germain-en-Laye
Tél. : (1) 01 39 27 46 27 ;
(6) 01 39 27 42 01 ;
(8) 01 39 27 41 77

1, 5 Centre hospitalier de Versailles
177, rue de Versailles
78150 Le Chesnay
Tél. : 01 34 63 91 33

1 Centre hospitalier général
2, rue du Potelet
91410 Dourdan
Tél. : 01 60 81 58 59

1 Hôpital Louise-Michel
Rue du Pont-Amar
91080 Évry-Courcouronnes
Tél. : 01 60 87 51 27

1 Centre hospitalier général
159, rue du Président-François-Mitterrand
91160 Longjumeau
Tél. : 01 64 54 30 06 ou 07

8 Institut hospitalier Jacques-Cartier
6, avenue Noyer-Lambert
91300 Massy
Tél. : 01 60 13 62 92

1 Hôpital d'Orsay
4, place du Général-Leclerc
91400 Orsay
Tél. : 01 69 29 76 06

1 Hôpital Ambroise-Paré
9, avenue Charles-de-Gaulle
92100 Boulogne
Tél. : 01 49 09 55 17

1 Hôpital Antoine-Béclère
157, rue Porte-de-Trivaux
92140 Clamart
Tél. : 01 45 37 44 44

1 Hôpital Louis-Mourier
178, rue Renouillers
92700 Colombes
Tél. : 01 47 60 61 62

1 Hôpital de Courbevoie
30, rue Kilford
92400 Courbevoie
Tél. : 01 40 88 62 23

5 Clinique de la Montagne
53, rue Victor-Hugo
92400 Courbevoie
Tél. : 01 47 89 46 36

1, 6 Hôpital Corentin-Celton (adultes)
4, parvis Corentin-Celton
92130 Issy-les-Moulineaux
Tél. : 01 58 00 40 00

5 Clinique de l'Yvette
43, route de Corbeil
92160 Longjumeau
Tél. : 01 69 10 30 30

5 Hôpital Max-Forestier
403, avenue de la République
92000 Nanterre
Tél. : 01 47 69 65 65

8 Centre chirurgical Marie-Lannelongue
133, avenue de la Résistance
92350 Le Plessis-Robinson
Tél. : 01 40 94 28 00

1, 5, 6 Hôpital Foch
40, rue Worth
92150 Suresnes
Tél. : 0826 20 72 20

1, 6 Hôpital Robert-Ballanger
Boulevard Robert-Ballanger
93600 Aulnay-sous-Bois
Tél. : 01 49 36 71 23

1 Centre hospitalier intercommunal du Raincy-Montfermeil
10, rue du Général-Leclerc
93370 Montfermeil
Tél. : 01 41 70 80 00

1, 6 Hôpital André-Grégoire
56, boulevard Boissière
93100 Montreuil
Tél. : 01 49 20 30 40

1, 6 Hôpital Bicêtre (enfants)
78, rue du Maréchal Leclerc
94270 Le Kremlin-Bicêtre
Tél. : 01 45 21 21 21

1, 2, 3, 4, 6 Hôpital René-Dubos
6, avenue de l'Île-de-France
95300 Pontoise
Tél. : 01 30 75 40 40 ;
(6) 01 30 75 43 25

1, 6 Centre hospitalier Victor-Dupouy
69, rue du Lieutenant-Colonel-Prudhon
95100 Argenteuil
Tél. : 01 34 23 24 25

1 Centre hospitalier de Gonesse
25, rue Pierre-de-Theilley
95500 Gonesse
Tél. : 01 34 53 21 21

6 Hôpital Simone-Veil
28, rue du Docteur Roux
95600 Eaubonne
Tél. : 01 34 06 60 00

1 Centre hospitalier intercommunal
1, rue Jean-Moulin
95160 Montmorency
Tél. : 01 34 06 60 00

POITIERS
1 Hôpital de la Milétrie
2, rue de la Milétrie
Tél. : 05 49 44 44 44

REIMS
5 Hôpital de la Maison-Blanche
45, rue Cognacq-Jay
Tél. : 03 26 78 76 02

RENNES
1, 5, 8 CHU Pontchaillou
2, rue Henri-Le-Guillou
Tél. : (1) 02 99 26 67 57 ;
(5) 02 99 28 43 21 ;
(8) 02 99 28 25 28

ROUEN
1 Hôpital Charles-Nicolles
Pavillon de pédiatrie
1, rue Germont
Tél. : 02 32 88 80 29

STRASBOURG
5 Clinique des Diaconèses
24, rue Sainte-Élisabeth
Tél. : 03 88 67 44 01

5, 6 Hôpital de Hautepierre
1, avenue Molière
Tél. : (5) 03 88 12 80 82 ;
(6) 03 88 12 81 22

Urgences hémophiles et maladies hémorragiques
Hôpital civil
1, place de l'Hôpital
Tél. : 03 88 11 67 68

5 Centre de traumatologie et d'orthopédie
10, avenue Baumann
67047 Illkirch-Graffenstaden Cedex
Tél. : 03 88 55 20 00

TOULON
5 Clinique Saint-Jean
1, rue Georges-Bizet
Tél. : 04 94 03 07 07

TOULOUSE
1 Hôpital pour enfants
330, avenue de Grande-Bretagne
Tél. : 05 34 55 86 33

5 CHU Toulouse-Purpan
Place du Docteur-Baylac
Tél. : 05 61 77 75 81

BELGIQUE ET SUISSE

BELGIQUE

NUMÉROS D'URGENCE

Numéro européen	112
Ambulance & pompiers	100
Police	101
Écoute enfants de la Communauté française	103
Télé-accueil	107
Child Focus	110
Centre antipoison	02 264 96 36

Adresses et numéros utiles

Alcooliques anonymes (AA)
7, rue d'Alost, 1000 Bruxelles
Permanence 24 h/24
Tél. : 02 513 23 36

Alzheimer Belgique asbl
55, avenue Van-Overbeeck, 1083 Bruxelles
Tél. : 02 428 28 19

Association belge du diabète asbl
1, place H.-Goossens, 1180 Bruxelles
Tél. : 02 374 31 95

Croix-Rouge de Belgique
96, rue de Stalle, 1180 Uccle
Tél. : 02 371 31 11

Fondation belge des brûlures
43 F, Landrainstraat 1970 - Wezembeek Oppem
Tél. : 02 649 65 89

Fondation contre le cancer
479, chaussée de Louvain, 1030 Bruxelles
Tél. : 02 733 68 68
Cancer phone : 0800 15 801
Tabac Stop : 0800 11 100

Info-Drogues asbl
19, rue Marteau, 1000 Bruxelles
Tél. : 02 227 52 52

Ligue belge de la dépression
30, rue de Vinaudrée, 1370 Jodoigne
Tél. : 070 23 33 24

Ligue cardiologique belge
43, rue des Champs-Élysées 1050 Bruxelles
Tél. : 02 649 85 37

Centre de la douleur
Domaine universitaire de Saint-Tilman, bâtiment B35 - B 4000 Liège
Tél. : 04 366 84 59

SUISSE

NUMÉROS D'URGENCE

Numéro européen	112
Ambulance	144
Pompiers	118
Police	117
REGA	1414
La Main tendue	143 www.143.xh
Ligne d'aide pour les jeunes	147 www.147.ch
Centre suisse toxicologique	145

Adresses et numéros utiles

Alcooliques anonymes (AA)
Tél. : 0848 848 846, www.aasri.ch

Centre des brûlés
CHUV Lausanne
Tél. : 021 314 20 95

Institut suisse de prévention de l'alcoolisme et autres toxicomanies
ISPA, Lausanne
Tél. : 021/ 321 29 11

Antenne drogue famille, Genève
Tél. : 022/ 320 77 24, www.infoset.ch/inst/adf

Association Stop Suicide
Tél. : 022/ 382 42 42, www.stopsuicide.ch

GRAAP Groupe romand d'accueil et d'action psychiatrique, Lausanne
L'oreille de nuit : 021/ 647 00 10

Aide aux victimes d'infractions
LAVI, Fribourg
Tél. : 026/ 305 29 92

Aide Suisse contre le sida, Zurich
Tél. : 044/ 447 11 11, www.aids.ch

Association suisse des invalides, Olten
062 206 88 88

Groupement d'intérêt contre la douleur chronique, Zoug
Tél. : 041/ 768 99 47

Ligue suisse contre le cancer, Berne
Tél. : 031/389 91 00

Ligue suisse contre le rhumatisme, Zurich
Tél. : 044 487 40 00

Association Alzheimer Suisse, Yverdon (VD)
Tél. : 024/ 426 06 06

INDEX

Les chiffres en gras **(252)** renvoient aux sujets développés, les chiffres en italique *(235)* aux illustrations ; les entrées en orange **(Bouche-à-bouche)** correspondent aux gestes d'urgence vitale.

CRÉDITS

Photos

AFP Eric Feferberg : 6

ANT Photo Library Otto Rogge : 183 h

Kathie Atkinson 147 h

Australian Picture Library 146 mh

Biofoto Ole Windelov Andersen : 148 mhd ; Arthur Christiansen : 182 m ; Lars Gejl : 146 b ; Gerth Hansen : 147 mb, 147 mb, 182 h, 183 mb ; Elvig Hansen : 147 b ; Niels Westergaard Knudsen : 145 h ; Stehen Lund : 148 mhg ; Klaus Nielsen : 148 mb ; Leif Schalk Nielsen : 148 b, 183 b ; Morten Rasmussen : 148 h ; Ib Soderberg : 145 m h, 147 mh ; Svend Tougaard : 194 h, Anders Tvevad : 145 b

Bios Phone/Claude Carre : 194 m ; Daniel Hey : 195 b ; Phone/Y. Lanceau : 194 b ; Hervé Lenain : 146 h ; Jean-Marie Prévot : 183 mh ; J.-L. & F. Ziegler : 195 mb

Coll. Pascal Cassan 4

Croix-Rouge française Leif Carlsson : 8 ; S. Derriennic : 5 ; Jean-Pierre Porcher : 7

DW Stock Picture Library 146 mb

Howard Jones 1, 23 b, 31, 32, 38, 39, 40, 42, 44, 46, 49, 50, 59, 60, 61, 62 h, 63 b, 64, 67, 68, 69 h, 71, 72, 74, 75, 79, 80, 85 m, 87 h, 89, 96, 103, 105, 106, 107, 108, 109, 110 b, 112, 115 m, 121 m, 122 m, 123, 124, 128, 130 h et m, 133, 140, 142, 143, 152, 153, 156, 158, 160 b, 163, 162, 166, 172, 180, 181, 186, 187, 188, 192, 197, 200, 206, 210, 216, 217hg et hd, 218 mb et b, 219, 221, 222, 225, 227, 228, 229, 230, 231 m, 233 b, 272

Hans Koistinen 85 h

Sterling Macoboy 147 h

Reader's Digest 277, 278, 279, 281, 282, 283, 284, 285

Thomas Reichle 212 h et mh

SRD/Jean-Pierre Delagarde Couverture, 10/11, 12/13, 14, 16/17, 18/19, 20/21, 22, 23 hg et hd, 30, 41, 46, 48 b, 54/55, 62 b, 65, 66, 81, 82, 82, 85 b, 88, 91, 92, 94 b, 98/99, 102, 111 h et b, 114 b, 116, 121 b, 127, 130 b, 132 b, 137, 138/139, 144, 150, 159, 161 m et b, 167, 168/169, 170, 174, 176/177, 178, 185, 191, 193, 196, 198/199, 201, 202, 207, 208/209, 212 m, mb et b, 213, 215, 223 hg, 231 b, 232, 234 h

Sunset NHPA/Ernie Janes : 145 mh ; Michel Pak : 195 mh ; Sunset : 195 h

Wildlife J. Kottmann : 182 b

Thomas Zörlein 45, 47, 48 h, m et mb, 50 b, 56, 57, 58, 63 h, 69 b, 70, 73, 78, 83, 87 b, 94 m, 104, 110 h, 111 m, 113, 114 h, mh et mb, 115 b, 118, 120, 122 b, 125, 126, 131, 132 h, 136, 141, 149, 151 b, 160 h, 161 h, 171, 184, 190, 205, 215 h, 217 mg, md et bd, 218 hg et hd, 220, 223 hd, hg et mg, 224, 226, 231 h, 233 h, 234 b, 235

Dessins

Marje Crosby-Fairall 33, 34, 86

David S. Kirshner 238, 239, 240, 241, 244, 245, 246, 248, 249, 250, 251, 253

Keith Scanlon 256, 257, 258, 259, 260, 261, 262, 263, 264, 265, 266, 267

GUIDE PRATIQUE DES URGENCES MÉDICALES

est publié par SÉLECTION DU READER'S DIGEST

PREMIÈRE ÉDITION

Achevé d'imprimer : janvier 2006
Dépôt légal en France : janvier 2006

Imprimé en Chine
Printed in China